国家卫生健康委员会"十四五"规划教材

全国高等中医药教育教材

供中药学、药学、中药资源与开发、中药制药等专业用

医药数理统计

第 3 版

中藥

主　编　李秀昌

副主编　马志庆　陈永成　韦　杰　杨文国　张忠文

编　委　（按姓氏笔画排序）

马志庆（山东中医药大学）　　　　周　婷（湖北中医药大学）

王媛媛（广东江门中医药职业学院）　赵　莹（上海中医药大学）

韦　杰（贵州中医药大学）　　　　赵聪俐（天津中医药大学）

毛悦悦（河南中医药大学）　　　　胡灵芝（陕西中医药大学）

朱　江（哈尔滨医科大学）　　　　徐　永（成都中医药大学）

李秀昌（长春中医药大学）　　　　董　丹（辽宁中医药大学）

杨文国（南京中医药大学）　　　　韩曦英（长春中医药大学）

张忠文（甘肃中医药大学）　　　　谢国梁（黑龙江中医药大学）

陈永成（江西中医药大学）　　　　缪素芬（北京中医药大学）

季　梅（湖南中医药大学）　　　　魏国强（福建中医药大学）

秘　书　孙　健（长春中医药大学）

人民卫生出版社

·北 京·

图书在版编目（CIP）数据

医药数理统计/李秀昌主编. —3 版. —北京：
人民卫生出版社，2023.12（2024.8重印）
ISBN 978-7-117-35472-1

Ⅰ.①医…　Ⅱ.①李…　Ⅲ.①医用数学-数理统计-
高等学校-教材　Ⅳ.①R311

中国国家版本馆 CIP 数据核字（2023）第 198889 号

人卫智网	www.ipmph.com	医学教育、学术、考试、健康，购书智慧智能综合服务平台
人卫官网	www.pmph.com	人卫官方资讯发布平台

医药数理统计
Yiyao Shuli Tongji
第 3 版

主　　编：李秀昌
出版发行：人民卫生出版社（中继线 010-59780011）
地　　址：北京市朝阳区潘家园南里 19 号
邮　　编：100021
E - mail：pmph @ pmph.com
购书热线：010-59787592　010-59787584　010-65264830
印　　刷：人卫印务（北京）有限公司
经　　销：新华书店
开　　本：850×1168　1/16　印张：17
字　　数：446 千字
版　　次：2012 年 6 月第 1 版　　2023 年 12 月第 3 版
印　　次：2024 年 8 月第 2 次印刷
标准书号：ISBN 978-7-117-35472-1
定　　价：69.00 元

打击盗版举报电话：010-59787491　E-mail：WQ @ pmph.com
质量问题联系电话：010-59787234　E-mail：zhiliang @ pmph.com
数字融合服务电话：4001118166　E-mail：zengzhi @ pmph.com

◇◇◇ 修 订 说 明 ◇◇◇

为了更好地贯彻落实党的二十大精神和《"十四五"中医药发展规划》《中医药振兴发展重大工程实施方案》及《教育部 国家卫生健康委 国家中医药管理局关于深化医教协同进一步推动中医药教育改革与高质量发展的实施意见》的要求,做好第四轮全国高等中医药教育教材建设工作,人民卫生出版社在教育部、国家卫生健康委员会、国家中医药管理局的领导下,在上一轮教材建设的基础上,组织和规划了全国高等中医药教育本科国家卫生健康委员会"十四五"规划教材的编写和修订工作。

党的二十大报告指出:"加强教材建设和管理""加快建设高质量教育体系"。为做好新一轮教材的出版工作,人民卫生出版社在教育部高等学校中医学类专业教学指导委员会、中药学类专业教学指导委员会、中西医结合类专业教学指导委员会和第三届全国高等中医药教育教材建设指导委员会的大力支持下,先后成立了第四届全国高等中医药教育教材建设指导委员会和相应的教材评审委员会,以指导和组织教材的遴选、评审和修订工作,确保教材编写质量。

根据"十四五"期间高等中医药教育教学改革和高等中医药人才培养目标,在上述工作的基础上,人民卫生出版社规划、确定了中医学、针灸推拿学、中医骨伤科学、中药学、中西医临床医学、护理学、康复治疗学 7 个专业 155 种规划教材。教材主编、副主编和编委的遴选按照公开、公平、公正的原则进行。在全国 60 余所高等院校 4 500 余位专家和学者申报的基础上,3 000 余位申报者经教材建设指导委员会、教材评审委员会审定批准,被聘任为主编、副主编、编委。

本套教材的主要特色如下:

1. 立德树人,思政教育　教材以习近平新时代中国特色社会主义思想为引领,坚守"为党育人、为国育才"的初心和使命,坚持以文化人,以文载道,以德育人,以德为先。将立德树人深化到各学科、各领域,加强学生理想信念教育,厚植爱国主义情怀,把社会主义核心价值观融入教育教学全过程。根据不同专业人才培养特点和专业能力素质要求,科学合理地设计思政教育内容。教材中有机融入中医药文化元素和思想政治教育元素,形成专业课教学与思政理论教育、课程思政与专业思政紧密结合的教材建设格局。

2. 准确定位,联系实际　教材的深度和广度符合各专业教学大纲的要求和特定学制、特定对象、特定层次的培养目标,紧扣教学活动和知识结构。以解决目前各院校教材使用中的突出问题为出发点和落脚点,对人才培养体系、课程体系、教材体系进行充分调研和论证,使之更加符合教改实际、适应中医药人才培养要求和社会需求。

3. 夯实基础,整体优化　以科学严谨的治学态度,对教材体系进行科学设计、整体优化,体现中医药基本理论、基本知识、基本思维、基本技能;教材编写综合考虑学科的分化、交叉,既充分体现不同学科自身特点,又注意各学科之间有机衔接;确保理论体系完善,知识点结合完备,内容精练、完整,概念准确,切合教学实际。

4. 注重衔接,合理区分　严格界定本科教材与职业教育教材、研究生教材、毕业后教育教材的知识范畴,认真总结、详细讨论现阶段中医药本科各课程的知识和理论框架,使其在教材中得以凸

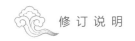

显,既要相互联系,又要在编写思路、框架设计、内容取舍等方面有一定的区分度。

5. **体现传承,突出特色** 本套教材是培养复合型、创新型中医药人才的重要工具,是中医药文明传承的重要载体。传统的中医药文化是国家软实力的重要体现。因此,教材必须遵循中医药传承发展规律,既要反映原汁原味的中医药知识,培养学生的中医思维,又要使学生中西医学融会贯通;既要传承经典,又要创新发挥,体现新版教材"传承精华、守正创新"的特点。

6. **与时俱进,纸数融合** 本套教材新增中医抗疫知识,培养学生的探索精神、创新精神,强化中医药防疫人才培养。同时,教材编写充分体现与时代融合、与现代科技融合、与现代医学融合的特色和理念,将移动互联、网络增值、慕课、翻转课堂等新的教学理念和教学技术、学习方式融入教材建设之中。书中设有随文二维码,通过扫码,学生可对教材的数字增值服务内容进行自主学习。

7. **创新形式,提高效用** 教材在形式上仍将传承上版模块化编写的设计思路,图文并茂、版式精美;内容方面注重提高效用,同时应用问题导入、案例教学、探究教学等教材编写理念,以提高学生的学习兴趣和学习效果。

8. **突出实用,注重技能** 增设技能教材、实验实训内容及相关栏目,适当增加实践教学学时数,增强学生综合运用所学知识的能力和动手能力,体现医学生早临床、多临床、反复临床的特点,使学生好学、临床好用、教师好教。

9. **立足精品,树立标准** 始终坚持具有中国特色的教材建设机制和模式,编委会精心编写,出版社精心审校,全程全员坚持质量控制体系,把打造精品教材作为崇高的历史使命,严把各个环节质量关,力保教材的精品属性,使精品和金课互相促进,通过教材建设推动和深化高等中医药教育教学改革,力争打造国内外高等中医药教育标准化教材。

10. **三点兼顾,有机结合** 以基本知识点作为主体内容,适度增加新进展、新技术、新方法,并与相关部门制定的职业技能鉴定规范和国家执业医师(药师)资格考试有效衔接,使知识点、创新点、执业点三点结合;紧密联系临床和科研实际情况,避免理论与实践脱节、教学与临床脱节。

本轮教材的修订编写,教育部、国家卫生健康委员会、国家中医药管理局有关领导和教育部高等学校中医学类专业教学指导委员会、中药学类专业教学指导委员会、中西医结合类专业教学指导委员会等相关专家给予了大力支持和指导,得到了全国各医药卫生院校和部分医院、科研机构领导、专家和教师的积极支持和参与,在此,对有关单位和个人表示衷心的感谢! 为了保持教材内容的先进性,在本版教材使用过程中,我们力争做到教材纸质版内容不断勘误,数字内容与时俱进,实时更新。希望各院校在教学使用中,以及在探索课程体系、课程标准和教材建设与改革的进程中,及时提出宝贵意见或建议,以便不断修订和完善,为下一轮教材的修订工作奠定坚实的基础。

人民卫生出版社

2023 年 3 月

◇◇◇ 前　言 ◇◇◇

　　数理统计是以概率论为基础,研究随机现象数量规律的一门学科。其中的方法广泛应用于自然科学、社会科学等各方面,医药数理统计是数理统计在医药领域的应用。随着医药事业的不断发展,定量研究的不断深入,数理统计已成为这一领域一种必需的工具,从而使医药数理统计成为医药类专业的一门重要基础课。

　　目前我国的高等教育进入了高质量发展阶段,教育理念、教育思想日新月异。为了适应高等教育发展的需要,更好地服务于中医药高层次人才的培养,体现统计方法在医药研究方面的新成果,本着夯实数理统计基础、减少理论推导和证明、注重统计方法的应用、加强统计软件应用的原则,我们对第 2 版教材进行了修订。

　　教材分为 11 章,内容主要包括概率论基础、数理统计基本原理、基本概念和基本知识;医药学中常用的统计分析方法、正交试验设计和均匀试验设计;SPSS 统计软件应用。重点介绍常用统计方法,讲清统计方法的思路,简化推理和证明,特别是对常用统计方法都进行了 SPSS 统计软件的操作讲解。数字增值服务包括 PPT 课件、习题答案和模拟试卷。本次修订,新增加了课程思政的内容,并对全书中的例题进行了更精确的计算。

　　本教材主要作为高等学校中药学专业本科教学使用,也可供药学、中药资源与开发、中药制药等专业本科及研究生选用,从事医药卫生工作的科技工作者也可学习参考。

　　参加本书编写工作的有:韩曦英、赵聪俐(第一章);赵莹、朱江(第二章);张忠文、季梅(第三章);韦杰 、王媛媛(第四章);徐永(第五章);缪素芬、魏国强(第六章);陈永成、周婷(第七章);杨文国、董丹(第八章);马志庆、毛悦悦(第九章);谢国梁(第十章);李秀昌、胡灵芝(第十一章)。

　　本书在编写过程中参考了大量同类书刊并借鉴了同行们的经验,同时还得到编者所在单位及同事和广大读者的大力支持、帮助与鼓励,在此一并表示衷心的感谢。我们本着负责的原则,虽然对教材进行了反复的推敲、修改,但限于我们的水平、能力和经验,书中难免有疏漏之处,恳请使用本书的师生和广大读者提出宝贵意见,以便及时修正。

编者

2023 年 6 月

◇◇◇ 目　　录 ◇◇◇

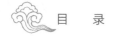

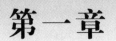

第一章

事件与概率

数理统计是以概率论为理论基础,通过一定的设计,从所研究的对象总体中抽取一部分观察或试验,从而对总体进行推断的一种方法。

第一节　随机事件及其运算

一、随机事件

什么是随机现象?先做两个简单的试验。

试验Ⅰ:一个盒子中装有 10 个完全相同的白球,搅匀后从中任意摸取一球。

试验Ⅱ:一个盒子中装有 10 个相同的球,其中 5 个是白色的,另外 5 个是黑色的,搅匀后从中任意摸取一球。

对于试验Ⅰ,根据其条件,在摸球之前就能确定取出的结果必定是白球。像这种试验,在试验之前就能断定它有一个确定的结果,其所对应的现象叫做必然现象。必然现象非常广泛,例如:"标准大气压下,水加热到 100℃,必会沸腾""把锌加入稀硫酸一定会逸出氢气"等。

对于试验Ⅱ,它有多于一种可能的试验结果,但是在一次试验之前不能肯定试验会出现哪一个结果。这类现象称为随机现象。随机现象在客观世界中也极为普遍,例如:"掷一枚均匀的硬币,落地时正面朝上或者反面朝上""从一批针剂中抽取一支检验,是正品还是次品"等。

就一次试验而言,不能肯定试验将会出现哪一种结果,但是"大数次"地重复这个试验,试验结果又会遵循某个规律,这种规律称为"统计规律",这一类试验称为随机试验。

(一)随机试验

随机试验具有以下特征:

1. 试验在相同条件下可以重复进行。
2. 试验的所有可能结果是明确可知的,并且不止一个。
3. 每次试验之前不能确定会出现哪一个结果,并且每次试验有且仅有一个结果出现。

（二）随机事件

随机试验中发生的结果称为事件。在试验结果中,可能发生,也可能不发生的事件,称为随机事件,常用 A、B、C 等来表示。

随机试验的每一个不能再分的可能的结果称为基本事件。相对于基本事件,由多个基本事件组合而成的事件称为复合事件。所有基本事件的全体构成样本空间,记为 Ω。构成基本事件的单个结果为样本空间中的元素,又被称为样本点。样本空间 Ω 也是事件,它在每次试验中必然发生,故又称必然事件。空集 Φ 不含任何基本事件,在试验中一定不发生,称为不可能事件。

必然事件和不可能事件可以说不是随机事件,但是为了研究方便,把必然事件和不可能事件作为随机事件的两个极端统一处理。

例 1-1 现有一批药品共 100 件,其中有 5 件是次品。考察随机试验"从这批样品中任意抽取 10 件,检查抽到的次品数"。

解 该试验共有 6 个基本事件,即 $\{0\}$,$\{1\}$,$\{2\}$,$\{3\}$,$\{4\}$,$\{5\}$,样本空间为:$\Omega = \{0,1,2,3,4,5\}$。$A = \{$次品少于 3 件$\}$,$B = \{$恰有 2 件次品$\}$,$C = \{$有次品$\}$ 等都是随机事件,均可由基本事件来表示,如 $A = \{0,1,2\}$。而 $\{$次品数不多于 5 件$\}$ 是必然事件 Ω,$\{$次品数超过 5 件$\}$ 是不可能事件 Φ。

二、事件之间的关系及运算

（一）事件的包含

设有事件 A 和 B,如果事件 A 发生必然导致事件 B 发生,则称事件 B 包含 A 或事件 A 包含于事件 B,记作 $A \subset B$ 或 $B \supset A$。

如:对胃癌患者实施根治手术,事件 $A = \{$存活 5 年$\}$,事件 $B = \{$存活至少 5 年$\}$,则 $A \subset B$。

（二）等价（或相等）

若 $A \subset B$ 和 $B \subset A$ 同时成立,则称事件 A 和 B 等价(或相等),记作 $A = B$。

（三）事件的并（或和）

若事件 $C = \{$事件 A 与事件 B 中至少有一个发生$\}$,则称事件 C 为事件 A 和事件 B 的并(或和),记作 $C = A + B$(或 $C = A \cup B$)。

如:$A = \{$第一份血清含乙肝病毒$\}$,$B = \{$第二份血清含乙肝病毒$\}$,$C = \{$两份混合血清含乙肝病毒$\}$,则有 $C = A + B$。

n 个事件的并记作 $A = \sum\limits_{i=1}^{n} A_i$(或 $\bigcup\limits_{i=1}^{n} A_i$)。

（四）事件的交（或积）

若事件 $C = \{$事件 A 与事件 B 同时发生$\}$,则称事件 C 为事件 A 和事件 B 的交(或积),记作 $C = AB$(或 $C = A \cap B$)。

如:两个人同时向同一目标射击,设 $A = \{$第一个人没有射中目标$\}$,$B = \{$第二个人没有射中目标$\}$,$C = \{$目标没有被射中$\}$,则 $C = AB$。

n 个事件的交记作 $A = \prod\limits_{i=1}^{n} A_i$(或 $\bigcap\limits_{i=1}^{n} A_i$)。

（五）事件的差

若事件 $C = \{$事件 A 发生同时事件 B 不发生$\}$,则称事件 C 为事件 A 和事件 B 的差,记作 $C = A - B$。

如:掷一枚骰子,$A=\{$出现点数大于 $3\}$,$B=\{$出现奇数点$\}$,则:

$A-B=\{$出现的点数为 4 或 6$\}$,$B-A=\{$出现点数为 1 或 3$\}$。

(六)互不相容事件(互斥事件)

若事件 A 和事件 B 不能同时发生,即 $AB=\Phi$,则称 A 与 B 是互不相容事件(或互斥事件)。

如:两人做体检,$A=\{$两人体检都正常$\}$,$B=\{$一人体检不正常$\}$,则 A,B 构成互斥事件。n 个事件互斥,是指 n 个事件两两互斥。

若 n 个互斥事件的并是必然事件,即 $A_iA_j=\Phi(1\leqslant i<j\leqslant n)$ 且 $\sum\limits_{i=1}^{n}A_i=\Omega$,则称这 n 个事件构成互斥完备群。

如:治疗某种疾病,其疗效标准分为 3 个等级,分别为痊愈、显效和无效,则就一次事件(治疗一个患者的结果)而言,$\{$痊愈$\}$、$\{$显效$\}$ 和 $\{$无效$\}$ 是互斥事件,并且构成互斥完备群。

(七)对立事件

令 $\overline{A}=\Omega-A$,称 $\overline{A}$ 是 A 的对立事件(或逆事件)。在一次试验中,A 与 $\overline{A}$ 有且仅有一个发生。即 $A+\overline{A}=\Omega$,$A\overline{A}=\Phi$。

如:一个射手在一次射击中,$A=\{$目标被击中$\}$,则 $\overline{A}=\{$目标未被击中$\}$。

在概率中常用维恩图(Venn graph)来表示事件的关系,如图 1-1 所示。

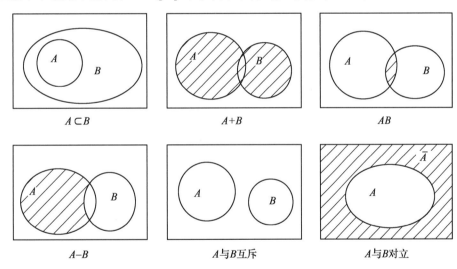

图 1-1 事件关系示意图

(八)事件的运算规律

由上述事件之间的关系,易得下列事件的运算规律:

1. 交换律 $A+B=B+A$;$AB=BA$。

2. 结合律 $(A+B)+C=A+(B+C)$;$(AB)C=A(BC)$。

3. 分配律 $(A+B)C=AC+BC$;$A+(BC)=(A+B)(A+C)$。

4. 德摩根(De Morgan)定理(对偶原则) $\overline{A+B}=\overline{A}\,\overline{B}$;$\overline{AB}=\overline{A}+\overline{B}$。

掌握了事件的关系和运算规律,就可以用简单事件的表达式来表示各种复杂的事件。

例 1-2 某种新药一次用于 3 名患者的疾病治疗,$A=\{$第一人服用该药有效$\}$,$B=\{$第二人服用该药有效$\}$,$C=\{$第三人服用该药有效$\}$,试用 A,B,C 三个事件表示下列事件:

(1)$\{$只有第一人有效$\}$。

（2）{只有一人有效}。

（3）{至少有一人有效}。

（4）{三人都有效}。

（5）{三人都无效}。

解　（1）{只有第一人有效} $=A\bar{B}\bar{C}$。

（2）{只有一人有效} $=A\bar{B}\bar{C}+\bar{A}B\bar{C}+\bar{A}\bar{B}C$。

（3）{至少有一人有效} $=A\bar{B}\bar{C}+\bar{A}B\bar{C}+\bar{A}\bar{B}C+\bar{A}BC+A\bar{B}C+AB\bar{C}+ABC=A+B+C$。

（4）{三人都有效} $=ABC$。

（5）{三人都无效} $=\bar{A}\bar{B}\bar{C}=\overline{A+B+C}$。

第二节　事件的概率

随机事件在一次试验中可能发生,也可能不发生。人们自然希望知道随机事件在试验中发生的可能性有多大,而这种可能性的大小就由概率来描述。

定义 1-1　随机事件 A 在随机试验中出现的可能性大小的度量(数值),称为 A 发生的概率,记作 $P(A)$。

基于对概率的不同情形的应用和不同解释,概率的定义有所不同,主要有统计概率、古典概率等定义。

一、频率与统计概率

定义 1-2　设在相同的条件下独立重复地进行 n 次试验,若事件 A 在 n 次试验中发生 m 次,则称 m 为事件 A 出现的频数,而称 $\dfrac{m}{n}$ 为事件 A 的频率,记作

$$f_n(A)=\frac{m}{n} \tag{1-1}$$

显然,每做 n 次试验,所得到的频率是不相同的。但经验证明,在同一条件下,随着试验重复的次数 n 增大,事件 A 的频率将逐渐稳定地趋于某个固定的常数。这种性质叫做频率的稳定性。

历史上,有一些科学家,对抛掷硬币做过上万次试验,其结果见表1-1。

表1-1　掷币试验正面向上的频率

试验者	试验次数 n	正面向上的次数 m	频率 $f_n(A)$
蒲丰(Buffon)	4 040	2 048	0.506 9
费勒(W. Feller)	10 000	4 979	0.497 9
皮尔逊(K. Pearson)	24 000	12 012	0.500 5
维尼(André Weil)	30 000	14 994	0.499 8

从表1-1中可以看出,随着抛掷硬币次数的增加,正面向上的频率越来越明显地趋于常数 0.5,即显示出频率的稳定性,这正是随机现象的一个客观规律。

利用频率的稳定性,可以得到概率的统计定义。

定义 1-3　在相同的条件下进行大量重复试验,若事件 A 的频率逐渐稳定在确定的常数

p 附近,则称 p 为事件 A 的统计概率,记为 $P(A)=p$。

在此定义下有

$$0 \leqslant P(A) \leqslant 1, P(\Omega)=1, P(\Phi)=0 \tag{1-2}$$

概率的统计定义实际上给出了近似计算随机事件概率的方法,即当试验次数充分大时,用事件 A 的频率值 $\dfrac{m}{n}$ 作为事件的概率近似值,即 $P(A) \approx \dfrac{m}{n}$,在概率不易求时,这种近似计算很有效。

二、古典概率

考虑一类简单的随机现象,如掷一枚均匀的骰子、从一批药品中任意抽检一件等,这些问题具有如下特点:

(1)试验的结果即基本事件的总数是有限的。

(2)每个基本事件发生的可能性是相同的。

这类随机试验的数学模型是概率论发展初期研究的主要对象,故被称为古典概型(有限等可能概型)。

对于古典概型,有下列古典概率的定义。

定义 1-4 设随机试验是古典概型,即样本空间的基本事件总数为 n,每个基本事件的出现是等可能的,若事件 A 由其中的 m 个基本事件所组成,则事件 A 的古典概率是

$$P(A)=\frac{m}{n}=\frac{\text{事件 } A \text{ 所含的基本事件数}}{\text{基本事件总数}} \tag{1-3}$$

由上述定义易知 $0 \leqslant P(A) \leqslant 1, P(\Omega)=1, P(\Phi)=0$。

实际求解古典概率问题时,往往要用到排列组合知识及概率的性质。

例 1-3 在盒子中有 10 个相同的球,分别标有号码 $1,2,\cdots,10$,从中任取一球,求此球的号码为偶数的概率。

解 令 $\quad\quad\quad\quad\quad\quad i=\{$所取球的号码为 $i\}, i=1,2,\cdots,10$

则 $\quad\quad\quad\quad\quad\quad\quad\quad\quad \Omega=\{1,2,\cdots,10\}$

故基本事件的总数 $n=10$。令 $A=\{$所取球的号码为偶数$\}$

则 $\quad\quad\quad\quad\quad\quad\quad A=\{2\} \cup \{4\} \cup \{6\} \cup \{8\} \cup \{10\}$

即 A 中含有 $m=5$ 个基本事件,从而

$$P(A)=\frac{m}{n}=\frac{5}{10}=\frac{1}{2}$$

例 1-4 一袋中有 10 个大小和材质均相同的球,其中有 6 个白球,4 个红球。现从中任取 3 球,求:

(1)3 个球都是白球的概率。

(2)3 个球中至少有一个白球的概率。

解 将从这 10 个球中抽取 3 个球的选法作为基本事件,则基本事件的总数 $n=C_{10}^3$,则

(1)设 $A=\{3$ 个球都是白球$\}$,则事件 A 的取法共有 C_6^3 种,即 A 中所含的基本事件的个数 $m=C_6^3$,则

$$P(A)=\frac{m}{n}=\frac{C_6^3}{C_{10}^3}=\frac{20}{120}=\frac{1}{6} \approx 0.166\ 7$$

(2)设 $B=\{3$ 个球中至少有一个是白球$\}$,则事件 B 的选法共有 3 种,即 1 白 2 红、2 白 1 红或 3 白,则事件 B 所含的基本事件的个数 $m=C_6^1 C_4^2+C_6^2 C_4^1+C_6^3$,则

$$P(B) = \frac{m}{n} = \frac{C_6^1 C_4^2 + C_6^2 C_4^1 + C_6^3}{C_{10}^3} = \frac{116}{120} \approx 0.966\ 7$$

另外一种解法：考虑 B 的对立事件 $\overline{B} = \{3$ 个球中没有白球$\}$，则 $\overline{B}$ 中所含的基本事件的个数为 $m = C_4^3$，则

$$P(B) = 1 - P(\overline{B}) = 1 - \frac{m}{n} = 1 - \frac{C_4^3}{C_{10}^3} = 1 - \frac{4}{120} \approx 0.966\ 7$$

第三节　概率的基本运算法则

一、概率的加法定理

定理 1-1（互斥事件加法）　若事件 A 和事件 B 互斥，则：

$$P(A+B) = P(A) + P(B) \tag{1-4}$$

证明　现以古典概型为例进行证明。设试验的所有可能结果包含 n 个基本事件，事件 A 包含了其中的 m_1 个基本事件，事件 B 包含了其中的 m_2 个基本事件。由于事件 A 与事件 B 互不相容，则它们所含的基本事件也是完全不同的，所以事件 $A+B$ 所包含的基本事件共有 $m_1 + m_2$ 个，故有：

$$P(A+B) = \frac{m_1 + m_2}{n} = \frac{m_1}{n} + \frac{m_2}{n} = P(A) + P(B)$$

即

$$P(A+B) = P(A) + P(B)$$

该定理易推广到 n 个事件的情形。

推论 1　对于 n 个两两互斥的事件 $A_1, A_2, \cdots A_n (A_i A_j = \Phi, i \neq j)$，有：

$$P(A_1 + A_2 + \cdots + A_n) = P(A_1) + P(A_2) + \cdots P(A_n) \tag{1-5}$$

推论 2（对立事件公式）　对任一事件 A 及其对立事件 $\overline{A}$，有：

$$P(\overline{A}) = 1 - P(A) \tag{1-6}$$

推论 3（事件差公式）　对任意事件 A 和 B，有：

$$P(A-B) = P(A) - P(AB) \tag{1-7}$$

特别地，当 $B \subset A$ 时，$P(A-B) = P(A) - P(B)$。

证明　利用 Venn 图（图 1-2），易知：

$$A = (A-B) + AB \text{ 且 } (A-B)(AB) = \Phi$$

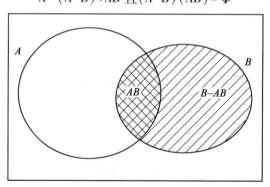

图 1-2　加法定理证明示意图

即 $(A-B)$ 与 AB 互斥，则：

$$P(A) = P[(A-B)+AB] = P(A-B)+P(AB)$$

移项得：

$$P(A-B) = P(A)-P(AB)$$

特别地，当 $B \subset A$ 时，$AB = B$，故

$$P(A-B) = P(A)-P(B)$$

定理 1-2（一般加法定理） 对于两个任意事件 A 和 B，有

$$P(A+B) = P(A)+P(B)-P(AB) \tag{1-8}$$

易知，当事件 A 和 B 不相容时，即 $AB = \Phi$ 时，

$$P(A+B) = P(A)+P(B)$$

证明 利用维恩图（图 1-2），易知：

$$A+B = A+(B-AB) 且 A(B-AB) = \Phi, AB \subset B$$

由定理 1-1 和推论 3，可知

$$P(A+B) = P[A+(B-AB)] = P(A)+P(B)-P(AB)$$

该定理可以推广到三个事件的情形：

对于任意三个事件 A, B, C，有

$$P(A+B+C) = P(A)+P(B)+P(C)-P(AB)-P(AC)-P(BC)+P(ABC) \tag{1-9}$$

一般地，对于任意 n 个事件 $A_1, A_2, \cdots, A_n$，可由数学归纳法证得：

$$P(A_1+A_2+\cdots+A_n) = \sum_{i=1}^{n} P(A_i) - \sum_{1 \leq i < j \leq n} P(A_iA_j) + \tag{1-10}$$

$$\sum_{1 \leq i < j < k \leq n} P(A_iA_jA_k) - \cdots + (-1)^{n-1} P(A_1A_2\cdots A_n)$$

例 1-5 已知 $P(A) = 0.4$，$P(A+B) = 0.7$，按照下列三种情况，试分别计算 $P(B)$ 的值。

（1）当 A 与 B 互不相容时。

（2）当 $A \subset B$ 时。

（3）已知 $P(AB) = 0.2$ 时。

解 已知 $P(A) = 0.4$，$P(A+B) = 0.7$

（1）由 A 与 B 互不相容，则 $P(A+B) = P(A)+P(B)$，故

$$P(B) = P(A+B)-P(A) = 0.7-0.4 = 0.3$$

（2）由 $A \subset B$，则 $B = A+B$，故 $P(B) = P(A+B) = 0.7$

（3）已知 $P(AB) = 0.2$，由 $P(A+B) = P(A)+P(B)-P(AB)$，则

$$P(B) = P(A+B)-P(A)+P(AB) = 0.7-0.4+0.2 = 0.5$$

二、条件概率和乘法定理

1. 条件概率 在实际应用中，有时需要考虑事件 A 在"事件 B 已经发生"的条件下的概率。事件 A 发生的概率是否受到"事件 B 已经发生"的影响呢？我们来看下面的例子。

例 1-6 一个盒子中有 16 个球，其中玻璃球 6 个，木球 10 个。玻璃球中有 2 个红球，4 个蓝球；木球中有 3 个红球，7 个蓝球。试求：

（1）从盒中任取一球是玻璃球的概率。

（2）已知取得的球是蓝球，求该球是玻璃球的概率。

解 根据题意，将盒中球的构成情况列成表 1-2。

表 1-2 盒中球的构成情况

	玻璃球	木球	合计
红色	2	3	5
蓝色	4	7	11
合计	6	10	16

设 $A=\{$取得玻璃球$\}$，$B=\{$取得蓝球$\}$

（1）根据古典概率公式，由表 1-2 可得

$$P(A)=\frac{6}{16}=0.375\ 0$$

（2）所求概率是事件 A 在"事件 B 已经发生"的条件下的概率，可将其表示为 $P(A\mid B)$，此时由于事件 $B=\{$取得蓝球$\}$ 已经发生，样本空间缩减到只含蓝球的 11 个球，相应的事件 A 所含的基本事件的个数只是蓝球中的 4 个玻璃球，由表 1-2 可得

$$P(A\mid B)=\frac{4}{11}\approx0.363\ 6$$

且

$$P(A\mid B)=\frac{4}{11}=\frac{4/16}{11/16}=\frac{P(AB)}{P(B)}$$

显然，$P(A\mid B)=\frac{4}{11}=0.363\ 6\neq P(A)$，因为 $P(A\mid B)$ 是事件 A 在"事件 B 已经发生"的条件下的概率，即所要讨论的条件概率。

定义 1-5 对于两个任意事件 A,B，若 $P(B)>0$，则称

$$P(A\mid B)=\frac{P(AB)}{P(B)} \tag{1-11}$$

为在事件 B 发生的条件下，事件 A 发生的条件概率，简称 A 对 B 的条件概率。

条件概率当然也具有一般概率的性质，即

$$0\leqslant P(A\mid B)\leqslant1 \quad P(\Omega\mid B)=1 \quad P(\Phi\mid B)=0$$

相对地，$P(A)$ 可以称为无条件概率。在一般情况下，无条件概率 $P(A)$ 和条件概率 $P(A\mid B)$ 是不相等的。

2. 概率乘法定理 利用条件概率的定义，可以得到下列概率的乘法定理

定理 1-3 对于任意两个事件 A,B，若 $P(B)>0$，则

$$P(AB)=P(B)P(A\mid B) \tag{1-12}$$

同样，若 $P(A)>0$，则

$$P(AB)=P(A)P(B\mid A)$$

该定理可以推广到 n 个事件 $A_1,A_2,\cdots,A_n$ 的情形，当 $P(A_1A_2\cdots A_{n-1})>0$ 时，有

$$P(A_1A_2\cdots A_n)=P(A_1)P(A_2\mid A_1)P(A_3\mid A_1A_2)\cdots P(A_n\mid A_1A_2\cdots A_{n-1}) \tag{1-13}$$

例 1-7 一批零件共有 100 个，其中正品 90 个，次品 10 个。现在每次不放回地任取 1 个零件，试求第 3 次才取得正品的概率。

解 设 $A_1=\{$第一次取得的是次品$\}$，$A_2=\{$第二次取得的是次品$\}$，$A_3=\{$第三次取得的是正品$\}$，则 $P(A_1)=\frac{10}{100}$，$P(A_2\mid A_1)=\frac{9}{99}$，$P(A_3\mid A_1A_2)=\frac{90}{98}$，

所求事件的概率

$$P(A_1A_2A_3)=P(A_1)P(A_2\mid A_1)P(A_3\mid A_1A_2)=\frac{10}{100}\times\frac{9}{99}\times\frac{90}{98}\approx0.008\ 3$$

3. 事件的独立性　在例 1-7 中,如果零件抽样改为有放回抽样,则

$$P(A_1)=\frac{10}{100}, \quad P(A_2 \mid A_1)=\frac{10}{100}, \quad P(A_3 \mid A_1 A_2)=\frac{90}{100}$$

而且
$$P(A_1)=\frac{10}{100}, \quad P(A_2)=\frac{10}{100}, \quad P(A_3)=\frac{90}{100}$$

所求事件的概率

$$P(A_1 A_2 A_3)=P(A_1)P(A_2 \mid A_1)P(A_3 \mid A_1 A_2)=P(A_1)P(A_2)P(A_3)$$
$$=\frac{10}{100}\times\frac{10}{100}\times\frac{90}{100}=0.009$$

此时还有 $P(A_2 \mid A_1)=P(A_2), P(A_3 \mid A_1 A_2)=P(A_3)$。

这表明事件 A_1 的发生对事件 A_2 发生的概率没有影响,即事件 A_1 与事件 A_2 相互独立。同样,事件 A_3 与事件 A_1、A_2 是相互独立的。

定义 1-6　对于任意两个事件 A、B,若满足

$$P(AB)=P(A)P(B) \tag{1-14}$$

则称事件 A 与 B 相互独立。

定理 1-4　(1)若 $P(A)>0$(或 $P(B)>0$),则事件 A 与事件 B 相互独立 $\Leftrightarrow P(B)=P(B \mid A)$(或 $P(A)=P(A \mid B)$)。

(2)若事件 A 与 B 相互独立,则 A 与 $\overline{B}$,$\overline{A}$ 与 B,$\overline{A}$ 与 $\overline{B}$ 都相互独立。(证明略)

一般地,可以得到 n 个事件独立性的定义。

定义 1-7　设 n 个事件 $A_1, A_2, \cdots, A_n$,若对其中任意 $k(2 \leqslant k \leqslant n)$ 个事件 $A_{i1}, A_{i2}, \cdots, A_{ik}$,均有

$$P(A_{i1} A_{i2} \cdots A_{ik})=P(A_{i1})P(A_{i2})P(A_{i3}) \cdots P(A_{ik}) \tag{1-15}$$

则称事件 $A_1, A_2, \cdots, A_n$ 相互独立。

特别地,当事件 $A_1, A_2, \cdots, A_n$ 相互独立时,有
$$P(A_1 A_2 \cdots A_n)=P(A_1)P(A_2)P(A_3) \cdots P(A_n)$$

反之,则不一定成立。

例 1-8　若每人血清中含有某种病毒的概率为 0.4%。

(1)现混合 100 人的血清,求混合血清无此病毒的概率。

(2)如果要求混合血清无病毒的概率在 95% 以上,那么混合血清的份数 n 应当不超过多少份?

解　(1)设 $A=\{100$ 份混合血清无病毒$\}$,$A_i=\{$第 i 人血清中有病毒$\}$

则 $\overline{A_i}=\{$第 i 人血清中无病毒$\}(i=1,2,\cdots,100)$,$A=\overline{A_1}\overline{A_2}\cdots\overline{A_{100}}$

$$P(A_i)=0.004, \quad P(\overline{A_i})=1-P(A_i)=1-0.004=0.996$$

由于这 100 个事件 $\overline{A_1}, \overline{A_2}, \cdots, \overline{A_{100}}$ 相互独立,故

$$P(A)=P(\overline{A_1}\overline{A_2}\cdots\overline{A_{100}})=P(\overline{A_1})P(\overline{A_2})\cdots P(\overline{A_{100}})=0.996^{100}\approx 0.669\ 8$$

(2)设混合血清 n 份,根据题意,即 $0.996^n=0.95$,故

$$n=\frac{\lg 0.95}{\lg 0.996}\approx 12.797\ 7$$

即混合血清的份数不得超于 13 份,即只要用不超过 13 份的血清混合,所得血清无病毒的可靠程度就能达到 95%。

第四节　全概率与逆概率公式

一、全概率公式

为了计算一个较复杂事件的概率时,经常将其分解成一些互不相容的简单事件的和,然后分别计算这些简单事件的概率,再利用概率的加法定理和乘法定理加以解决。这个方法的一般化就产生了全概率公式。

定理 1-5(全概率公式)　设事件 $A_1, A_2, \cdots, A_n$ 为互斥完备群,则对任一事件 B,

$$P(B) = P(A_1)P(B \mid A_1) + P(A_2)P(B \mid A_2) + \cdots + P(A_n)P(B \mid A_n)$$

$$= \sum_{i=1}^{n} P(A_i)P(B \mid A_i) \tag{1-16}$$

证明　$A_1, A_2, \cdots, A_n$ 为互斥完备群,则 $A_1 + A_2 + \cdots + A_n = \Omega$。对于任一事件 B,

$$B = B\Omega = B(A_1 + A_2 + \cdots + A_n) = BA_1 + BA_2 + \cdots + BA_n$$

又由于 $A_1, A_2, \cdots, A_n$ 两两互斥,则 $BA_1, BA_2, \cdots, BA_n$ 也两两互斥,则由加法定理和乘法定理,有

$$P(B) = P(BA_1 + BA_2 + \cdots + BA_n) = P(BA_1) + P(BA_2) + \cdots + P(BA_n)$$

$$= P(A_1)P(B \mid A_1) + P(A_2)P(B \mid A_2) + \cdots + P(A_n)P(B \mid A_n)$$

$$= \sum_{i=1}^{n} P(A_i)P(B \mid A_i)$$

事件 A_i 可以被看成是导致事件 B 发生的原因。一般地,能在事件 B 发生之前由经验计算出其概率 $P(A_i)$,故又称 $P(A_i)$ 为先验概率。而事件 B 是由两两互斥事件 BA_i 的全体之和构成,故称 $P(B)$ 为全概率。

例 1-9　设某药厂的某种药品是由 3 条不同的流水线生产的,这 3 条流水线的产量分别占总产量的 30%、45%、25%。已知 3 条流水线的次品率分别是 6%、5%、3%。现从出厂的该药品中任取一件,试求刚好抽到次品的概率。

解　设 $B = \{$取得的是次品$\}$,$A_i = \{$第 i 条生产线生产的药品$\}$($i = 1, 2, 3$),则 A_1, A_2, A_3 构成互斥完备群。由题意知:

$$P(A_1) = 0.3, P(A_2) = 0.45, P(A_3) = 0.25$$

$$P(B \mid A_1) = 0.06, P(B \mid A_2) = 0.05, P(B \mid A_3) = 0.03$$

由全概率公式,得:

$$P(B) = P(A_1)P(B \mid A_1) + P(A_2)P(B \mid A_2) + P(A_3)P(B \mid A_3)$$

$$= 0.3 \times 0.06 + 0.45 \times 0.05 + 0.25 \times 0.03 = 0.048$$

二、逆概率公式(贝叶斯公式)

在实际问题中,有时还需要解决与全概率公式相反的问题:已知各项先验概率 $P(A_i)$ 和对应的条件概率 $P(B \mid A_i)$,如果事件 B 已经发生,那么事件 A_i 发生的条件概率 $P(A_i \mid B)$ 是多少? 利用逆概率公式可以解决这种问题。

定理 1-6(逆概率公式)　设事件 $A_1, A_2, \cdots, A_n$ 构成互斥完备群,B 为任一事件,则:

$$P(A_i \mid B) = \frac{P(A_i)P(B \mid A_i)}{\sum_{i=1}^{n} P(A_i)P(B \mid A_i)} = \frac{P(A_i)P(B \mid A_i)}{P(A_1)P(B \mid A_1) + \cdots + P(A_n)P(B \mid A_n)} \tag{1-17}$$

证明 由乘法定理得:

$$P(B)P(A_i \mid B) = P(A_i)P(B \mid A_i) \qquad i = 1, 2, \cdots, n$$

故

$$P(A_i \mid B) = \frac{P(A_i)P(B \mid A_i)}{P(B)} \qquad i = 1, 2, \cdots, n$$

由全概率公式,得:

$$P(A_i \mid B) = \frac{P(A_i)P(B \mid A_i)}{\sum_{i=1}^{n} P(A_i)P(B \mid A_i)} = \frac{P(A_i)P(B \mid A_i)}{P(A_1)P(B \mid A_1) + \cdots + P(A_n)P(B \mid A_n)}$$

逆概率公式于 1763 年由贝叶斯(Bayes)给出,故又称为贝叶斯公式。

为了区别于条件概率 $P(B \mid A_i)$,称 $P(A_i \mid B)$ 为后验概率,它表示在事件 B 已经发生的条件下事件 A_i 发生的概率。

例 1-10 在例 1-9 中用全概率公式已经计算出抽到次品的概率,现将问题改成:已知抽到的药品是次品,试求该次品是由哪条流水线生产的可能性较大。

解 仍用例 1-9 中的事件符号表示,已知

$$P(A_1) = 0.3, P(A_2) = 0.45, P(A_3) = 0.25$$
$$P(B \mid A_1) = 0.06, P(B \mid A_2) = 0.05, P(B \mid A_3) = 0.03$$

所以

$$P(A_1 \mid B) = \frac{P(A_1)P(B \mid A_1)}{P(B)} = \frac{0.3 \times 0.06}{0.048} = 0.375$$

$$P(A_2 \mid B) = \frac{P(A_2)P(B \mid A_2)}{P(B)} = \frac{0.45 \times 0.05}{0.048} = 0.468\ 8$$

$$P(A_3 \mid B) = \frac{P(A_3)P(B \mid A_3)}{P(B)} = \frac{0.25 \times 0.03}{0.048} = 0.156\ 3$$

所以抽到一个次品,该次品是由第二条流水线生产的可能性较大。

例 1-11 用血清法诊断肝癌,临床实践表明,肝癌患者中 95% 试验呈阳性,也有 2% 的非肝癌患者化验呈阳性。若将此法用于人群肝癌普查,设人群中肝癌患病率为 0.2%,现某人在普查中化验结果呈阳性,求此人确患肝癌的概率。

解 设 $A = \{$被化验者确患癌症$\}$,$B = \{$被化验者化验结果呈阳性$\}$,由题意知:

$$P(B \mid A) = 0.95, P(B \mid \overline{A}) = 0.02, P(A) = 0.002$$

$$P(\overline{A}) = 1 - P(A) = 0.998$$

由逆概率公式,有

$$P(A \mid B) = \frac{P(A)P(B \mid A)}{P(B \mid A)P(A) + P(B \mid \overline{A})P(\overline{A})} = \frac{0.95 \times 0.002}{0.95 \times 0.002 + 0.02 \times 0.998} = 0.086\ 9$$

该例表明,虽然血清法在肝癌临床诊断中的误诊率较低,但用于肝癌普查,由于在总人口中肝癌患病率非常低,仅靠血清法来确诊患肝癌的概率也较低,不到 0.1,应还需采用其他方法才能作出正确的诊断。

思政元素

真实的数据是统计的灵魂

医药数理统计是应用概率论与数理统计的原理和方法,通过对数据搜集、整理、分析和推断,研究医药、生物等领域有关问题的一门学科,其中主要介绍统计方法,而统计方法的基础是数据,通过对数据的计算分析得到统计结论。可见真实的数据及结论是医药统计工作的基础和灵魂,也是正确决策、科学决策的前提和依据,甚至关系到每个人的健康。因此临床数据造假的行为,对整个医药行业的发展以及人民群众未来用药和健康需求都存在恶劣影响。

实事求是医药统计工作的基本要求,要树立求真务实的科学态度、精益求精的工匠精神和诚实守信的职业素养,学会用正确的统计方法研究医药、生物等领域有关问题。

学习小结

1. 学习内容

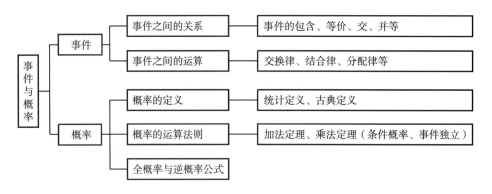

2. 学习方法 事件之间的关系可以借助维恩图去理解与计算;全概率公式和逆概率公式应用的条件是一样的,但是所解决的问题是不一样的。如果事件 B 的发生可以在多种情形(原因)$A_1, A_2, \cdots, A_n$ 下发生,用全概率公式求事件 B 发生的概率;如果事件 B 已经发生,用贝叶斯公式求是哪个 A_i 引起的。贝叶斯公式是由果溯因,全概率公式是由因求果。

(韩曦英 赵聪俐)

习题

1. 用事件 A,B,C 表示下列事件:
(1)A 出现,但 B、C 不出现;
(2)A、B 出现,但 C 不出现;
(3)三个都出现;
(4)三个中至少有一个出现;
(5)三个中至少有两个出现;
(6)三个都不出现;

笔记栏

(7) 只有一个出现；

(8) 不多于一个出现；

(9) 不多于两个出现。

2. 某地居民血型分布为

$P(O\ 型) = 50\%$，$P(A\ 型) = 14.5\%$，$P(B\ 型) = 31.2\%$，$P(AB\ 型) = 4.3\%$。若有一个 A 型血型患者需要输血，问当地居民任一人可为他输血的概率是多少。

3. 药房装有包装相同的六味地黄丸 100 盒，其中 5 盒为去年产品，95 盒为今年产品。现随机发出 4 盒，求：

(1) 有 1 盒或 2 盒陈药的概率；

(2) 有陈药的概率。

4. 某大学学生中近视眼学生占 22%，色盲学生占 2%，其中既是近视眼又是色盲的学生占 1%。现从该学校的学生中抽查一人，试求：

(1) 被抽查的学生是近视眼或是色盲的概率；

(2) 被抽查的学生既非近视眼又非色盲的概率。

5. 假设接收一批药品时，检验其中一半，若不合格品不超过 2%，则接收，否则拒收。假设该批药品共 100 件，其中有 5 件不合格，试求该批药品经检验被接收的概率。

6. 某种动物活到 12 岁的概率为 0.8，活到 20 岁的概率为 0.4，问现年 12 岁的这种动物活到 20 岁的概率是多少？

7. 已知 $P(A) = 0.1$，$P(B) = 0.3$，且 $P(A \mid B) = 0.2$，求：

(1) $P(AB)$；

(2) $P(A+B)$；

(3) $P(B \mid A)$；

(4) $P(A\overline{B})$；

(5) $P(\overline{A} \mid \overline{B})$。

8. 设某产品进行验收检查，发现次品率为 0.02，问：

(1) 现独立检验 100 件产品，至少发现一件次品的概率是多少；

(2) 如保证至少发现一件次品的概率为 0.9，应检验多少件产品？

9. 某地成年人中肥胖者 (A_1) 占 10%，中等者 (A_2) 占 82%，瘦小者 (A_3) 占 8%。又肥胖者、中等者、瘦小者患高血压的概率分别为 20%、10%、5%。

(1) 求该地成年人患高血压的概率；

(2) 若已知某人患高血压，他最可能属于哪种体型？

ER-1-2

习题参考答案

13

第二章

随机变量的概率分布与数字特征

学习目标

  1. 掌握二项分布、泊松分布、正态分布的定义及应用；掌握随机变量数字特征的定义；掌握计算二项分布、泊松分布、正态分布的均数、方差、标准差和变异系数的方法。
  2. 熟悉离散型随机变量、连续性变量的概率分布。
  3. 了解随机变量的概念、几种其他随机变量的概率分布。

  第一章介绍了随机事件及其概率，发现有些随机试验结果与数值有关。如抽检产品时出现的废品个数，掷骰子出现的点数等，这些跟数值有关的事件，可以直接利用相应的数值加以标识。有些随机试验结果看上去与数值无关，如学生体检、抛掷硬币等，对那些非数值标识的事件，实际上也可人为地加以数值标识。例如，给学生做体检，用"1"表示体检合格，"0"表示体检不合格等。这些取不同数值的试验结果所形成的变量，就是本章要介绍的随机变量的概念。随机变量是研究随机现象的重要工具之一，它建立了连接随机现象和实数空间的一座桥梁，使得我们可以借助有关实数的数学工具来研究随机现象的本质，本章主要介绍随机变量的概率分布特点和数字特征。

第一节　离散型随机变量的概率分布

一、随机变量

我们先看几个随机试验的例子。

例如：

（1）从装有 3 个白球和 2 个红球的袋中任意取出两个球，问出现白球的个数。

（2）在人群中抽出一个人，这个人的身高。

  为研究方便，用 X 表示出现的白球个数，这样 3 个试验结果：{红,红}、{红,白}、{白,白}就可以用 $X = 0, 1, 2$ 来刻画；如果用 Y 来表示人的身高，那么 $0 < Y < 300 (\text{cm})$。

  随着试验结果的不同，X、Y 对应着不同的数值。因而有如下随机变量定义。

  定义 2-1　设 E 是随机试验，其试验结果可用某数值来刻画，这种随着试验结果不同而取不同数值的变量叫随机变量。

  随机变量按取值情况分为两类，即离散型随机变量和非离散型随机变量，在非离散型随机变量中，最常见的是连续型随机变量，本章重点介绍离散型和连续型两种随机变量。

  定义 2-2　若随机变量只能取有限个或无限可列个数值，则称它为离散型随机变量。

例如:掷骰子有 6 个可能的结果,其结果的随机变量是有限个;射手向某一个目标射击,一直到击中该目标为止的射击次数,其结果的随机变量是无限可列个,这些变量都是离散型随机变量。

定义 2-3　若随机变量在某一区间上取任何实数,则称其为连续型随机变量。

例如:炮弹落地点与目标之间的距离;仪器的寿命;乘客在公共汽车站的候车时间等。

二、离散型随机变量的概率函数

要掌握一个离散型随机变量 X 的统计规律,首先要知道 X 的所有可能取值,同时又要知道它以多大的概率取每一个值,那么 X 的变化规律就掌握了。离散型随机变量取到的值与其对应的概率值就是离散型随机变量的分布规律。

定义 2-4　设离散型随机变量 X 所有可能取值为 $x_i(i=1,2,\cdots)$,其对应的概率

$$P(X=x_i)=p_i \quad i=1,2,\cdots \tag{2-1}$$

称为离散型随机变量 X 的概率函数(或分布律)。

离散型随机变量的概率函数也可用表格来表示。表 2-1 为离散型随机变量 X 概率分布表或分布列。

表 2-1　离散型随机变量的分布列

X	x_1	x_2	$\cdots$	x_i	$\cdots$
P	p_1	p_2	$\cdots$	p_i	$\cdots$

概率函数具有如下性质:

(1)非负性:$p_i \geqslant 0(i=1,2,\cdots)$。

(2)完备性:$\sum\limits_{i=1}^{\infty} p_i = 1$。

三、离散型随机变量的分布函数

前面已经指出,当离散型随机变量 $X=x_i$ 时,有相应的概率与之对应,而我们有时更关心某个区间段或某个范围的概率取值情况,如 $P(X \leqslant x_i)$ 或 $P(X \geqslant x_i)$,为此,我们考虑随机变量的分布函数。

定义 2-5　设 X 是随机变量,对任意实数 x,称函数

$$F(x)=P(X \leqslant x) \tag{2-2}$$

为随机变量 X 的概率分布函数,简称为分布函数。

显然,分布函数 $F(x)$ 具有如下性质:

(1)$0 \leqslant F(x) \leqslant 1,-\infty < x < +\infty$。

(2)$F(-\infty)=\lim\limits_{x \to -\infty} F(x)=0, F(+\infty)=\lim\limits_{x \to +\infty} F(x)=1$。

(3)$F(x)$ 是单调不减的函数,即对 $x_1 \leqslant x_2$,有 $F(x_1) \leqslant F(x_2)$。

(4)$F(x)$ 是右连续的,即对任意的 x,有 $F(x+0)=F(x)$。

对于任意实数 $x_1,x_2,(x_1 \leqslant x_2)$,有

$$P(x_1 < X \leqslant x_2)=P(X \leqslant x_2)-P(X \leqslant x_1)=F(x_2)-F(x_1) \tag{2-3}$$

对于离散型随机变量 X,有

$$F(x)=\sum_{k \leqslant x}^{\infty} P(X=k)=\sum_{k \leqslant x} p_k \tag{2-4}$$

$$p_k=P(X=x_k)=P(X \leqslant x_k)-P(X \leqslant x_{k-1})=F(x_k)-F(x_{k-1}) \tag{2-5}$$

例 2-1 设随机变量 X 的分布列为

X	0	1	2	3
P	0.125	0.25	0.25	0.375

求 X 的分布函数。

解 由分布列定义可知

当 $x<0$ 时, $F(x)=P(X\leqslant x)=0$;

当 $0\leqslant x<1$ 时, $F(x)=P(X\leqslant x)=P(X=0)=0.125$;

当 $1\leqslant x<2$ 时, $F(x)=P(X\leqslant x)=P(X=0)+P(X=1)=0.375$;

当 $2\leqslant x<3$ 时, $F(x)=P(X\leqslant x)=P(X=0)+P(X=1)+P(X=2)=0.625$;

当 $x\geqslant 3$ 时, $F(x)=P(X\leqslant x)=P(X=0)+P(X=1)+P(X=2)+P(X=3)=1$。

于是 X 的分布函数为

$$F(x)=\begin{cases} 0, & x<0 \\ 0.125, & 0\leqslant x<1 \\ 0.375, & 1\leqslant x<2 \\ 0.625, & 2\leqslant x<3 \\ 1, & x\geqslant 3 \end{cases}$$

分布函数图形如图 2-1 所示。

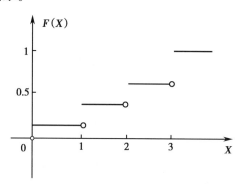

图 2-1 X 分布函数图

由图 2-1 可见,离散型随机变量的分布函数在间断点是右连续的,分布函数为阶梯函数,跳跃点恰好是随机变量取值的点,而每个跳跃点的高度就是随机变量取该值的概率。

接下来介绍离散型随机变量几种常见的分布。

四、常见的离散型随机变量的概率分布

(一)二项分布

1. 伯努利(Bernoulli)试验 在医药学中许多试验只有两个对立的试验结果,且每次试验都是独立的。如患者的治疗结果——有效或无效;生化的检验结果——阳性或阴性;毒性试验的结果——存活或死亡。我们把这种试验结果对立的试验叫做伯努利试验。为了研究试验的规律,常常在相同条件下做大量的重复试验,重复 n 次试验叫 n 重伯努利试验,简称伯努利试验。该试验包含两个条件:

(1)对立性:每次试验,它的结果只有两个,且是对立的。

(2)独立性:每次试验,某事件发生的概率恒为 p,它的对立事件概率恒为 $q=1-p$。

下面通过伯努利试验的例子来导出伯努利公式。

例 2-2 某药对于治疗呼吸道感染、支气管炎有良好的效果,若该药的有效率为 0.7,现用该药试治 5 例支气管炎患者,问 4 例有效的概率是多少?

解 设 $A_i=\{$第 i 例患者有效$\}$,$\overline{A}_i=\{$第 i 例患者无效$\}$,则 $P(A_i)=0.7$,$P(\overline{A}_i)=0.3(i=1,2,\cdots,5)$。试治 5 例属于 5 重伯努利试验,4 例有效包含以下 C_5^4 种情况:$A_1A_2A_3A_4\overline{A}_5$,$A_1A_2A_3\overline{A}_4A_5$,$A_1A_2\overline{A}_3A_4A_5$,$A_1\overline{A}_2A_3A_4A_5$,$\overline{A}_1A_2A_3A_4A_5$。由于治疗各病例是相互独立的,因此

$$P(A_1A_2A_3A_4\overline{A}_5)=P(A_1)P(A_2)P(A_3)P(A_4)P(\overline{A}_5)=(0.7)^4(0.3)^1$$

同理,$P(A_1A_2A_3\overline{A}_4A_5)=\cdots=P(A_1A_2A_3A_4\overline{A}_5)=(0.7)^4(0.3)^1$

因此,有效的例数 $X=4$ 的概率为:

$$P(X=4)=C_5^4(0.7)^4(0.3)^1\approx0.36$$

定理 2-1(伯努利公式) 设在一次试验中,事件 A 发生的概率为 $p(0<p<1)$,则在 n 次独立重复试验中,事件 A 恰好发生 k 次的概率为

$$P(X=k)=C_n^kp^k(1-p)^{n-k},k=0,1,2,\cdots,n \tag{2-6}$$

例 2-3 设某产品的次品率为 0.1,现任取 6 件产品,求:(1)有 $k(k=0,1,\cdots,6)$ 件次品的概率;(2)至少有 1 件次品的概率。

解 (1)取 6 件产品相当于做 6 重伯努利试验,设 $A=\{$取到次品$\}$,$P(A)=0.1$,X 表示 6 件产品中的次品数,X 可取 $0,1,\cdots,6$,于是

$$P(X=k)=C_6^k(0.1)^k(0.9)^{6-k},k=0,1,2,\cdots,6$$

计算结果如下:

X	0	1	2	3	4	5	6
P	0.531 4	0.354 3	0.098 4	0.014 6	0.001 2	0.000 1	0.000 0

(2)$P(X\geqslant1)=1-P(X=0)=1-0.531\ 4=0.468\ 6$

2. 二项分布 在日常生活中,伯努利试验具有广泛的应用,在 n 重伯努利试验中,事件发生的次数 X 具有一定的分布规律,定义如下:

定义 2-6 若随机变量 X 的概率函数为

$$P(X=k)=C_n^kp^kq^{n-k},q=1-p,k=0,1,2,\cdots,n \tag{2-7}$$

则称 X 服从参数为 n,p 的二项分布,记作 $X\sim B(k,n,p)$ 或 $X\sim B(n,p)$。

由于式(2-7)恰好是二项式 $(p+q)^n$ 的展开式通项,故把它称为二项分布。

对于二项分布,同样满足概率函数的两条性质:

(1)$P(X=k)=C_n^kp^kq^{n-k}\geqslant0$。

(2)$\sum_{k=0}^{n}P(X=k)=\sum_{k=0}^{n}C_n^kp^kq^{n-k}=(p+q)^n=1$。

例 2-4 某中药复方治疗疟疾的治愈率达到 40%,现有 10 名患者服用此药,试求:(1)有 9 人治愈的概率;(2)至少 8 人以上治愈的概率。

解 (1)设 X 表示治愈人数,则 $X\sim B(10,0.4)$,于是有

$$P(X=9)=C_{10}^9 0.4^9 0.6^1=0.001\ 57$$

(2)至少有 8 人以上治愈的概率

$$P(X\geqslant8)=P(X=8)+P(X=9)+P(X=10)$$
$$=C_{10}^8 0.4^8 0.6^2+C_{10}^9 0.4^9 0.6^1+C_{10}^{10} 0.4^{10} 0.6^0$$
$$=0.012\ 29$$

当伯努利试验次数 n 较小时,可直接利用二项分布公式计算,但对于 n 较大时,可利用

本书附表 1 二项分布累积概率 $P(X \geqslant k)(n \leqslant 30)$ 值表进行查表计算。附表 1 只能对 $P \leqslant 0.5$ 进行查表,当 $P > 0.5$ 时,我们可以将其转化成对立事件的概率($P' < 0.5$)来计算。因此若某事件 A 出现的次数 $X \sim B(k, n, p)$,则其对立事件 $\overline{A}$ 出现次数 $Y \sim B(k', n, 1-p)$,且 $k + k' = n$,于是有

$$P(X = k) = P(Y = n - k)$$

$$P(X \leqslant k) = P(Y \geqslant n - k) \text{ 或 } P(X \geqslant k) = P(Y \leqslant n - k)$$

$$P(k_1 \leqslant X \leqslant k_2) = P(n - k_2 \leqslant Y \leqslant n - k_1)$$

例 2-5　设 $X \sim B(10, 0.6)$,求 $P(X \leqslant 4)$,$P(2 \leqslant X \leqslant 4)$ 的概率。

解　由于 $P = 0.6 > 0.5$,无法直接查附表 1,设 Y 是 X 所代表事件的对立事件的发生次数,则 $Y \sim B(10, 0.4)$。

$$P(X \leqslant 4) = P(Y \geqslant 6) = 0.166\ 2$$

$$P(2 \leqslant X \leqslant 4) = P(6 \leqslant Y \leqslant 8) = P(Y \geqslant 6) - P(Y \geqslant 9) = 0.166\ 2 - 0.001\ 7 = 0.164\ 5$$

对于二项分布,当 X 取不同值时,有相应不同的概率值与之对应,这些概率值中,含有最大的概率值,即存在某 k_0,使 $P(X = k_0)$ 最大,此时称 k_0 为二项分布的最可能值。下面我们来求 k_0。

$$\frac{P(X = k)}{P(X = k-1)} = \frac{C_n^k p^k q^{n-k}}{C_n^{k-1} p^{k-1} q^{n-k+1}} = \frac{(n-k+1)p}{kq} = 1 + \frac{(n+1)p - k}{kq}, \quad k = 1, 2, \cdots, n$$

可见,当 $k < (n+1)p$ 时,$P(X = k) > P(X = k-1)$,即 $P(X = k)$ 随 k 的增加而上升;当 $k > (n+1)p$ 时,$P(X = k) < P(X = k-1)$,此时 $P(X = k)$ 随 k 的增加而下降,因此,$(n+1)p$ 是 $P(X = k)$ 上升和下降的分界点,而 k 值只能取整数。当 $k = (n+1)p$ 为整数时,由于 $P(X = k) = P(X = k-1)$,故最可能值 k_0 为 $(n+1)p$ 和 $(n+1)p - 1$;当 $(n+1)p$ 为非整数时,k_0 最可能值是 $(n+1)p$ 的整数部分,记为 $[(n+1)p]$。即

$$k_0 = \begin{cases} (n+1)p \text{ 和} (n+1)p - 1, & (n+1)p \text{ 是整数} \\ [(n+1)p], & (n+1)p \text{ 不是整数} \end{cases}$$

例 2-6　进行 8 次独立射击,设每次射击击中目标的概率为 0.3,求击中几次的可能性最大?并求相应的概率。

解　(1)该问题属于 8 重伯努利试验,$n = 8$,$p = 0.3$,设 X 表示 8 次射击击中目标的次数,则 $X \sim B(8, 0.3)$,从而得 8 次射击中最可能击中目标的次数是 $(n+1)p = 2.7$,不是整数,从而最可能击中的次数 $k_0 = [2.7] = 2$ 次。

(2) $P(X = 2) = C_8^2 (0.3)^2 (0.7)^6 = 0.296\ 5$。

(二)泊松分布(稀有事件模型)

泊松分布由法国数学家 S. D. Poisson(1837)提出,常用于研究单位时间内或单位空间内某事件发生次数的分布。在实际应用中,对于试验次数 n 很大,某事件发生概率 p 很小的伯努利试验,也常用泊松分布来解决这些稀有事件在 n 次试验中发生次数的分布情况。

定理 2-2(泊松定理)　设随机变量 $X \sim B(n, p)$,则当 $n \to \infty$ 时,X 近似服从泊松分布,且有下面等式成立

$$\lim_{n \to \infty} C_n^k p^k q^{n-k} = \frac{\lambda^k}{k!} \mathrm{e}^{-\lambda} \tag{2-8}$$

其中 $\lambda = np$。

证明　设 $p = \dfrac{\lambda}{n}$,则有

$$C_n^k p^k q^{n-k} = \frac{n!}{k!(n-k)!} p^k (1-p)^{n-k}$$

$$= \frac{n(n-1)\cdots(n-k+1)}{k!} \left(\frac{\lambda}{n}\right)^k \left(1-\frac{\lambda}{n}\right)^{n-k}$$

$$= \frac{\lambda^k}{k!} \left(1-\frac{1}{n}\right) \cdots \left(1-\frac{k-1}{n}\right) \left(1-\frac{\lambda}{n}\right)^{n-k}$$

因为
$$\lim_{n\to\infty}\left(1-\frac{\lambda}{n}\right)^{n-k} = e^{-\lambda}$$

所以,当 $n\to\infty$ 时得
$$\lim_{n\to\infty} C_n^k p^k q^{n-k} = \frac{\lambda^k}{k!} e^{-\lambda}$$

定义 2-7 如果随机变量 X 的概率函数为

$$P(X=k) = \frac{\lambda^k e^{-\lambda}}{k!}, \quad k=0,1,2,\cdots \tag{2-9}$$

其中 $\lambda>0$ 为常数,则称 X 服从参数为 λ 的泊松分布,记作 $X\sim P(k,\lambda)$ 或 $X\sim P(\lambda)$。对于泊松分布同样具有以下性质:

$(1) P(X=k) = \dfrac{\lambda^k e^{-\lambda}}{k!} \geqslant 0, k=0,1,2,\cdots$

$(2) \displaystyle\sum_{k=0}^{\infty} P(X=k) = \sum_{k=0}^{\infty} \frac{\lambda^k e^{-\lambda}}{k!} = e^{-\lambda} \sum_{k=0}^{\infty} \frac{\lambda^k}{k!} = e^{-\lambda} e^{\lambda} = 1$

我们需要强调指出,在 n 重伯努利试验中,只有当 n 很大($n\geqslant 100$),p 值很小(一般来说 $p\leqslant 0.1$)时,才能利用泊松分布公式近似计算,这时所产生的误差较小。

例 2-7 假如生三胞胎的概率为 0.000 1,求在 100 000 次生育中至少有一次生三胞胎的概率。

解 这可看作是 $n=100\,000$,$p=0.000\,1$ 时的伯努利试验,设 X 表示 100 000 次生育中生三胞胎的次数,由于 n 很大,p 很小,故采用泊松分布来近似计算,得 $\lambda=np=10$

$$P(X\geqslant 1) = 1 - P(X=0) = 1 - \frac{10^0}{0!} e^{-10} = 0.999\,955$$

结果表明,尽管生三胞胎的概率非常小,但在 100 000 次生育中至少有一次生三胞胎的概率还是非常大的。

(三)其他离散型变量的概率分布

1. 两点分布

定义 2-8 设随机变量 X 的概率函数为

$$P(X=k) = p^k q^{1-k}, \quad k=0,1, \quad q=1-p \tag{2-10}$$

于是我们有如下分布表。

X	0	1
$P(X=k)$	q	P

则称 X 服从两点分布,记为 $X\sim N(0-1)$ 或 $X\sim B(1,p)$。

显然,两点分布是二项分布中 $n=1$ 的特殊情况。例如抛掷一枚硬币,判断"正面"($X=1$)或"反面"($X=0$)出现情况;给一个学生做体检,判断其体检"合格"($X=1$)还是体检"不合格"($X=0$)等。

2. 几何分布

定义 2-9 设随机变量 X 的概率函数为

$$P(X=k) = pq^{k-1}, \quad k=1,2,\cdots \tag{2-11}$$

其中 $0<p<1,q=1-p$,则称 X 服从几何分布,记为 $X\sim G(p)$。

几何分布类似于二项分布,它也要满足伯努利试验的两个条件。例如,在伯努利试验中,若事件 A 发生的概率为 p,A 的对立事件 $\overline{A}$ 发生的概率为 $q=1-p$,则首次出现 A 所做过的试验次数就服从几何分布,pq^{k-1} 表示最后一次才出现 A,前面 $k-1$ 次出现的是事件 $\overline{A}$,因此也把其称为等待模型。

例 2-8 做某生化实验成功的概率为 0.6,求第 5 次做实验才成功的概率。

解 第 5 次做实验才成功,说明前面 4 次都不成功,而不成功的概率 $q=1-p=0.4$,设 X 表示实验次数,则有

$$P(X=5)=0.6\times(0.4)^4=0.015\ 4$$

3. 超几何分布

定义 2-10 设随机变量 X 的概率函数为

$$P(X=k)=\frac{C_M^k C_{N-M}^{n-k}}{C_N^n}, \quad k=1,2,\cdots,L \tag{2-12}$$

其中 $L=\min(M,n)$,$M\leqslant N$,$n\leqslant N$,且规定当 $i>m$ 时,$C_m^i=0$,我们把这种分布叫超几何分布,记为 $X\sim H(n,M,N)$。

例 2-9 某袋中含有白球 10 个,黑球 5 个,每次抽一个。

(1)作有放回抽取 5 次,求抽到白球 3 次的概率。

(2)作无放回抽取 5 次,求抽到白球 3 次的概率。

解 (1)有放回抽球,可看成每次试验是独立的,属于伯努利试验,设 X 表示抽到白球次数,令 $A=\{$抽到白球$\}$ 且 $P(A)=2/3$,故

$$P(X=3)=C_5^3\left(\frac{2}{3}\right)^3\left(\frac{1}{3}\right)^2=0.329$$

(2)无放回抽球,说明每次试验间不独立,因此不属于伯努利试验,属于超几何分布,也即是古典概率。设 X 表示抽到白球次数,则

$$P(X=3)=\frac{C_{10}^3 C_5^2}{C_{15}^5}=0.399\ 6$$

由上面的叙述可见,二项分布可以用来描述有放回抽样,而超几何分布可以用来描述不放回抽样。虽然两者并不相同,但当抽样对象的总数 N 很大,而抽样次数 n 相对很小时,两种分布的差别是很小的。就是说,在一定条件下超几何分布可用二项分布来逼近,即

$$\lim_{N\to\infty}\frac{C_M^k C_{N-M}^{n-k}}{C_N^n}=C_n^k p^k q^{n-k}, \quad (k=1,2,\cdots,n) \tag{2-13}$$

这里 $p=\dfrac{M}{N}$,$q=1-p=\dfrac{N-M}{N}$。

第二节 连续型随机变量的概率分布

由于连续型随机变量取某一区间内的任何数值,当描述连续型随机变量分布时,我们遇到的困难是不可能把 X 所有可能值与对应的概率都罗列出来,因而不能用概率函数描述,且连续型随机变量 X 取某特定值 $X=x_0$ 时有某种不确定性,例如抛掷铅球的距离刚好等于 5m 的概率未必有现实意义,我们更关注的是抛掷铅球的距离在某范围的概率。因此本节将介

绍连续型随机变量的概率分布特点,并介绍一些常见的连续型随机变量的概率分布。

一、连续型随机变量的概率分布

定义 2-11　设 X 为随机变量,若存在非负函数 $f(x)$,使得 $\int_{-\infty}^{+\infty} f(x)\,\mathrm{d}x$ 存在,并且使 X 取值于任意区间 (a,b) 的概率为

$$P(a<X<b)=\int_{a}^{b} f(x)\,\mathrm{d}x \tag{2-14}$$

则称 X 为连续型随机变量,称 $f(x)$ 为 X 的概率密度函数,简称概率密度。

由积分的几何意义可知,$\int_{a}^{b} f(x)\,\mathrm{d}x$ 是区间 (a,b) 上 $f(x)$ 的图形之下的曲边梯形面积(图 2-2),从而 X 介于 (a,b) 之间的概率就是曲边梯形面积。

连续型随机变量的概率密度函数也具有非负性、完备性。

(1)非负性:$f(x)\geqslant0$。

(2)完备性:$\int_{-\infty}^{+\infty} f(x)\,\mathrm{d}x=1$。

密度函数 $f(x)$ 是连续函数,介于概率密度函数曲线 $y=f(x)$ 与 x 轴间平面图形的面积为 1 (图 2-3),而 X 落在区间 $(x,x+\Delta x)$ 的概率等于图 2-4 中阴影部分的面积。

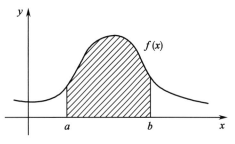

图 2-2　$f(x)$ 图形之下的面积

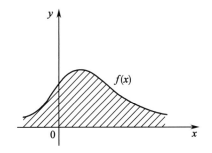

图 2-3　曲线 $y=f(x)$ 与 x 轴之间的面积示意图

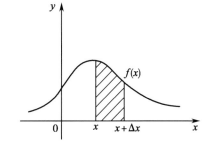

图 2-4　X 落在区间 $(x,\ x+\Delta x)$ 的概率图

对于连续型随机变量 X,由式(2-14)得到,它取得任意可能值 x 的概率等于 0,即

$$P(X=x)=0 \tag{2-15}$$

事实上,$P(X=x)=P(x\leqslant X\leqslant x)=\int_{x}^{x} f(x)\,\mathrm{d}x=0$。另外我们还可以从图 2-4 得到,当 $\Delta x\rightarrow0$ 时,则 $x+\Delta x\rightarrow x$,从而阴影部分的面积等于 0。

因此对于连续型随机变量 X,有:

$$P(x_1<X<x_2)=P(x_1\leqslant X<x_2)=P(x_1<X\leqslant x_2)=P(x_1\leqslant X\leqslant x_2)$$
$$=F(x_2)-F(x_1)$$

定义 2-12　对于连续型随机变量 X,称

$$F(x)=P(X\leqslant x)=\int_{-\infty}^{x} f(t)\,\mathrm{d}t \tag{2-16}$$

为连续型随机变量 X 的分布函数,它具有以下性质:

(1)$0\leqslant F(x)\leqslant1$。

(2)$F(x)$ 是单调不减函数。

（3）$F(-\infty)=\lim\limits_{x\to-\infty}F(x)=0,F(+\infty)=\lim\limits_{x\to+\infty}F(x)=1$。

（4）在 $f(x)$ 的连续点处，$F'(x)=f(x)$。

例 2-10　设连续型随机变量 X 的概率密度为 $f(x)=\dfrac{A}{\mathrm{e}^{-x}+\mathrm{e}^{x}}$，求：

（1）常数 A。

（2）分布函数 $F(x)$。

解　（1）由性质 $\int_{-\infty}^{+\infty}f(x)\mathrm{d}x=1$ 有

$$1=\int_{-\infty}^{+\infty}\frac{A}{\mathrm{e}^{-x}+\mathrm{e}^{x}}\mathrm{d}x=A\int_{-\infty}^{+\infty}\frac{\mathrm{e}^{x}}{1+\mathrm{e}^{2x}}\mathrm{d}x=A\mathrm{arctane}^{x}\Big|_{-\infty}^{+\infty}=\frac{\pi}{2}A$$

故 $A=\dfrac{2}{\pi}$。

（2）$F(x)=\int_{-\infty}^{x}f(t)\mathrm{d}t=\dfrac{2}{\pi}\int_{-\infty}^{x}\dfrac{\mathrm{d}t}{\mathrm{e}^{-t}+\mathrm{e}^{t}}=\dfrac{2}{\pi}\mathrm{arctane}^{x}$。

下面介绍连续型随机变量中最常见的一种分布——正态分布。

二、正态分布（高斯分布）

（一）正态分布定义

正态分布是连续型随机变量概率分布中最重要的一种分布，在实践方面，如测量误差、加工误差、农作物产量、学生成绩等方面，都要用到正态分布；在理论方面，正态分布可以导出其他一些分布，而其他一些分布在一定条件下又可用正态分布来近似。

定义 2-13　设连续型随机变量 X 的概率密度为

$$f(x)=\frac{1}{\sqrt{2\pi}\,\sigma}\mathrm{e}^{-\frac{(x-\mu)^{2}}{2\sigma^{2}}},\quad x\in(-\infty,+\infty) \tag{2-17}$$

其中 μ,σ 是常数，且 $\sigma>0$，则称 X 服从参数为 μ,σ^{2} 的正态分布，记为 $X\sim N(\mu,\sigma^{2})$。其分布函数为

$$F(x)=\int_{-\infty}^{x}f(t)\mathrm{d}t=\frac{1}{\sqrt{2\pi}\,\sigma}\int_{-\infty}^{x}\mathrm{e}^{-\frac{(t-\mu)^{2}}{2\sigma^{2}}}\mathrm{d}t,\quad x\in(-\infty,+\infty) \tag{2-18}$$

正态分布的概率密度函数 $f(x)$ 和分布函数 $F(x)$ 的图形分别如图 2-5 和图 2-6 所示。

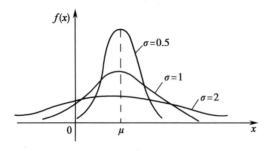

图 2-5　概率密度函数 $f(x)$ 示意图

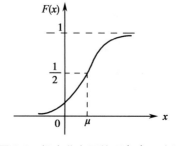

图 2-6　概率分布函数 $F(x)$ 示意图

从 $f(x)$ 的图形可得到以下性质：

（1）曲线 $f(x)$ 关于 $x=\mu$ 对称；当 $x=\mu$ 时，$f(x)$ 取得最大值 $\dfrac{1}{\sqrt{2\pi}\sigma}$；在 $x=\mu\pm\sigma$ 处有拐点，x 轴为水平渐近线。

（2）如果固定 σ，随 μ 值的不同曲线沿 x 轴平移，且形状不变；如果固定 μ，当 σ 值增大时曲线变得矮而平缓，分布更分散；当 σ 值减小时曲线变得高而陡峭，分布更加集中。

（3）$\int_{-\infty}^{+\infty} \frac{1}{\sqrt{2\pi}\,\sigma} e^{-\frac{(x-\mu)^2}{2\sigma^2}} dx = 1$。

特别地，当 $\mu=0,\sigma^2=1$ 时，正态分布就变为标准正态分布，记作 $X \sim N(0,1)$，其概率密度为

$$\varphi(x) = \frac{1}{\sqrt{2\pi}} e^{-\frac{x^2}{2}}, x \in (-\infty, +\infty) \tag{2-19}$$

其分布函数为

$$\Phi(x) = \frac{1}{\sqrt{2\pi}} \int_{-\infty}^{x} e^{-\frac{t^2}{2}} dt \tag{2-20}$$

标准正态分布的概率密度 $\Phi(x)$ 的图形如图 2-7 所示。

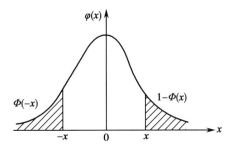

图 2-7　标准正态分布的概率密度 $\varphi(x)$ 示意图

标准正态分布函数 $\Phi(x)$ 具有下列性质：

（1）$\Phi(0)=0.5$。

（2）$\Phi(+\infty)=1, \Phi(-\infty)=0$。

（3）$\Phi(-x)=1-\Phi(x)$。

（二）正态分布的计算

（1）对于标准正态分布概率密度 $\varphi(x)$ 和分布函数 $\Phi(x)$ 的函数值，可借助附表 3 和附表 4 得到。

（2）对于一般正态分布，可先将其标准化，然后再查附表 3 或附表 4。

设 $X \sim N(\mu, \sigma^2)$，则

$$f(x) = \frac{1}{\sigma}\frac{1}{\sqrt{2\pi}} e^{-\frac{1}{2}\left(\frac{x-\mu}{\sigma}\right)^2} = \frac{1}{\sigma}\varphi\left(\frac{x-\mu}{\sigma}\right) \tag{2-21}$$

$$F(x) = \int_{-\infty}^{x} \frac{1}{\sqrt{2\pi}\,\sigma} e^{-\frac{(t-\mu)^2}{2\sigma^2}} dt = \int_{-\infty}^{x} \frac{1}{\sqrt{2\pi}\,\sigma} e^{-\frac{1}{2}\left(\frac{t-\mu}{\sigma}\right)^2} d\left(\frac{t-\mu}{\sigma}\right) = \Phi\left(\frac{x-\mu}{\sigma}\right) \tag{2-22}$$

（3）对于服从正态分布的随机变量，在进行相关计算时，若正态分布的均值 μ 和方差 σ^2 未知，则利用条件先求出 μ 和 σ^2，再来进行计算。

例 2-11　设 $X \sim N(2,4)$，计算：

（1）$P(-1<X<2)$。

（2）$P(|X|>1)$。

解　（1）$P(-1<X<2) = F(2) - F(-1) = \Phi\left(\frac{2-2}{2}\right) - \Phi\left(\frac{-1-2}{2}\right)$

$$= \Phi(0) - \Phi(-1.5) = \Phi(0) - [1-\Phi(1.5)]$$

$$= 0.4332$$

$(2)P(|X|>1)=1-P(|X|\leqslant1)=1-P(-1\leqslant X\leqslant1)$

$$=1-\left[\varPhi\left(\frac{1-2}{2}\right)-\varPhi\left(\frac{-1-2}{2}\right)\right]$$

$$=1-\left[\varPhi(1.5)-\varPhi(0.5)\right]=0.7583$$

三、其他常见的连续型变量的分布

（一）均匀分布

定义 2-14　若随机变量 X 的概率密度为

$$f(x)=\begin{cases}\dfrac{1}{b-a}, & a\leqslant x\leqslant b\\ 0, & \text{其他}\end{cases} \tag{2-23}$$

则称 X 在区间 $[a,b]$ 上服从均匀分布，记作 $X\sim U(a,b)$。

由定义式显然有

$$f(x)\geqslant0,\quad \int_{-\infty}^{+\infty}f(x)\mathrm{d}x=\int_a^b\frac{1}{b-a}\mathrm{d}x=1$$

在 $[a,b]$ 上服从均匀分布的随机变量 X 的分布函数为

$$F(x)=\begin{cases}0, & x<a\\ \dfrac{x-a}{b-a}, & a\leqslant x<b\\ 1, & x\geqslant b\end{cases} \tag{2-24}$$

例 2-12　公共汽车站每隔 5 分钟有一辆汽车通过，乘客到达汽车站的任一时刻是等可能的，求乘客候车时间不超过 2 分钟的概率。

解　设乘客候车时间为 X，显然 X 在 $[0,5]$ 分钟内服从均匀分布，因此其概率密度为

$$f(x)=\begin{cases}\dfrac{1}{5}, & 0\leqslant x\leqslant5\\ 0, & \text{其他}\end{cases}$$

从而乘客候车时间不超过 2 分钟的概率为

$$P(X\leqslant2)=\int_0^2\frac{1}{5}\mathrm{d}x=\frac{2}{5}$$

（二）指数分布

定义 2-15　设随机变量 X 的概率密度为

$$f(x)=\begin{cases}\lambda\mathrm{e}^{-\lambda x}, & x\geqslant0\\ 0, & x<0\end{cases} \tag{2-25}$$

其中 $\lambda>0$ 为常数，则称 X 服从参数为 λ 的指数分布，记为 $X\sim E(\lambda)$。

指数分布的分布函数为

$$F(x)=\begin{cases}1-\mathrm{e}^{-\lambda x}, & x\geqslant0\\ 0, & x<0\end{cases} \tag{2-26}$$

例 2-13　已知某机器设备的使用寿命 X（单位：h）服从指数分布，其概率密度为

$$f(x)=\begin{cases}\dfrac{1}{1\,200}\mathrm{e}^{-\frac{x}{1\,200}}, & x\geqslant0\\ 0, & x<0\end{cases}$$

求这种设备能使用 4 800h 以上的概率。

解　由题意,所求概率为

$$P(X \geqslant 4\ 800) = \int_{4\ 800}^{+\infty} \frac{1}{1\ 200} e^{-\frac{x}{1\ 200}} dx = e^{-4} = 0.018\ 3$$

（三）对数正态分布

定义 2-16　若随机变量 X 的概率密度函数为

$$f(x) = \begin{cases} \dfrac{\lg e}{\sqrt{2\pi}\,\sigma x} e^{-\frac{(\lg x - \mu)^2}{2\sigma^2}} & x > 0 \\ 0 & x \leqslant 0 \end{cases} \tag{2-27}$$

其中 $\sigma > 0$, μ 为常数,则称 X 服从对数正态分布,记作 $\lg x \sim N(\mu, \sigma^2)$。

显然有 $f(x) \geqslant 0$,且

$$\int_{-\infty}^{\infty} f(x)\,dx = \int_{0}^{\infty} \frac{\lg e}{\sqrt{2\pi}\,\sigma x} e^{-\frac{1}{2}\left(\frac{\lg x - \mu}{\sigma}\right)^2} dx$$

$$= \frac{1}{\sqrt{2\pi}} \int_{-\infty}^{+\infty} e^{-\frac{t^2}{2}} dt = 1 \quad \left(\diamondsuit\ t = \frac{\lg x - \mu}{\sigma}\right)。$$

在实际中,当验证某一随机变量服从正态分布失败时,接着考虑的常常是对数正态分布。

第三节　随机变量数字特征

由前面介绍的随机变量的概率分布可以完整地描述随机变量的统计规律。然而在许多实际问题中,并不需要全面考察随机变量的概率分布状况,只需知道随机变量的某些统计特征即可。这些反映随机变量的某些统计特征的量,我们称为随机变量的数字特征。本节主要介绍几种常用的数字特征。

一、均数（数学期望）

为引入离散型随机变量的均数,我们先看一个引例:

引例　某班在一次数学考试中,20 位同学的分数如下:56,62,65,62,67,75,65,80,82,56,80,65,75,80,62,75,80,62,65,75。求 20 位同学的平均分。

平均分:$\dfrac{56+62+65+\cdots+75}{20} = 69.45$

我们可以把上式变形为

$$56\times\frac{2}{20} + 62\times\frac{4}{20} + 65\times\frac{4}{20} + 67\times\frac{1}{20} + 75\times\frac{4}{20} + 80\times\frac{4}{20} + 82\times\frac{1}{20} = 69.45$$

这里 $\dfrac{2}{20}, \dfrac{4}{20}, \dfrac{4}{20}, \dfrac{1}{20}, \dfrac{4}{20}, \dfrac{4}{20}, \dfrac{1}{20}$ 分别是 56,62,65,67,75,80,82 的权重系数或频率,69.45 为 20 位同学的加权平均值,由此可知加权平均值是由一组数乘上它们的频率得到,即:$x_1 f_1 + x_2 f_2 + \cdots + x_n f_n$,但由于频率 f_i 是不稳定的,从而得到的加权平均值也不稳定。由概率的统计定义知,当 n 增大时,频率 f_i 逐渐稳定为概率 p_i,这时加权平均值就逐渐稳定于数值 $x_1 p_1 + x_2 p_2 + \cdots + x_n p_n$,我们把这个确定的值称为均数(或数学期望)。

定义 2-17　设离散型随机变量 X 的概率函数为

$$P(X = x_i) = p_i, \quad i = 1, 2, \cdots \tag{2-28}$$

若级数 $\sum\limits_{i=1}^{\infty} x_i p_i$ 绝对收敛,则称 $\sum\limits_{i=1}^{\infty} x_i p_i$ 为 X 的均数(数学期望),记作 EX,即

$$EX = \sum_{i=1}^{\infty} x_i p_i \qquad (2-29)$$

定义中的绝对收敛条件是为了保证式(2-29)中 x_i 的顺序对求和没有影响,也就是说,无论 x_i 的顺序如何,上述和的值总是相同的。

例 2-14 设 X 的分布列为

X	-1	0	1
P	0.35	0.20	0.45

求 EX。

解 $\qquad EX = -1 \times 0.35 + 0 \times 0.20 + 1 \times 0.45 = 0.10$

对于连续型随机变量 X,$f(x)$ 为它的概率密度,于是可能值 x 和 $f(x)dx$ 分别相当于离散型随机变量情况下的 "x_i" 和 "p_i",因此由式(2-29)可知,连续型随机变量的均数可定义如下:

定义 2-18 设连续型随机变量 X 的概率密度为 $f(x)$,若积分 $\int_{-\infty}^{+\infty} xf(x)dx$ 绝对收敛,则称积分 $\int_{-\infty}^{+\infty} xf(x)dx$ 为 X 的均数(数学期望),记作 EX,即

$$EX = \int_{-\infty}^{+\infty} xf(x)dx \qquad (2-30)$$

下面介绍一些常见分布随机变量的均数。

例 2-15 若 $X \sim (0-1)$,求 EX。

解 由于 X 服从两点分布,X 的概率函数为

$$P(X=k) = p^k q^{1-k}, \quad k = 0,1$$

从而有 $\qquad EX = 0 \times q + 1 \times p = p$

例 2-16 若 $X \sim B(n,p)$,求 EX。

解
$$EX = \sum_{k=0}^{n} k C_n^k p^k q^{n-k} = np \sum_{k=1}^{n} C_{n-1}^{k-1} p^{k-1} q^{n-k}$$
$$= np(p+q)^{n-1} = np$$

例 2-17 若 $X \sim P(\lambda)$,求 EX。

解
$$EX = \sum_{k=0}^{\infty} k \frac{\lambda^k}{k!} e^{-\lambda} = \lambda e^{-\lambda} \sum_{k=1}^{\infty} \frac{\lambda^{k-1}}{(k-1)!}$$

令 $k-1 = k'$,有

$$EX = \lambda e^{-\lambda} \sum_{k=1}^{\infty} \frac{\lambda^{k-1}}{(k-1)!} = \lambda e^{-\lambda} \sum_{k'=0}^{\infty} \frac{\lambda^{k'}}{k'!} = \lambda e^{-\lambda} e^{\lambda} = \lambda$$

例 2-18 若 $X \sim U(a,b)$,求 EX。

解 由 $X \sim U(a,b)$,从而有 X 的概率密度为

$$f(x) = \begin{cases} \dfrac{1}{b-a}, & a \leqslant x \leqslant b \\ 0, & \text{其他} \end{cases}, \text{则}$$

$$EX = \int_{-\infty}^{+\infty} xf(x)dx = \int_{a}^{b} x \frac{1}{b-a}dx = \frac{a+b}{2}$$

例 2-19 若 $X \sim N(\mu, \sigma^2)$,求 EX。

解
$$EX = \int_{-\infty}^{+\infty} x \frac{1}{\sqrt{2\pi}\,\sigma} e^{-\frac{(x-\mu)^2}{2\sigma^2}} dx$$

令 $t = \dfrac{x-\mu}{\sigma}$，有 $x = \sigma t + \mu$，$dx = \sigma dt$，则

$$EX = \int_{-\infty}^{+\infty} \frac{\mu+\sigma t}{\sqrt{2\pi}} e^{-\frac{t^2}{2}} dt = \frac{\mu}{\sqrt{2\pi}} \int_{-\infty}^{+\infty} e^{-\frac{t^2}{2}} dt + \frac{\sigma}{\sqrt{2\pi}} \int_{-\infty}^{+\infty} t e^{-\frac{t^2}{2}} dt = \mu$$

均数（数学期望）的性质如下：

(1) $E(C) = C$，C 为常数。

(2) $E(kX) = kEX$，k 为常数。

(3) $E(kX+b) = kEX+b$，k，b 为常数。

(4) $E(X \pm Y) = EX \pm EY$。

(5) $E(X \cdot Y) = EX \cdot EY$，$X$ 与 Y 相互独立。

二、方差和标准差

均数（数学期望）反映了随机变量取值平均的大小，它是随机变量的一个重要数字特征。但在某些情况下，只知道平均值是不够的。例如，已知甲、乙两个灯泡厂生产同型号灯泡的平均寿命都是 1 000 小时，这时还不能断定它们的质量相当，如果还知道甲厂生产灯泡最高寿命是 1 100 小时，最低寿命是 900 小时；而乙厂的灯泡最高寿命达 1 500 小时，而最低寿命只有 50 小时，这时我们就可以断定甲厂灯泡的质量比乙厂更稳定。这个例子说明除了要了解均数 X 外，还要了解 X 与其均数 EX 的平均偏离程度。为了衡量这种偏离程度，人们自然想到用 $|X-EX|$ 的均数 $E|X-EX|$，但由于此式带有绝对值，运算不方便，故采用 $(X-EX)^2$ 的均数 $E(X-EX)^2$ 来代替，显然 $E(X-EX)^2$ 的大小完全能够反映 X 与其均数 EX 的平均偏离程度。

定义 2-19 设 X 是一个随机变量，若 $E[(X-EX)^2]$ 存在，则称它为 X 的方差，记为 DX，即

$$DX = E[(X-EX)^2] \tag{2-31}$$

而 $\sqrt{DX}$ 称为 X 的标准差。

(1) 离散型随机变量的方差：若随机变量 X 的分布律为 $P_i = P(X=x_i)$，$i = 1, 2, \cdots$，则

$$DX = \sum_{i=1}^{\infty} (x_i - EX)^2 P_i \tag{2-32}$$

(2) 连续型随机变量的方差：若随机变量 X 的概率密度为 $f(x)$，则

$$DX = \int_{-\infty}^{+\infty} (x-EX)^2 f(x) dx \tag{2-33}$$

为便于计算，常用如下公式

$$DX = EX^2 - (EX)^2 \tag{2-34}$$

证
$$DX = E(X-EX)^2 = E[X^2 - 2XEX + (EX)^2]$$
$$= EX^2 - 2EX \cdot EX + (EX)^2 = EX^2 - (EX)^2$$

下面介绍几种常见分布随机变量的方差。

例 2-20 若 $X \sim (0-1)$，求 DX。

解 由于 X 服从两点分布，故有

$$P(X=1) = p, P(X=0) = q$$

显然 X 的均数 $EX = p$，又 $EX^2 = 1^2 \times p + 0^2 \times q = p$，于是

$$DX = EX^2 - (EX)^2 = p - p^2 = pq$$

例 2-21　若 $X \sim B(n,p)$，求 DX。

解　由本节例 2-16 知 $EX = np$，又

$$EX^2 = \sum_{k=0}^{n} k^2 C_n^k p^k q^{n-k} = np \sum_{k=1}^{n} k C_{n-1}^{k-1} p^{k-1} q^{n-k} = np \sum_{k=0}^{n-1} (k+1) C_{n-1}^k p^k q^{n-1-k}$$

$$= np \left[\sum_{k=0}^{n-1} k C_{n-1}^k p^k q^{(n-1)-k} + \sum_{k=0}^{n-1} C_{n-1}^k p^k q^{(n-1)-k} \right]$$

$$= np \left[(n-1)p + 1 \right] = (np)^2 + npq$$

所以 $DX = EX^2 - (EX)^2 = (np)^2 + npq - (np)^2 = npq$。

例 2-22　若 $X \sim P(\lambda)$，求 DX。

解　由本节例 2-17 知 $EX = \lambda$，又由于

$$EX^2 = \sum_{k=0}^{\infty} k^2 \frac{\lambda^k}{k!} e^{-\lambda} = \lambda \sum_{k=1}^{\infty} k \frac{\lambda^{k-1}}{(k-1)!} e^{-\lambda} = \lambda \sum_{k=0}^{\infty} (k+1) \frac{\lambda^k}{k!} e^{-\lambda}$$

$$= \lambda \left[\sum_{k=0}^{\infty} k \frac{\lambda^k}{k!} e^{-\lambda} + \sum_{k=0}^{\infty} \frac{\lambda^k}{k!} e^{-\lambda} \right]$$

$$= \lambda \left[\lambda + 1 \right] = \lambda^2 + \lambda$$

所以 $DX = EX^2 - (EX)^2 = \lambda^2 + \lambda - \lambda^2 = \lambda$。

例 2-23　若 $X \sim N(a,b)$，求 DX。

解　由本节例 2-18 知 $EX = \dfrac{a+b}{2}$，又

$$EX^2 = \int_a^b x^2 \frac{1}{b-a} dx = \frac{x^3}{3(b-a)} \Big|_a^b = \frac{1}{3} (a^2 + ab + b^2)$$

所以 $DX = EX^2 - (EX)^2 = \dfrac{1}{3}(a^2 + ab + b^2) - \left(\dfrac{a+b}{2}\right)^2 = \dfrac{1}{12}(b-a)^2$。

例 2-24　若 $X \sim N(\mu, \sigma^2)$，求 DX。

解　由本节例 2-19 知 $EX = \mu$，又

$$DX = \int_{-\infty}^{+\infty} (x-\mu)^2 \frac{1}{\sqrt{2\pi}\,\sigma} e^{-\frac{(x-\mu)^2}{2\sigma^2}} dx$$

令 $t = \dfrac{x-\mu}{\sigma}$，有 $x = \sigma t + \mu$，$dx = \sigma dt$，

于是

$$DX = \frac{\sigma^2}{\sqrt{2\pi}} \int_{-\infty}^{+\infty} t^2 e^{-\frac{t^2}{2}} dt = \frac{\sigma^2}{\sqrt{2\pi}} \left[-t e^{-\frac{t^2}{2}} \Big|_{-\infty}^{+\infty} + \int_{-\infty}^{+\infty} e^{-\frac{t^2}{2}} dt \right]$$

$$= \sigma^2 \int_{-\infty}^{+\infty} \frac{1}{\sqrt{2\pi}} e^{-\frac{t^2}{2}} dt = \sigma^2 \cdot 1 = \sigma^2$$

方差的性质如下：

(1) $D(C) = 0$，C 为常数。

(2) $D(kX) = k^2 DX$，k 为常数。

(3) $D(kX+b) = k^2 DX$，k，b 为常数。

(4) $D(X \pm Y) = DX + DY$，X 与 Y 相互独立。

也可以推广到有限个相互独立随机变量的和与差的情况。

三、变异系数

用方差或标准差来描述随机变量的离散程度是很好的方法，但有时比较两个不同量纲

或均数取值相差比较大的随机变量的离散程度时,单凭方差或标准差有时还不能很好地作出判断,需要引入变异系数的概念。

定义 2-20 设 X 是随机变量,若它的均数 EX 和标准差 $\sqrt{DX}$ 都存在,则它们的比值称为 X 的变异系数。即

$$CVX(\text{或 } RSDX) = \frac{\sqrt{DX}}{EX} \tag{2-35}$$

变异系数是标准差相对于均数的变化率,是一个没有量纲的描述随机变量离散程度的数字特征。

第四节 三种重要的分布关系

离散型随机变量的二项分布、泊松分布和连续型随机变量的正态分布是比较常见的分布,它们之间在一定条件下有着近似的关系,本节主要介绍二项分布的泊松近似,二项分布的正态近似,泊松分布的正态近似。

一、二项分布的泊松近似

定理 2-3(泊松定理) 当 $n \to \infty$ 时,泊松分布是二项分布的极限分布,即

$$\lim_{n \to \infty} C_n^k p^k q^{n-k} = \frac{\lambda^k}{k!} e^{-\lambda} \tag{2-36}$$

其中 $\lambda = np$。

我们前面已经证明了该定理,它说明了二项分布与泊松分布之间存在一个转换,因此,当 n 充分大时,二项分布的概率函数可用泊松分布近似表示。

二、二项分布的正态近似

定理 2-4 设在独立试验序列中,事件 A 在各次试验中发生的概率为 $p(0<p<1)$,随机变量 X 表示事件 A 在 n 次试验中发生的次数,则有

$$\lim_{n \to \infty} P\left(\frac{X-np}{\sqrt{npq}} \leqslant x\right) = \frac{1}{\sqrt{2\pi}} \int_{-\infty}^{x} e^{-\frac{t^2}{2}} dt \tag{2-37}$$

其中 x 为任意实数,$p+q=1$。

定理 2-4 表明,当 n 充分大时,服从二项分布的随机变量 X 近似地服从正态分布,于是二项分布的均数和方差近似于正态分布的均数和方差。即 $\mu \approx np$,$\sigma^2 \approx npq$。

从而有下面公式成立:

$$(1) P(X=k) = C_n^k p^k q^{n-k} \approx f(k) = \frac{1}{\sqrt{npq}} \varphi\left(\frac{k-np}{\sqrt{npq}}\right) \tag{2-38}$$

$$(2) P(k_1 \leqslant X \leqslant k_2) \approx F(k_2) - F(k_1) = \Phi\left(\frac{k_2-np}{\sqrt{npq}}\right) - \Phi\left(\frac{k_1-np}{\sqrt{npq}}\right) \tag{2-39}$$

综上所述,二项分布可以近似转化成泊松分布或正态分布来计算,下面总结一下计算方式的选择:

(1)当 n 为一个较小数时,可直接用二项分布公式计算。

（2）当 n 为一个充分大数时，且 p 值很小，np 不是很大，或者 $np \approx npq$ 时，则用泊松分布近似计算。

（3）当 n 为一个充分大数时，且 p 值不是很小或不接近 1，np 较大，则用正态分布近似计算。

三、泊松分布的正态近似

由于当 n 充分大时，二项分布近似于泊松分布，同时也近似于正态分布，从而当 n 充分大时，且 λ 也较大（一般 $\lambda \geqslant 20$），泊松分布也近似于正态分布。于是 $P(\lambda)$ 与 $N(\mu, \sigma^2)$ 的参数替换为 $\mu \approx \lambda, \sigma^2 \approx \lambda$，从而得到泊松分布向正态分布逼近的公式：

$$P(X=k) = \frac{\lambda^k}{k!} e^{-\lambda} \approx f(k) = \frac{1}{\sigma} \varphi\left(\frac{k-\mu}{\sigma}\right) \tag{2-40}$$

$$P(k_1 \leqslant X \leqslant k_2) = \sum_{k=k_1}^{k_2} \frac{\lambda^k}{k!} e^{-\lambda} \approx F(k_2) - F(k_1) = \Phi\left(\frac{k_2-\mu}{\sigma}\right) - \Phi\left(\frac{k_1-\mu}{\sigma}\right) \tag{2-41}$$

其中 $\mu \approx \lambda, \sigma \approx \sqrt{\lambda}$。

第五节　大数定律和中心极限定理

概率论中用来阐明大量随机现象平均结果的稳定性的一系列定理统称为大数定律，大数定律研究的是必然性与偶然性之间的辩证联系的规律。

在实践中，经常会遇到大量的随机变量分布都是服从正态分布的，为什么正态分布会如此广泛呢？如何解释大量随机现象这一客观规律呢？苏联数学家李雅普诺夫证明，在某些非常一般的充分条件下，当随机变量的个数无限增加时，独立随机变量的和的分布逐渐趋于正态分布。概率论中有关论证随机变量的和的极限分布是正态分布的那些定理，通常叫中心极限定理。

大数定律与中心极限定理就是采用极限的方法，从理论上阐述了这种在一定条件下大量、重复的随机试验的规律性。

本节不加证明地给出了切比雪夫不等式、大数定律与中心极限定理，它们的证明比较复杂，超出了本书范围，这里只是把公式列举出来，借助这些公式来进行计算。

一、切比雪夫不等式

为了解大数定律，我们先介绍切比雪夫不等式。

定理 2-5（切比雪夫不等式）　设随机变量 X 的均数 EX 及方差 DX 存在，则对于任意的 $\varepsilon > 0$，有不等式

$$P(|X-EX| \geqslant \varepsilon) \leqslant \frac{DX}{\varepsilon^2} \tag{2-42}$$

或

$$P(|X-EX| < \varepsilon) \geqslant 1 - \frac{DX}{\varepsilon^2} \tag{2-43}$$

成立。

切比雪夫不等式给出了在随机变量 X 的分布未知的情况下,利用 EX 和 DX,估计 $P(|X-EX|\geqslant\varepsilon)$ 的一种方法。

二、大数定律

定理 2-6(切比雪夫定理) 设 $X_1,X_2,\cdots X_n,\cdots$ 是相互独立的随机变量,若存在常数 C,使得 $DX_i\leqslant C(i=1,2,\cdots)$,则对任意的 $\varepsilon>0$,有

$$\lim_{n\to\infty}P\left\{\left|\frac{1}{n}\sum_{i=1}^{n}X_i-\frac{1}{n}\sum_{i=1}^{n}EX_i\right|<\varepsilon\right\}=1 \tag{2-44}$$

这个定理表明,当 n 充分大时,独立随机变量 $X_i(i=1,2,\cdots)$ 的算术平均值等于均数 EX_i 的算术平均值。

推论 设 $X_1,X_2,\cdots$ 是独立随机变量序列,且 $EX_i=\mu,DX_i=\sigma^2(i=1,2,\cdots,n\cdots)$,则对任意 $\varepsilon>0$,有

$$\lim_{n\to\infty}P\left\{\left|\frac{1}{n}\sum_{i=1}^{n}X_i-\mu\right|<\varepsilon\right\}=1 \tag{2-45}$$

该推论说明,当 n 足够大时,随机变量的算术平均值逐渐趋近总体均数。

定理 2-7(伯努利定理) 在独立试验序列中,设事件 A 的概率为 $P(A)=p$,事件 A 在 n 次试验中发生的频率为 $f_n(A)$,当 n 充分大时,$f_n(A)$ 依概率收敛于事件 A 的概率 p,即对任意 $\varepsilon>0$,有

$$\lim_{n\to\infty}P\{|f_n(A)-p|<\varepsilon\}=1 \tag{2-46}$$

伯努利定理说明了频率的稳定性,当试验次数 n 充分大时,事件 A 发生的频率就会接近事件 A 发生的概率。

三、中心极限定理

定理 2-8(勒维中心极限定理) 设 $X_1,X_2,\cdots,X_n,\cdots$ 是独立同分布的随机变量序列,且 $EX_i=\mu,DX_i=\sigma^2(i=1,2,\cdots,n\cdots)$,则对任意实数 x,有

$$\lim_{n\to\infty}P\left\{\frac{\sum_{i=1}^{n}X_i-n\mu}{\sqrt{n}\sigma}\leqslant x\right\}=\int_{-\infty}^{x}\frac{1}{\sqrt{2\pi}}e^{-\frac{t^2}{2}}dt \tag{2-47}$$

该定理说明,无论 $X_i(i=1,2,\cdots)$ 服从什么分布,只要 n 充分大,则随机变量 $\dfrac{\sum_{i=1}^{n}X_i-n\mu}{\sqrt{n}\sigma}$ 近似服从 $N(0,1)$ 分布,从而 $\sum_{i=1}^{n}X_i$ 近似服从 $N(n\mu,n\sigma^2)$。于是求 $\sum_{i=1}^{n}X_i$ 落在某区间内的概率,可以用正态分布计算。

$$P\left(a<\sum_{i=1}^{n}X_i\leqslant b\right)\approx\Phi\left(\frac{b-n\mu}{\sqrt{n}\sigma}\right)-\Phi\left(\frac{a-n\mu}{\sqrt{n}\sigma}\right) \tag{2-48}$$

学习小结

1. 学习内容

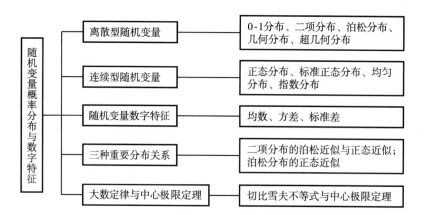

2. 学习方法 采取对照法,明确 0-1 分布、二项分布、泊松分布之间的差异;正态分布、标准正态分布之间的差异;以及二项分布、泊松分布、正态分布之间转化差异。

(赵 莹 朱 江)

习题

1. 判断下列表中列出的是否为某个随机变量的分布列。

(1)

X	1	2	3
P	0.4	0.3	0.3

(2)

X	0	2	3
P	0.5	0.2	0.3

(3)

X	1	2	...	n	...
P	$\frac{1}{2}$	$\frac{1}{4}$	...	$\frac{1}{2^n}$	...

2. 设随机变量 X 可取 $-1,0,1,2$ 四个值,相应的概率为 $\frac{1}{2C},\frac{3}{4C},\frac{5}{8C},\frac{7}{16C}$,求 C 值及 $F(1)$。

3. 一批产品共 20 个,其中有 2 个次品,求任意取出的 3 个产品中次品数的概率分布,并作出概率分布图。

4. 设离散型随机变量 X 的概率分布为

X	1	2	3	4
P	$\frac{1}{4}$	$\frac{1}{2}$	$\frac{1}{8}$	$\frac{1}{8}$

求 X 的分布函数。

5. 某种新药治疗某病的治愈率达 90%，现用此药治疗 10 名该疾病患者，求至少有 1 人未治愈的概率；8 人治愈的概率。

6. 某地区婴幼儿佝偻病的发病率是 1%，从该地区随机抽取 100 名婴幼儿，问没有一人患佝偻病的概率；有 1 至 3 人患佝偻病的概率。

7. 一批药品中有 10% 的次品，现进行重复抽样检查，设抽取了 20 个样品，问抽到多少个次品的可能性最大？并求相应的概率。

8. 袋中有 2 个白球和 3 个黑球，每次从其中任取一个球，直至取得白球为止，求取球次数的概率分布。

(1) 每次取出的黑球不再放回去；

(2) 每次取出的黑球放回去。

9. 设一批产品共 2 000 个，其中有 40 个次品，随机抽取 100 个样品，求抽到 5 个次品的概率。

10. 设随机变量 X 的分布函数为 $F(x)=A+B\arctan x,-\infty<x<+\infty$。求：

(1) 系数 A 与 B；

(2) $P(-1<x<1)$；

(3) X 的概率密度。

11. 设随机变量 $X \sim N(\mu,\sigma^2)$，通过查表求：

(1) $P(\mu-2\sigma<X<\mu+2\sigma)$；

(2) $P(\mu+1.5\sigma<X<\mu+2.5\sigma)$；

(3) $P(|X-\mu|>2.7\sigma)$。

12. 若随机变量 $X \sim N(10,4)$，求：

(1) $P(6<X<9)$；

(2) $P(13<X<15)$。

13. 设随机变量 X 的分布表为

X	-2	-1	0	1	2
P	0.3	0.1	0.1	0.2	0.3

求 EX；$D(2X+3)$。

14. 有甲乙两台制丸机生产同一种药丸，它们的直径（单位：mm）概率分布如下：

直径/mm	4	5	6	7	8
甲	0.1	0.1	0.6	0.1	0.1
乙	0.1	0.2	0.4	0.2	0.1

求两台制丸机生产出药丸的平均直径；两台制丸机哪一台生产的药丸直径更稳定？

15. 某机器在一天内发生故障的概率为 0.2，机器发生故障时全天停止工作，若一周 5 个工作日无故障，可获利润 12 万元，发生 1 次故障获利润 6 万元，发生 2 次故障获利润 1 万元，发生 3 次或 3 次以上故障就要亏损 3 万元，问一周内期望利润是多少？

ER-2-2

习题参考答案

◇◇◇ **第三章** ◇◇◇

随机抽样及抽样分布

> ◤ **学习目标**
>
> 　1. 掌握总体与样本、统计量、样本均数、样本方差、样本标准差的概念;掌握样本均数的 u 分布、t 分布、χ^2 分布、F 分布的定义和常用的统计量所服从的分布。
> 　2. 熟悉随机抽样的意义。
> 　3. 了解样本的直方图、经验分布图。

　　通过前两章的学习,我们初步掌握了概率论的一些基本知识,会用随机变量的概率分布和数字特征来描述随机现象。但是,在现实问题中,我们所要研究的对象,它的概率分布和数字特征往往是未知的,很难获得。虽然从理论上说只要对随机现象进行足够多次的观察,就可清楚地掌握其统计规律,可现实中受各种因素的制约,例如有些试验是破坏性的,获得数据的同时研究对象本身也被破坏,因此不可能做全部的试验;有些虽然可以观测,但因为数量庞大也无法一一观测,所以只能对部分试验数据进行分析,以此推断整体的情况。这就是数理统计的主要研究内容,它包括如何收集、整理数据,如何对所得数据进行分析研究,从而推断所研究对象的性质、特点等。

　　本章介绍总体、随机样本及统计量等基本概念,着重介绍几个常用统计量及抽样分布,并给出一些样本分布图。

第一节　随　机　抽　样

一、总体和个体

　　在数理统计中,将所研究对象的全体称为总体,这个总体实际是指试验中全部可能的观测值,这些值可以是有限个,也可以是无限个,每一个可能的观测值称为个体。例如研究在某一工艺条件下生产的一批中成药的药物含量,若这批中成药共有 1 000 份,则所形成的总体中共有 1 000 个可能的观测值,而每一份中成药的药物含量是一个可能的观测值,即为个体。总体中的每一个个体是随机试验的一个观测值,因此可以看成是某一随机变量 X 的值,这样一个随机变量就对应一个总体,对总体的研究就是对随机变量 X 的研究,由于随机变量是用概率分布 $F(x)$ 来描述,所以若 X 具有分布函数 $F(x)$,则称这一总体是具有分布函数 $F(x)$ 的总体。

二、随机抽样

　　在概率论的研究中,随机变量所服从的分布及其参数总是已知的,而在实际问题中,总体的分布一般是未知的,或虽然知道它的分布,但其中包含的参数是未知的。可以通过从总体中抽取一部分个体,根据获得的数据来推断总体分布,这样就得到样本的概念。

定义 3-1 在一个总体 X 中抽取 n 个个体 $X_1, X_2, \cdots, X_n$,这 n 个个体组成的集合称为总体 X 的一个样本,样本所含个体的数目 n 称为样本容量或样本大小。

由于 $X_1, X_2, \cdots, X_n$ 是从总体 X 中抽取的,可以看成是 n 个随机变量,但在一次抽取后,它们是一组具体的数值,记为 $x_1, x_2, \cdots, x_n$,称为样本值。一般情况下,每次抽取的这组数值都是不同的,所以 $x_1, x_2, \cdots, x_n$ 有时是指某一次的抽样值,有时也可表示一次抽出的可能结果,即表示 n 个随机变量。

抽样的目的是通过样本来推断总体的特征,为此在抽样时要求样本必须具有代表性,包括每个个体被抽到的机会均等,每次抽取的结果 $X_1, X_2, \cdots, X_n$ 是相互独立的,且都是与 X 具有相同分布的随机变量,这种抽样方法称为简单随机抽样。

定义 3-2 设总体 X 是具有分布函数 $F(x)$ 的随机变量,若 $X_1, X_2, \cdots, X_n$ 是具有同一分布函数 $F(x)$ 的相互独立的随机变量,则称 $X_1, X_2, \cdots, X_n$ 是从总体 X 得到的容量为 n 的简单随机样本,简称样本,它们的观测值 $x_1, x_2, \cdots, x_n$ 称为样本值。当 $n \geq 50$ 时,称为大样本,否则称为小样本。

对于有限总体,采用有放回的抽样就能得到简单随机样本,但有时放回抽样使用起来不方便,在实际中,若总体的总数 N 比样本容量 n 大很多时,可将无放回抽样近似地当作有放回的抽样来处理。至于无限总体,因抽取一个个体不影响它的分布,所以总是采用无放回抽样。例如,在药品的生产过程中,每隔一定时间抽取一个个体,抽取 n 个就得到一个简单随机样本。另外,抽样时必须要注意每个个体被抽到的机会均等,满足随机性原则,不能有意识地侧重某一类个体。

除了简单随机抽样外,还有一些其他的抽样方法,如分层抽样、系统抽样、整群抽样等,不同的抽样方法,使用的统计推断方法也不同。本书主要讨论简单随机抽样,为方便起见,今后所提的样本都是指简单随机样本。

第二节 样本的数字特征

一、统计量

抽取样本之后,一般并不直接利用样本进行推断,而是针对不同问题构造样本的函数,利用这些样本的函数进行统计推断。

定义 3-3 设 $X_1, X_2, \cdots, X_n$ 是来自总体 X 的一个样本,$g(X_1, X_2, \cdots, X_n)$ 是 $X_1, X_2, \cdots, X_n$ 的函数,若 g 中不含未知参数,则称 $g(X_1, X_2, \cdots, X_n)$ 为一个统计量。

例如,设 X 服从正态分布 $N(\mu, \sigma^2)$,其中 μ 为已知,σ^2 为未知,$X_1, X_2, \cdots, X_n$ 是 X 的一个样本,则 $\max\{X_1, X_2, \cdots, X_n\}$、$\sum_{i=1}^{n}(X_i - \mu)^2$ 是统计量,而 $\sum_{i=1}^{n}\dfrac{(X_i - \mu)^2}{\sigma^2}$ 只是样本函数,不是统计量,因为含有未知参数 σ^2。

常用的统计量有样本均数、样本方差、样本标准差等,它们也构成了样本的数字特征,下面分别加以介绍。

二、样本的数字特征

设 $X_1, X_2, \cdots, X_n$ 是来自总体 X 的一个样本,常用的样本数字特征有:

1. 样本均数
$$\overline{X} = \frac{1}{n}\sum_{i=1}^{n}X_i \tag{3-1}$$

或简写为 $\overline{X} = \frac{1}{n}\sum X_i$，反映样本数据的集中程度。

2. 样本方差
$$S^2 = \frac{1}{n-1}\sum_{i=1}^{n}(X_i - \overline{X})^2 \tag{3-2}$$

或 $S^2 = \frac{1}{n-1}\left(\sum_{i=1}^{n}X_i^2 - n\overline{X}^2\right) = \frac{1}{n-1}\left[\sum_{i=1}^{n}X_i^2 - \frac{1}{n}\left(\sum_{i=1}^{n}X_i\right)^2\right]$，反映样本数据的离散程度。

3. 样本标准差
$$S = \sqrt{S^2} = \sqrt{\frac{1}{n-1}\sum_{i=1}^{n}(X_i - \overline{X})^2} \tag{3-3}$$

反映样本数据的离散程度。

4. 变异系数
$$CV = \frac{S}{\overline{X}} \tag{3-4}$$

反映样本数据的离散程度，主要是针对两组不同单位的观测数据之间进行的比较。

例 3-1　某医院用中药治疗脾虚泄泻患儿，现随机抽取 12 名治愈者，治疗天数分别为 3，4，2，5，2，7，16，9，4，2，3，8，求样本均数和方差。

解　$\overline{X} = \frac{1}{12}\times 65 = 5.4167$，　$S^2 = \frac{1}{12-1}\left(537 - \frac{1}{12}\times 65^2\right) = 16.8106$

例 3-2　调查某地区大学一年级新生男生身高的均数为 167.12cm，标准差为 4.84cm；体重均数为 54.81kg，标准差为 5.01kg，试比较身高与体重哪个波动程度大？

解　由于身高和体重的度量单位不同，不能直接比较标准差，应用变异系数来比较。

身高：$CV = \frac{4.84}{167.12} = 2.8961\%$

体重：$CV = \frac{5.01}{54.81} = 9.1407\%$

显然体重的波动程度比身高的波动程度大。

由于样本均数也是随机变量，还可以按照样本均数和样本标准差的定义，给出样本均数的均数和标准差，若在总体 X 中抽取容量为 n 的样本 k 次，则：

$$\overline{\overline{X}} = \frac{1}{k}\sum_{i=1}^{k}\overline{X}_i，\quad S_{\overline{X}} = \sqrt{\frac{\sum_{i=1}^{k}(\overline{X}_i - \overline{\overline{X}})^2}{k-1}} \tag{3-5}$$

在统计学中，我们称样本均数的标准差 $S_{\overline{X}}$ 为标准误，通过证明可知，标准误也可用公式 $S_{\overline{X}} = \frac{S}{\sqrt{n}}$ 来计算。

其他常用的一些样本数字特征还有：刻画样本数据集中趋势的中位数、众数和刻画数据分散程度的极差等，也受到实际工作者的欢迎，在使用中根据不同的需要进行取舍，以下分别予以说明。

中位数是将一组数据排序后处于中间位置的数，记为 M，中位数将全部数据分成上、下各有一半数据值的两部分。具体求法如下：

设一组数据为 $x_1, x_2, \cdots, x_n$，按从小到大顺序排列后为 $x'_1, x'_2, \cdots, x'_n$，则中位数为：

$$M = \begin{cases} x'_{\frac{n+1}{2}}, & n \text{ 为奇数} \\ \frac{1}{2}\left(x'_{\frac{n}{2}} + x'_{\frac{n}{2}+1}\right), & n \text{ 为偶数} \end{cases}$$

例如有 7 个数,数值分别为 16、17、20、20、23、27、29,则中位数为第 4 个数 20。如有 4 个数,其数值分别为 4、6、8、12,则中位数为第 2、3 两个数的平均数,即 7。

中位数是典型的位置平均数,其特点是不受极端值的影响,当数据分布不对称或不平衡,特别是存在开口组数据或极端值时,中位数作为集中趋势的描述比均数更切合实际。

众数是一组数据中出现次数最多的数,用 M_0 表示,例如,某班有 40 名学生,他们的年龄分布为:18 岁 2 人,19 岁 4 人,20 岁 22 人,21 岁 9 人,22 岁 3 人,则年龄为 20 岁出现的人数最多,所以 20 岁便是该班学生年龄的众数。众数在描述集中趋势方面有一定的意义,不受数据极端值的影响,但其灵敏度、计算功能和稳定性差,具有不唯一性,故当数据集中趋势不明显或有两个以上分布中心时不宜使用。

极差也称为全距,是一组数据中最大值与最小值之差,用 R 表示,其计算公式为:
$$R = 最大值 - 最小值$$

极差计算方法简单、易懂,容易被人们理解,但它有很大的局限性,因为它只考虑了一组数据中两端的信息,不能反映中间数据的情况,所以难以准确描述数据的离散程度。

第三节 抽样分布

统计量作为随机变量所服从的概率分布称为抽样分布,我们可以根据抽样分布去推断总体的性质,本节主要讨论样本均数的分布及 χ^2 分布、t 分布、F 分布等常用的抽样分布。

一、正态随机变量的性质

在介绍抽样分布之前,我们先给出正态随机变量的以下 2 个性质:

1. 若随机变量 $X \sim N(\mu, \sigma^2)$ 则 $Y = aX + b$ 仍服从正态分布,且 $Y \sim N(a\mu+b, a^2\sigma^2)$,这里 a, b 为任意常数。

2. n 个相互独立的随机变量 $X_i \sim N(\mu_i, \sigma_i^2)$ $(i=1,2,\cdots,n)$ 的线性组合 $X = \sum_{i=1}^{n} c_i X_i$ 仍服从正态分布,且 $X \sim N\left(\sum_{i=1}^{n} c_i\mu_i, \sum_{i=1}^{n} c_i^2\sigma_i^2 \right)$,这里 c_i 是任意常数。

二、样本均数的分布

下面讨论样本均数的分布,分两种情况:

1. 当样本来自正态总体时,即 $X_i \sim N(\mu, \sigma^2)$,$i=1,2,\cdots,n$,由样本均数的定义知:
$$\overline{X} = \frac{1}{n} \sum_{i=1}^{n} X_i = \sum_{i=1}^{n} \frac{X_i}{n}$$

则由正态变量性质 2 得:$\overline{X} \sim N\left(\sum_{i=1}^{n} \frac{\mu}{n}, \sum_{i=1}^{n} \frac{\sigma^2}{n^2} \right)$

即
$$\overline{X} \sim N\left(\mu, \frac{\sigma^2}{n}\right) 或 \frac{\overline{X}-\mu}{\sigma/\sqrt{n}} \sim N(0,1) \tag{3-6}$$

这个结论说明:对于来自正态总体的样本,其样本均数仍服从正态分布,该分布的均数就是总体的均数,方差是总体方差的 $\frac{1}{n}$,n 越大,方差越小,$\overline{X}$ 就越接近总体均数 μ,所以在许多实际问题中,用样本均数来表示真实值往往会比一次实验观测值更好地表示真实值。

2. 当样本来自非正态总体时,如果抽样为小样本,样本均数的分布不确定解。如果抽样为大样本,则由第二章的中心极限定理可知:若 $X_1, X_2, \cdots, X_n$ 为相互独立的随机变量,且 $E(X_i) = \mu$,$D(X_i) = \sigma^2$,$i = 1, 2, \cdots, n$,当 n 充分大时,有:

$$\frac{\dfrac{1}{n}\sum_{i=1}^{n} X_i - \mu}{\sigma / \sqrt{n}} \sim N(0, 1)$$

再由 $\overline{X} = \dfrac{1}{n}\sum_{i=1}^{n} X_i$ 可得:$\dfrac{\overline{X} - \mu}{\sigma / \sqrt{n}} \sim N(0, 1)$

综上所述,对于大样本,无论总体分布如何,样本均数 $\overline{X}$ 的分布总是满足式(3-6)。

若令 $u = \dfrac{\overline{X} - \mu}{\sigma / \sqrt{n}}$,则随机变量 u 服从标准正态分布 $N(0, 1)$,称这样的分布为 u 分布。

定义 3-4 对于给定的概率 α,满足 $P(|u| \leqslant u_{\frac{\alpha}{2}}) = 1 - \alpha$ 的数值 $u_{\frac{\alpha}{2}}$ 称为标准正态分布(u 分布)的临界值,即有:$P(u > u_{\frac{\alpha}{2}}) = \dfrac{\alpha}{2}$ 或 $P(u < -u_{\frac{\alpha}{2}}) = \dfrac{\alpha}{2}$。

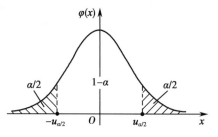

图 3-1 标准正态分布概率密度图

如图 3-1 所示,临界值见附表 5。

三、χ^2 分布

定义 3-5 设 $X_1, X_2, \cdots, X_n$ 是相互独立且都服从于 $N(0, 1)$ 的随机变量,则称随机变量

$$\chi^2 = X_1^2 + X_2^2 + \cdots X_n^2 \tag{3-7}$$

服从自由度为 n 的 χ^2 分布,记为 $\chi^2 \sim \chi^2(n)$。

$\chi^2(n)$ 分布概率密度为:

$$f(x) = \begin{cases} \dfrac{1}{2^{\frac{n}{2}} \Gamma\left(\dfrac{n}{2}\right)} x^{\frac{n}{2} - 1} e^{-\frac{x}{2}}, & x > 0 \\ 0, & x \leqslant 0 \end{cases}$$

$f(x)$ 的图形如图 3-2 所示,从图中可看出 $\chi^2(n)$ 分布是不对称的偏态分布,只在第一象限有曲线图像,高峰偏向左侧,自由度 n 越小越偏,当 n 增大时,分布渐趋于对称,实际上,当 $n \to \infty$ 时,$\chi^2(n)$ 分布的极限分布为正态分布。

在数理统计中,"自由度"是经常被提及的一个概念,统计量中独立变量的个数称为自由度,记为 f,计算公式为 $f = n - k$,其中 n 为统计量中变量的个数,k 为这些变量之间存在的约束条件的个数。例如,$\chi^2(n)$ 分布中有 n 个独立变量 X_i,没有约束条件,所以 $\chi^2(n)$ 分布的自由度 $f = n$;又如统计量样本方差

$$S^2 = \frac{1}{n-1}\sum_{i=1}^{n} (X_i - \overline{X})^2$$

中有 n 个变量 $X_i - \overline{X}$,满足一个约束条件

$$\sum_{i=1}^{n} (X_i - \overline{X}) = \sum_{i=1}^{n} X_i - \sum_{i=1}^{n} \overline{X} = n\overline{X} - n\overline{X} = 0$$

所以 S^2 的自由度 $f = n - 1$。

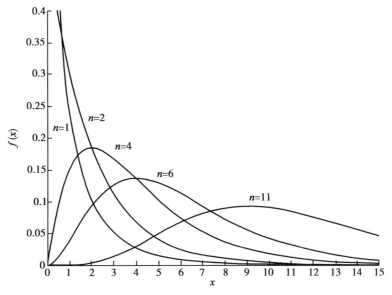

图 3-2 χ^2 分布概率密度函数图

可以证明，χ^2 分布具有如下性质：

1. χ^2 分布的数学期望和方差 若 $\chi^2 \sim \chi^2(n)$，则 $E(\chi^2) = n$，$D(\chi^2) = 2n$。

证明 由 $X_i \sim N(0,1)$，$i = 1, 2, \cdots, n$，有

$$E(X_i^2) = D(X_i) = 1$$

$$E(X_i^4) = \frac{1}{\sqrt{2\pi}} \int_{-\infty}^{+\infty} x^4 e^{-\frac{x^2}{2}} dx = -\frac{1}{\sqrt{2\pi}} \int_{-\infty}^{+\infty} x^3 d\left(e^{-\frac{x^2}{2}}\right)$$

$$= \left(-\frac{x^3}{\sqrt{2\pi}} e^{-\frac{x^2}{2}}\right)\bigg|_{-\infty}^{+\infty} + 3 \int_{-\infty}^{+\infty} x^2 \cdot \frac{1}{\sqrt{2\pi}} e^{-\frac{x^2}{2}} dx = 0 + 3 \times E(X_i^2) = 3 \times 1 = 3$$

$$D(X_i^2) = E(X_i^4) - \left[E(X_i^2)\right]^2 = 3 - 1 = 2$$

再由 $X_1, X_2, \cdots, X_n$ 的独立性，可得

$$E(\chi^2) = E\left(\sum_{i=1}^{n} X_i^2\right) = \sum_{i=1}^{n} E(X_i^2) = n$$

$$D(\chi^2) = D\left(\sum_{i=1}^{n} X_i^2\right) = \sum_{i=1}^{n} D(X_i^2) = 2n$$

2. χ^2 分布的可加性 若 $\chi_1^2 \sim \chi^2(n_1)$，$\chi_2^2 \sim \chi^2(n_2)$，且 χ_1^2，χ_2^2 相互独立，则

$$\chi_1^2 + \chi_2^2 \sim \chi^2(n_1 + n_2) \tag{3-8}$$

证明 由 χ^2 分布的定义，可设

$$\chi_1^2 = X_1^2 + X_2^2 + \cdots + X_{n_1}^2, \quad \chi_2^2 = X_{n_1+1}^2 + X_{n_1+2}^2 + \cdots + X_{n_1+n_2}^2$$

其中 $X_1, X_2, \cdots, X_{n_1}, X_{n_1+1}, X_{n_1+2}, \cdots, X_{n_1+n_2}$ 均服从 $N(0,1)$，且相互独立，于是

$$\chi_1^2 + \chi_2^2 = X_1^2 + X_2^2 + \cdots + X_{n_1}^2 + X_{n_1+1}^2 + X_{n_1+2}^2 + \cdots + X_{n_1+n_2}^2 \sim \chi^2(n_1 + n_2)$$

这个性质也可推广至多个独立的 χ^2 变量和的情形。

关于 χ^2 分布，还有如下重要定理。

定理 3-1 若 $X_1, X_2, \cdots, X_n$ 为正态总体 $N(\mu, \sigma^2)$ 的一个样本，$\overline{X}$ 与 S^2 分别是该样本的样本均数和样本方差，则有

$$(1) \frac{(n-1)S^2}{\sigma^2} \sim \chi^2(n-1) \tag{3-9}$$

(2) $\overline{X}$ 与 S^2 相互独立。

该定理的严格证明需要用到多重积分的变量替换公式、正交矩阵的性质等多项数学知识,此处暂略其证明。

由定理 3-1 可知,$\dfrac{(n-1)S^2}{\sigma^2}$ 是一个服从 χ^2 分布的随机变量,自由度为 $n-1$。

对于给定的概率 α,满足 $P(\chi^2_{1-\frac{\alpha}{2}} < \chi^2 < \chi^2_{\frac{\alpha}{2}}) = 1 - \alpha$ 的数值 $\chi^2_{1-\frac{\alpha}{2}}$、$\chi^2_{\frac{\alpha}{2}}$ 称为 χ^2 分布的临界值。即有 $P(\chi^2 > \chi^2_{\frac{\alpha}{2}}) = \dfrac{\alpha}{2}$ 或 $P(\chi^2 < \chi^2_{1-\frac{\alpha}{2}}) = \dfrac{\alpha}{2}$,如图 3-3 所示。临界值见附表 6。

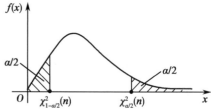

图 3-3 χ^2 分布临界值图

例如可查得:$\chi^2_{0.05}(8) = 15.507$,$\chi^2_{0.95}(9) = 3.325$。

例 3-3 设 $X_1, X_2, \cdots, X_8$ 是来自标准正态总体 $N(0,1)$ 的样本,又设 $Y = (X_1 + X_2 + X_3 + X_4)^2 + (X_5 + X_6 + X_7 + X_8)^2$,且 CY 服从 χ^2 分布,试求常数 C。

解 因为 $X_1 + X_2 + X_3 + X_4 \sim N(0,4)$,$X_5 + X_6 + X_7 + X_8 \sim N(0,4)$

所以 $\dfrac{X_1 + X_2 + X_3 + X_4}{2} \sim N(0,1)$,$\dfrac{X_5 + X_6 + X_7 + X_8}{2} \sim N(0,1)$

且它们相互独立,于是

$$\left(\frac{X_1 + X_2 + X_3 + X_4}{2}\right)^2 + \left(\frac{X_5 + X_6 + X_7 + X_8}{2}\right)^2 \sim \chi^2(2)$$

故应取 $C = \dfrac{1}{4}$,从而有 $\dfrac{1}{4}Y \sim \chi^2(2)$。

四、t 分布

定义 3-6 设随机变量 $X \sim N(0,1)$,$Y \sim \chi^2(n)$,且 X 与 Y 相互独立,则称随机变量

$$t = \frac{X}{\sqrt{Y/n}} \qquad (3\text{-}10)$$

服从自由度为 n 的 t 分布,记为 $t \sim t(n)$。

t 分布的概率密度函数为:

$$f(x) = \frac{\Gamma\left(\dfrac{n+1}{2}\right)}{\sqrt{n\pi}\,\Gamma\left(\dfrac{n}{2}\right)}\left(1 + \frac{x^2}{n}\right)^{-\frac{n+1}{2}}, \quad -\infty < x < +\infty$$

其图形如图 3-4 所示。

从图 3-4 中可看出,t 分布的曲线关于 $x = 0$ 对称,当 n 充分大时其图形类似于标准正态分布的图形,事实上,利用 Γ 函数的性质可得

$$\lim_{n \to \infty} f(x) = \frac{1}{\sqrt{2\pi}} e^{-\frac{x^2}{2}}$$

所以当 n 足够大时 t 分布近似于 $N(0,1)$ 分布,但对于较小的 n,t 分布与 $N(0,1)$ 分布相差较大。一般,当 $n \geq 50$ 时,t 分布可用标准正态分布近似。

关于 t 分布,有如下重要定理。

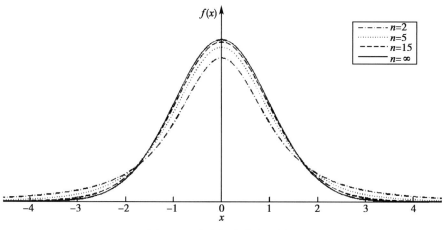

图 3-4 t 分布概率密度函数图

定理 3-2 设 $X_1, X_2, \cdots, X_n$ 是正态总体 $N(\mu, \sigma^2)$ 的样本，$\overline{X}, S^2$ 分别是样本均数和样本方差，则有

$$\frac{\overline{X} - \mu}{S/\sqrt{n}} \sim t(n-1) \tag{3-11}$$

证明 由式(3-6)及定理 3-1 可得：

$$\frac{\overline{X} - \mu}{\sigma/\sqrt{n}} \sim N(0,1)，\quad \frac{(n-1)S^2}{\sigma^2} \sim \chi^2(n-1)$$

且二者相互独立，由 t 分布的定义知：

$$\frac{\overline{X} - \mu}{\sigma/\sqrt{n}} \Big/ \sqrt{\frac{(n-1)S^2}{\sigma^2(n-1)}} = \frac{\overline{X} - \mu}{S/\sqrt{n}} \sim t(n-1)$$

对于给定的概率 α，满足 $P\left(|t| \leqslant t_{\frac{\alpha}{2}}\right) = 1-\alpha$ 的数值 $t_{\frac{\alpha}{2}}$ 称为 t 分布的双侧临界值，如图 3-5 所示。

满足 $P(t > t_\alpha) = \alpha$ 或 $P(t < -t_\alpha) = \alpha$ 的数值 t_α 称为 t 分布的单侧临界值，临界值表见附表 7。

例如可查得：$t_{\frac{0.05}{2}}(8) = 2.3060, t_{0.01}(10) = 2.7638$。

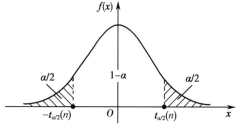

图 3-5 t 分布临界值图

例 3-4 设随机变量 $X \sim N(3,1)$，随机变量 Y_1, Y_2, Y_3, Y_4 均服从 $N(0,1)$，且 $X, Y_i(i=1, 2,3,4)$ 都相互独立，令

$$T = \frac{4(X-3)}{\sqrt{\sum\limits_{i=1}^{4} Y_i^2}}$$

试求 T 的分布，并确定 t_0 的值，使 $P(|T| > t_0) = 0.01$。

解 由于 $X - 3 \sim N(0,1)，\dfrac{Y_i}{2} \sim N(0,1)，i=1,2,3,4$

所以

$$\sum_{i=1}^{4} \left(\frac{Y_i}{2}\right)^2 \sim \chi^2(4)$$

由 t 分布的定义可知：

笔记栏

$$T = \frac{4(X-3)}{\sqrt{\sum_{i=1}^{4} Y_i^2}} = \frac{X-3}{\sqrt{\sum_{i=1}^{4} \left(\frac{Y_i}{4}\right)^2}} = \frac{X-3}{\sqrt{\sum_{i=1}^{4} \left(\frac{Y_i}{2}\right)^2 \Big/ 4}} \sim t(4)$$

即 T 服从自由度为 4 的 t 分布, $T \sim t(4)$, 由已知 $P(|T|>t_0) = 0.01$, 即 $n=4$, $\alpha = 0.01$, 查附表 7 得: $t_0 = t_{\frac{\alpha}{2}}(4) = t_{\frac{0.01}{2}}(4) = 4.6041$

五、F 分布

定义 3-7　设随机变量 $X \sim \chi^2(n_1)$, $Y \sim \chi^2(n_2)$, 且 X, Y 相互独立, 则称随机变量

$$F = \frac{X/n_1}{Y/n_2} \tag{3-12}$$

服从自由度为 (n_1, n_2) 的 F 分布, 记为 $F \sim F(n_1, n_2)$, 其中 n_1, n_2 分别称为 F 分布的第一自由度和第二自由度。

F 分布的概率密度函数为:

$$f(x) = \begin{cases} \dfrac{\Gamma\left(\dfrac{n_1+n_2}{2}\right)}{\Gamma\left(\dfrac{n_1}{2}\right)\Gamma\left(\dfrac{n_2}{2}\right)} \left(\dfrac{n_1}{n_2}\right)^{\frac{n_1}{2}} x^{\frac{n_1}{2}-1} \left(1+\dfrac{n_1}{n_2}x\right)^{-\frac{n_1+n_2}{2}}, & x \geqslant 0 \\ 0, & x < 0 \end{cases}$$

其图形如图 3-6 所示。

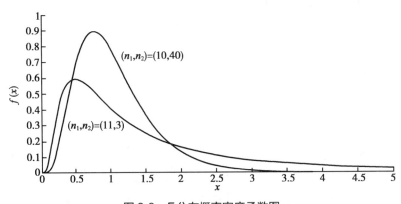

图 3-6　F 分布概率密度函数图

从图 3-6 中可看出, F 分布呈不对称的偏态分布, 峰偏向左侧, 随着 n_1 与 n_2 的同时增大, $f(x)$ 的曲线趋向于对称。

关于 F 分布有下面的重要定理。

定理 3-3　设 $X_1, X_2, \cdots, X_{n_1}$ 与 $Y_1, Y_2, \cdots, Y_{n_2}$ 分别是来自正态总体 $N(\mu_1, \sigma_1^2)$ 和 $N(\mu_2, \sigma_2^2)$ 的样本, 且这两个样本相互独立, 设 $\overline{X}$, $\overline{Y}$ 分别是这两个样本的样本均数; S_1^2, S_2^2 分别是这两个样本的样本方差, 则有:

(1) $\dfrac{S_1^2/\sigma_1^2}{S_2^2/\sigma_2^2} \sim F(n_1-1, n_2-1)$ (3-13)

(2) 当 $\sigma_1^2 = \sigma_2^2 = \sigma^2$ 时,

$$t=\frac{(\overline{X}-\overline{Y})-(\mu_1-\mu_2)}{S_\omega\sqrt{\dfrac{1}{n_1}+\dfrac{1}{n_2}}}\sim t(n_1+n_2-2) \tag{3-14}$$

其中 $S_\omega=\sqrt{\dfrac{(n_1-1)S_1^2+(n_2-1)S_2^2}{n_1+n_2-2}}$

证明 （1）由定理 3-1 知

$$\frac{(n_1-1)S_1^2}{\sigma_1^2}\sim\chi^2(n_1-1)\ ,\quad \frac{(n_2-1)S_2^2}{\sigma_2^2}\sim\chi^2(n_2-1)$$

由定义 3-7 可得

$$\frac{S_1^2/\sigma_1^2}{S_2^2/\sigma_2^2}=\frac{\dfrac{(n_1-1)S_1^2}{\sigma_1^2}}{\dfrac{(n_2-1)S_2^2}{\sigma_2^2}}\cdot\frac{(n_2-1)}{(n_1-1)}\sim F(n_1-1,n_2-1)$$

（2）由定理的条件易知

$$\overline{X}-\overline{Y}\sim N\!\left(\mu_1-\mu_2,\frac{\sigma^2}{n_1}+\frac{\sigma^2}{n_2}\right)$$

即有：
$$U=\frac{(\overline{X}-\overline{Y})-(\mu_1-\mu_2)}{\sigma\sqrt{\dfrac{1}{n_1}+\dfrac{1}{n_2}}}\sim N(0,1)$$

又由给定条件知：$\dfrac{(n_1-1)S_1^2}{\sigma^2}\sim\chi^2(n_1-1)\ ,\quad \dfrac{(n_2-1)S_2^2}{\sigma^2}\sim\chi^2(n_2-1)$

且它们相互独立,故由 χ^2 分布的可加性知

$$V=\frac{(n_1-1)S_1^2}{\sigma^2}+\frac{(n_2-1)S_2^2}{\sigma^2}\sim\chi^2(n_1+n_2-2)$$

从而按 t 分布的定义得

$$\frac{U}{\sqrt{V/(n_1+n_2-2)}}=\frac{(\overline{X}-\overline{Y})-(\mu_1-\mu_2)}{S_\omega\sqrt{\dfrac{1}{n_1}+\dfrac{1}{n_2}}}\sim t(n_1+n_2-2)$$

其中 $S_\omega=\sqrt{\dfrac{(n_1-1)S_1^2+(n_2-1)S_2^2}{n_1+n_2-2}}$。

对于给定的概率 α,满足 $P(F_{1-\frac{\alpha}{2}}<F<F_{\frac{\alpha}{2}})=1-\alpha$ 的数值 $F_{1-\frac{\alpha}{2}}$、$F_{\frac{\alpha}{2}}$ 称为 F 分布的临界值。即有 $P(F>F_{\frac{\alpha}{2}})=\dfrac{\alpha}{2}$ 或 $P(F<F_{1-\frac{\alpha}{2}})=\dfrac{\alpha}{2}$,如图 3-7 所示,临界值见附表 8。

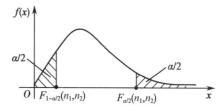

图 3-7 F 分布临界值图

例如当 $\alpha=0.1$,$n_1=9$,$n_2=10$ 时,可查得：
$F_{\frac{\alpha}{2}}(n_1,n_2)=F_{\frac{0.1}{2}}(9,10)=F_{0.05}(9,10)=3.02$

若要求临界值 $F_{1-\frac{\alpha}{2}}(n_1,n_2)$,则不能直接查表,需用如下换算公式：

$$F_{1-\frac{\alpha}{2}}(n_1,n_2)=\frac{1}{F_{\frac{\alpha}{2}}(n_2,n_1)} \tag{3-15}$$

如上例可求得：$F_{1-\frac{\alpha}{2}}(n_1,n_2)=\dfrac{1}{F_{\frac{\alpha}{2}}(n_2,n_1)}=\dfrac{1}{F_{0.05}(10,9)}=\dfrac{1}{3.14}=0.318\,5$

例 3-5 设总体 $X\sim N(0,2^2)$，而 $X_1,X_2,\cdots,X_{15}$ 是来自总体 X 的简单随机样本，求 $Y=\sum\limits_{i=1}^{10}X_i^2\Big/2\sum\limits_{j=11}^{15}X_j^2$ 的分布。

解 因为 $\sum\limits_{i=1}^{10}\left(\dfrac{X_i}{2}\right)^2\sim\chi^2(10)$，$\sum\limits_{j=11}^{16}\left(\dfrac{X_j}{2}\right)^2\sim\chi^2(5)$，且二者相互独立，

所以 $Y=\sum\limits_{i=1}^{10}X_i^2\Big/2\sum\limits_{j=11}^{15}X_j^2=\dfrac{\sum\limits_{i=1}^{10}\left(\dfrac{X_i}{2}\right)^2\Big/10}{\sum\limits_{j=11}^{15}\left(\dfrac{X_j}{2}\right)^2\Big/5}\sim F(10,5)$

最后，我们必须要注意的是，本节中介绍的关于 χ^2 分布、t 分布、F 分布的定理都是对正态总体而言的，在以后的使用中，也要考虑到这一前提条件。

第四节 样本分布图

随机变量的概率密度函数和分布函数反映了总体的分布规律，因此，对于样本，我们也可以作出反映样本频率分布密度的直方图。

我们用具体的例子来说明样本频率分布直方图的制作方法。

例 3-6 某地 148 名正常人血糖数据（单位：mmol/L）见表 3-1，试作其样本直方图。

表 3-1 148 名正常人血糖（mmol/L）数据

493	485	537	446	544	476	461	417	488	481	522	441	534	502	454	500
483	490	554	480	578	517	470	517	490	497	385	465	524	507	473	503
454	503	402	482	449	549	478	534	435	436	411	498	451	524	493	546
412	547	439	505	470	564	514	416	437	524	448	515	470	569	512	520
334	551	490	542	478	541	541	495	598	466	536	502	534	544	519	400
467	573	512	498	558	549	418	498	429	503	515	554	525	441	507	443
544	497	378	553	451	517	449	525	473	531	585	487	546	485	568	475
500	622	481	532	468	415	480	509	395	492	575	481	458	456	495	415
497	593	500	458	456	483	451	505	404	510	487	490	470	453	512	431
505	471	410	485												

解 （1）找出样本数据的最大值和最小值，计算最大值与最小值之差，称为极差（全距），本例中最大值为 622，最小值为 334，极差为 288，所有数值分布于区间 $[334,622]$ 上。

（2）分组：将样本数据分布所在的区间等间距地分成若干个小组，每组的长度称为组距，分组多少及组距的确定，主要由样本数据分布的范围及容量大小来决定，一般以 8～15 组为宜，组距以极差除以组数来估计，各组段的小区间左开右闭，至少包含一个数据，第一组段应包括最小值，最后组段应包括最大值。为方便整理数据，组距、各组段区间端点尽可能取整数。本例拟分为 10 组，组距＝极差/组数＝28.8，取整 30 作为组距 d，取略小于最小值的整数 332 作为 a，取略大于最大值的整数 632 作为 b，这样可将区间 $(a,b]$ 分成 10 组，各组段见

表 3-2 的第 1、2 列。

（3）求频率密度：将位于各组段内的数据数出相应的频数，再算出频率（频数/样本数）和频率密度（频率/组距），见表 3-2 的第 3、4、5 列。

表 3-2 血糖数据频数分布表

组序	组段	频数	频率 = 频数/样本数	频率密度 = 频率/组距
1	(332,362]	1	0.006 8	0.000 2 3
2	(362,392]	2	0.013 5	0.000 45
3	(392,422]	12	0.081 1	0.002 70
4	(422,452]	16	0.108 1	0.003 60
5	(452,482]	28	0.189 2	0.006 31
6	(482,512]	39	0.263 5	0.008 78
7	(512,542]	26	0.175 7	0.005 86
8	(542,572]	17	0.114 9	0.003 83
9	(572,602]	6	0.040 5	0.001 35
10	(602,632]	1	0.006 8	0.000 23
合计	–	148	1	–

（4）作直方图：以每个组段的小区间长为底，以相应的频率密度为直方的面积（这里各组的组距相等，所以直接以频率密度作为直方的高）作长方形，这一系列竖着的长方形称作频率分布密度直方图，简称频率直方图。显然，它的每一个长方形的面积正好代表随机变量在该小区间上的频率。

本例的样本频率直方图见图 3-8。

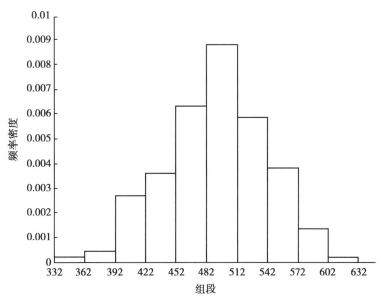

图 3-8 血糖数据样本频率直方图

由概率论知识可知，随机变量 X 落在各小区间内的概率近似等于该组频率，样本容量越大且组距充分小时，样本频率的分布密度越接近于总体的概率密度函数。

学习小结

1. 学习内容

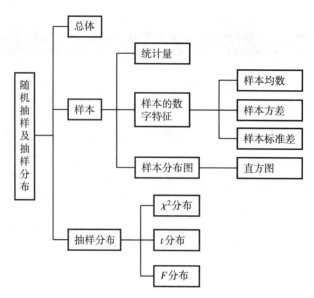

2. 学习方法　本章要结合第二章随机变量数字特征的内容,重点理解样本数字特征的定义,并注意它们之间的区别,对3种重要的抽样分布要重点把握其定义和得到的定理,这些对临界值概念的理解非常重要,是后续章节统计检验的基础。

（张忠文　季　梅）

习题

1. 设对总体 X 得到一个容量为 10 的样本值:97.3,91.3,102,129,92.8,96.3,99.0,89.2,90.1,98.4。试求样本的均数、方差、标准差及变异系数。

2. 已知 $X_1 \sim N(3,4)$,$X_2 \sim N(2,1)$,且 X_1 与 X_2 相互独立,求 $3X_1-2$,$4X_1+X_2$,$X_1-\dfrac{1}{3}X_2$ 的分布。

3. 查表求下列各临界值。

(1) $\chi^2_{0.01}(9)$,$\chi^2_{0.99}(15)$,$\chi^2_{0.95}(45)$,$\chi^2_{0.05}(10)$

(2) $t_{0.05}(5)$,$t_{\frac{0.05}{2}}(12)$,$t_{0.01}(45)$,$t_{\frac{0.01}{2}}(30)$

(3) $F_{0.01}(6,7)$,$F_{0.1}(27,3)$,$F_{\frac{0.1}{2}}(9,10)$,$F_{\frac{0.05}{2}}(7,30)$

4. 假设 $X_1,X_2,\cdots,X_9$ 是来自总体 $X \sim N(0,2^2)$ 的样本,求系数 a,b,c,使 $Q=a(X_1+X_2)^2+b(X_3+X_4+X_5)^2+c(X_6+X_7+X_8+X_9)^2$ 服从 χ^2 分布,并求其自由度。

5. 设 $X_1,\cdots,X_n,X_{n+1},\cdots,X_{n+m}$ 是总体 $N(0,\sigma^2)$ 的容量为 $n+m$ 的样本,试求下列统计量的分布:

$$(1)\ Y_1 = \frac{\sqrt{m}\sum\limits_{i=1}^{n}X_i}{\sqrt{n}\sqrt{\sum\limits_{i=n+1}^{n+m}X_i^2}};$$

$$(2)\ Y_2 = \frac{m\sum\limits_{i=1}^{n}X_i^2}{n\sum\limits_{i=n+1}^{n+m}X_i^2}$$

6. 已知 $X \sim t(n)$，求证 $X^2 \sim F(1, n)$。

7. 某地 101 例成年健康女子血清总胆固醇测定结果（mg/100ml）如下，试作频率分布直方图。

184.0	176.0	130.0	189.2	237.0	168.8	152.5	208.0	137.4	243.1	163.2
201.0	166.3	278.8	181.7	214.0	219.7	151.7	201.0	155.4	125.1	135.2
171.1	122.7	245.6	199.2	160.8	170.0	199.9	169.0	155.7	199.1	188.5
176.4	172.6	207.8	117.9	175.7	222.6	188.6	225.7	196.7	214.3	168.9
131.2	150.0	159.2	184.9	241.2	157.9	226.3	117.5	166.3	150.9	177.9
251.4	197.8	205.5	129.2	185.2	175.7	176.7	104.2	172.6	181.1	200.6
173.6	157.5	206.2	129.2	220.2	177.5	140.6	164.0	197.0	178.8	185.1
163.8	188.0	252.9	157.9	167.5	153.4	181.4	139.4	201.8	166.9	160.9
183.6	230.0	199.9	246.4	183.1	171.6	191.7	184.0	225.7	177.9	211.5
237.1	196.6									

◇◇◇ 第四章 ◇◇◇

连续型随机变量的参数估计与检验

> ### 📐 学习目标
>
> 　　1. 掌握正态总体均数和方差的区间估计；掌握单个正态总体、两个正态总体的均数和方差的假设检验方法及在医药学中的应用。
> 　　2. 熟悉点估计的概念和性质，以及假设检验的基本思想。
> 　　3. 了解假设检验中的两类错误和假设性检验的常用方法。

　　数理统计的主要内容就是用样本来推断总体，我们把其称为统计推断。其基本思想就是从总体中抽取部分样本，通过对样本信息进行合理的分析，从而对总体作出科学的推断。其中对参数的推断主要有两种，即参数的区间估计和假设检验，本章将介绍这两方面的内容。

第一节　参　数　估　计

　　参数估计就是在总体的分布形式已知情况下，当其所含参数是未知时，根据样本提供的信息，构造样本的函数（即统计量），对总体未知参数所作的估计或推断。参数估计一般分为点估计和区间估计。

一、参数点估计

　　点估计就是以某个适当统计量的观测值作为未知参数的估计值。例如，已知总体服从正态分布 $N(\mu, \sigma^2)$，参数 μ, σ^2 未知，因此需要我们根据样本所提供的信息，估计出参数值 μ, σ^2，我们把总体的未知参数 μ, σ^2 称为待估计参数。参数点估计的方法有多种，如矩估计法、最大似然估计法。

1. 点估计的概念

　　定义 4-1 设 θ 为总体 X 的一个未知参数，$\hat{\theta} = f(X_1, X_2, \cdots, X_n)$ 是由样本 $X_1, X_2, \cdots, X_n$ 构造的统计量，如果用 $\hat{\theta} = f(X_1, X_2, \cdots, X_n)$ 估计 θ，则称统计量 $\hat{\theta}$ 为 θ 的一个估计量。由于样本的随机性，所以 θ 是随机变量。对于一组样本的观测值 $x_1, x_2, \cdots, x_n$，估计量的值 $\hat{\theta} = f(x_1, x_2, \cdots, x_n)$ 称为 θ 的点估计值，简称估计值。对总体参数 θ 的这种估计方法称为点估计法。

　　由于是用样本来构造统计量 $\hat{\theta} = f(X_1, X_2, \cdots, X_n)$，因此对同一个参数的估计可以用不同的方法来构造估计量。例如对总体均数 θ 的估计可以用估计量 $\hat{\theta}_1 = \dfrac{1}{n} \sum\limits_{i=1}^{n} x_i$（样本均数），也可以用 $\hat{\theta}_2 = \dfrac{1}{2} \left(\max\limits_{1 \le i \le n} \{x_i\} + \min\limits_{1 \le i \le n} \{x_i\} \right)$ 等。采用什么估计量好？要解决这个问题，就需要建立

评价估计量好坏的标准,常用的衡量估计量好坏的标准有三个,即无偏性、有效性和一致性。

2. 点估计量的判别标准

（1）无偏性

定义 4-2　若 θ 为总体被估计的未知参数,设 $\hat{\theta}$ 为 θ 的估计量,如果

$$E(\hat{\theta}) = \theta \tag{4-1}$$

则称 $\hat{\theta}$ 为 θ 的无偏估计量。

无偏性可以这样理解:由于 $\hat{\theta}$ 是由样本构造而得,因抽样误差的影响,它的取值应该在 θ 的真值上下波动,但随着抽样次数的增加,计算出的值会逐渐稳定在待估计参数 θ 的附近,即统计量 $\hat{\theta}$ 的抽样值总体平均等于待估计参数 θ。

前面讲过的样本均数、方差都是总体均数、方差的无偏估计量。设 $X_1, X_2, \cdots, X_n$ 是总体 X 的样本,$\overline{X}$ 是样本均数,μ 为总体均数。

$$E(\overline{X}) = E\left(\frac{1}{n}\sum_{i=1}^{n}X_i\right) = \frac{1}{n}E\left(\sum_{i=1}^{n}X_i\right) = \frac{1}{n}\sum_{i=1}^{n}E(X_i) = \frac{1}{n}\sum_{i=1}^{n}\mu$$

$$= \frac{1}{n} \cdot n\mu = \mu$$

因此,样本均数 $\overline{X}$ 是总体均数 μ 的无偏估计量。

我们还可证明样本方差 $S^2 = \frac{1}{n-1}\sum_{i=1}^{n}(X_i-\overline{X})^2$ 是总体方差 σ^2 的无偏估计量。

$$ES^2 = E\left[\frac{1}{n-1}\sum_{i=1}^{n}(X_i-\overline{X})^2\right]$$

$$= \frac{1}{n-1}E\left\{\sum_{i=1}^{n}\left[(X_i-EX)-(\overline{X}-EX)\right]^2\right\}$$

$$= \frac{1}{n-1}E\left\{\sum_{i=1}^{n}(X_i-EX)^2-2\sum_{i=1}^{n}(X_i-EX)(\overline{X}-EX)+n(\overline{X}-EX)^2\right\}$$

$$= \frac{1}{n-1}\left\{\sum_{i=1}^{n}E(X_i-EX)^2-nE(\overline{X}-EX)^2\right\}$$

$$= \frac{1}{n-1}\left\{\sum_{i=1}^{n}DX-nD\overline{X}\right\}$$

$$= \frac{1}{n-1}\left\{n \cdot DX-n \cdot \frac{DX}{n}\right\} = DX$$

如果样本的方差这样定义:$S_n^2 = \frac{1}{n}\sum_{i=1}^{n}(X_i-\overline{X})^2$,用其来估计总体的方差 DX,则会有

$$ES_n^2 = E\left(\frac{n-1}{n}S^2\right) = \frac{n-1}{n}ES^2 = \frac{n-1}{n}DX$$

可知,S_n^2 不是总体方差 DX 的无偏估计量。我们将样本方差定义成 S^2 而不是 S_n^2,其意义就在于此。在大样本($n>50$)情况下,常用 S_n^2 来代替 S^2。

从上面可知,S^2 是总体方差 DX 的无偏估计量,但 S 却不是总体标准差 $\sqrt{DX}$ 的无偏估计量(证明从略),只能作为 $\sqrt{DX}$ 的估计量。

（2）有效性

定义 4-3　设 $\hat{\theta}_1$ 及 $\hat{\theta}_2$ 都是未知参数 θ 的无偏估计量,若

$$D(\hat{\theta}_1) \leqslant D(\hat{\theta}_2) \tag{4-2}$$

则称 $\hat{\theta}_1$ 较 $\hat{\theta}_2$ 有效。

在实际应用中,对估计量的要求,不仅要求是无偏的,更希望估计量 $\hat{\theta}$ 与被估计的总体参数 θ 间的偏差尽可能小,要求估计量围绕被估计值的变动愈小愈好。也就是说,要求估计量的离散程度要小,即方差要小。例如,对总体 $X \sim N(\mu, \sigma^2)$,要比较 $\hat{\theta}_1 = \dfrac{1}{n}\sum\limits_{i=1}^{n} x_i$ 和 $\hat{\theta}_2 = \dfrac{1}{2}(\max\limits_{1 \leqslant i \leqslant n}\{x_i\} + \min\limits_{1 \leqslant i \leqslant n}\{x_i\})$ 两个估计量对均数 μ 的估计。我们很容易推出 $\hat{\theta}_1 = \dfrac{1}{n}\sum\limits_{i=1}^{n} x_i \sim N\left(\mu, \dfrac{\sigma^2}{n}\right)$,而 $\hat{\theta}_2 = \dfrac{1}{2}(\max\limits_{1 \leqslant i \leqslant n}\{x_i\} + \min\limits_{1 \leqslant i \leqslant n}\{x_i\}) \sim N\left(\mu, \dfrac{\sigma^2}{2}\right)$,因此,这里 $\hat{\theta}_1$、$\hat{\theta}_2$ 都是 μ 的无偏估计量,而在 $n>2$ 的情况下,$\hat{\theta}_1$ 比 $\hat{\theta}_2$ 的方差小,说明用 $\hat{\theta}_1$ 来估计总体均数比 $\hat{\theta}_2$ 更有效。

（3）一致性

定义 4-4 设 $\hat{\theta}_n = f(X_1, X_2, \cdots, X_n)$ 是未知参数 θ 的一个估计量,若对任意一个 $\varepsilon > 0$,有

$$\lim_{n \to \infty} P(|\hat{\theta}_n - \theta| < \varepsilon) = 1 \tag{4-3}$$

则称 $\hat{\theta}_n$ 为 θ 的一致估计量。

从这里可知统计量与样本容量 n 有关,且 n 越大,对 θ 的估计越精确。例如由大数定律知道,对任意 $\varepsilon > 0$ 有 $\lim\limits_{n \to \infty} P(|\overline{X} - \mu| < \varepsilon) = 1$,所以,$\overline{X}$ 也是总体均数 μ 的一致估计量。也可验证样本方差是总体方差的一致估计量。

综上可知,样本均数 $\overline{X}$ 及样本方差 S^2 分别是总体均数 μ 及总体方差 σ^2 的无偏、有效、一致估计量,因此一般可用样本均数及样本方差代替总体均数及总体方差。

二、区间估计的概念

点估计的优点是简单,而且也是很有用的一种估计方法,很容易利用样本的估计量 $\hat{\theta}$ 对总体的未知参数 θ 给出具体的估计值。但这种估计由于受样本的影响,对同一个估计量会有不同的估计值,估计的正确程度很难评价。在实际问题中有时还需要估计出 θ 所在的范围以及这个范围包含 θ 值的可靠程度。这个范围通常以区间的形式给出,这种以区间形式估计总体参数 θ 所在范围以及该范围包含 θ 值的可能性的估计方式称为区间估计。

定义 4-5 设 θ 为总体的未知参数,由总体 X 的样本 $X_1, X_2, \cdots, X_n$ 构造两个统计量 $\hat{\theta}_1(X_1, X_2, \cdots, X_n)$ 及 $\hat{\theta}_2(X_1, X_2, \cdots, X_n)$,对于给定的小概率 $\alpha (0 < \alpha < 1)$,满足

$$P(\hat{\theta}_1 < \theta < \hat{\theta}_2) = 1 - \alpha \tag{4-4}$$

则称随机区间 $(\hat{\theta}_1, \hat{\theta}_2)$ 是参数 θ 的置信度为 $1-\alpha$ 的置信区间。分别称 $\hat{\theta}_1$、$\hat{\theta}_2$ 为置信下限及置信上限（或下界、上界）,$1-\alpha$ 称为置信度或置信概率,α 称为显著水平。

置信区间与我们通常的区间意义有所不同。这里 $\hat{\theta}_1$、$\hat{\theta}_2$ 由样本构造得到,是不依赖于参数 θ 的两个随机变量,因此区间 $(\hat{\theta}_1, \hat{\theta}_2)$ 是一个随机区间,而 θ 是一个固定的常数。随机区间 $(\hat{\theta}_1, \hat{\theta}_2)$ 可能包含 θ,也可能不包含 θ,区间包含参数 θ 的可能性为 $1-\alpha$。若 $\alpha = 0.05$,当从总体 X 中抽取样本 100 次,$P(\hat{\theta}_1 < \theta < \hat{\theta}_2) = 0.95$ 表示在 100 次抽取中,得到 100 个随机区间 $(\hat{\theta}_1, \hat{\theta}_2)$,约有 95 个包含了总体参数 θ,至多有 5 个不包含总体参数 θ。而置信度 $1-\alpha$ 反映了所估计区间的可靠程度,犯错误的可能性为 α。统计中一般选用 $\alpha = 0.1, 0.05, 0.01$。

由于正态分布的广泛应用,我们主要讨论正态总体的未知参数的区间估计。

三、正态总体均数 μ 的区间估计

（一）单个正态总体均数 μ 的区间估计

1. 若 σ^2 已知时对总体均数 μ 的区间估计 假设总体 $X \sim N(\mu, \sigma^2)$,由抽样分布理论可知 $\overline{X} \sim N(\mu, \sigma^2/n)$,构造样本函数

$$u = \frac{\overline{X} - \mu}{\sigma/\sqrt{n}} \sim N(0,1)$$

因式子不含未知参数,可为统计量。对于给定的置信度 $1-\alpha$,查标准正态分布临界值表(附表5),可得满足下列条件的临界值 $u_{\frac{\alpha}{2}}$(图4-1),由 $P(|u| > u_{\frac{\alpha}{2}}) = a$

有

$$P(|u| < u_{\frac{\alpha}{2}}) = 1-\alpha$$

即

$$P\left(\left|\frac{\overline{X}-\mu}{\sigma/\sqrt{n}}\right| < u_{\frac{\alpha}{2}}\right) = 1-\alpha$$

解不等式

$$\left|\frac{\overline{X}-\mu}{\sigma/\sqrt{n}}\right| < u_{\frac{\alpha}{2}}$$

得

$$\overline{X} - u_{\frac{\alpha}{2}} \cdot \frac{\sigma}{\sqrt{n}} < \mu < \overline{X} + u_{\frac{\alpha}{2}} \cdot \frac{\sigma}{\sqrt{n}}$$

代回原式得

$$P\left(\overline{X} - u_{\frac{\alpha}{2}} \cdot \frac{\sigma}{\sqrt{n}} < \mu < \overline{X} + u_{\frac{\alpha}{2}} \cdot \frac{\sigma}{\sqrt{n}}\right) = 1-\alpha$$

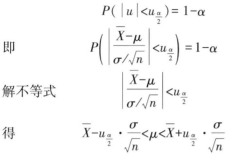

图4-1　标准正态分布临界值示意图

根据置信区间的定义,得置信度为 $1-\alpha$ 的置信区间

$$\left(\overline{x} - u_{\frac{\alpha}{2}} \cdot \frac{\sigma}{\sqrt{n}}, \overline{x} + u_{\frac{\alpha}{2}} \cdot \frac{\sigma}{\sqrt{n}}\right) \tag{4-5}$$

习惯上区间也可写为

$$\left(\overline{x} \pm u_{\frac{\alpha}{2}} \cdot \frac{\sigma}{\sqrt{n}}\right)$$

例 4-1 某药厂生产的开胸顺气丸,崩解时间 $X \sim N(\mu, 8.12^2)$。现随机抽取 5 丸测得崩解时间(min)为:36,40,32,41,36,试以 $\alpha = 0.05$ 估计崩解时间均数 μ 的置信区间。

解 由题可知 $\overline{x} = 37, \sigma^2 = 8.12^2, n = 5$

对于给定的 $\alpha = 0.05$,查标准正态分布临界值表(附表5)得 $u_{\frac{0.05}{2}} = 1.96$,代入式(4-5)得

$$\left(37 - 1.96 \cdot \frac{8.12}{\sqrt{5}}, 37 + 1.96 \cdot \frac{8.12}{\sqrt{5}}\right)$$

即 $(29.8825, 44.1175)$

故所求置信度为 95% 的崩解时间均数的置信区间为 $(29.8825, 44.1175)$ min。

2. σ^2 未知时对总体均数 μ 的区间估计 许多实际问题的总体方差 σ^2 都是未知的,这种情况下就不能用统计量 u 来进行区间估计。由于样本的方差 S^2 是总体方差 σ^2 的无偏估计量,可用其代替总体方差。根据抽样分布中 t 分布的理论,选样本函数

$$t = \frac{\overline{X} - \mu}{S/\sqrt{n}} \sim t(n-1)$$

t 分布具有对称性(图4-2),对于给定的置信度 $1-\alpha$,查 t 分布的临界值表(附表7)可得相应的临界值 $t_{\frac{\alpha}{2}}$,满足

$$P(|t| > t_{\frac{\alpha}{2}}) = a$$

亦即

$$P\left(\left|\frac{\overline{X}-\mu}{S/\sqrt{n}}\right| < t_{\frac{\alpha}{2}}\right) = 1-a$$

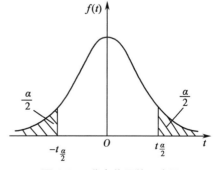

图4-2　t 分布临界值示意图

解不等式

$$\left|\frac{\overline{X}-\mu}{S/\sqrt{n}}\right| < t_{\frac{\alpha}{2}}$$

得

$$\overline{X}-t_{\frac{\alpha}{2}} \cdot \frac{S}{\sqrt{n}} < \mu < \overline{X}+t_{\frac{\alpha}{2}} \cdot \frac{S}{\sqrt{n}}$$

故有

$$P\left(\overline{X}-t_{\frac{\alpha}{2}} \cdot \frac{S}{\sqrt{n}} < \mu < \overline{X}+t_{\frac{\alpha}{2}} \cdot \frac{S}{\sqrt{n}}\right) = 1-a$$

则置信度为 $1-\alpha$ 时 μ 的置信区间为

$$\left(\overline{x}-t_{\frac{\alpha}{2}} \cdot \frac{S}{\sqrt{n}}, \overline{x}+t_{\frac{\alpha}{2}} \cdot \frac{S}{\sqrt{n}}\right) \tag{4-6}$$

即

$$\left(\overline{x} \pm t_{\frac{\alpha}{2}} \cdot \frac{S}{\sqrt{n}}\right)$$

例 4-2 在一批中药片中,随机抽取 25 片,称得平均片重 0.5g,标准差 0.08g。已知药片的重量服从正态分布,试求药片平均重量的 95% 置信区间。

解 题中已知 $\overline{x}=0.5, S=0.08, n=25$

由 $\alpha=0.05$,自由度 $f=25-1=24$,查 t 分布的临界值表(附表 7)得 $t_{\frac{0.05}{2}}(24)=2.064$,将数据代入式(4-6)得

$$(0.5-2.064 \times 0.08/\sqrt{25}, 0.5+2.064 \times 0.08/\sqrt{25})$$

即 $(0.4670, 0.5330)$

故药片平均重量的 95% 置信区间为 $(0.4670, 0.5330)$ g。

(二)两个正态总体均数之差 $\mu_1-\mu_2$ 的区间估计

在有些实际问题中,常常会遇到需要估计两个正态总体均数差的问题。例如估计两个不同地区同龄人身高的差值,估计治疗高血压时治疗前后血压变化之差。这就是两个总体均数之差的区间估计,也分为方差已知和未知两种情况来讨论。

1. 两个正态总体方差 σ_1^2、σ_2^2 已知 设两个总体分别为 $X \sim N(\mu_1, \sigma_1^2)$,$Y \sim N(\mu_2, \sigma_2^2)$ 且 σ_1^2、σ_2^2 已知,$X_1, X_2, \cdots, X_{n_1}, Y_1, Y_2, \cdots, Y_{n_2}$ 分别是总体 X、Y 的样本,样本容量分别为 n_1、n_2,样本的均数分别为 $\overline{X}$、$\overline{Y}$。由抽样分布理论有

$$\overline{X} \sim N\left(\mu_1, \frac{\sigma_1^2}{n_1}\right), \quad \overline{Y} \sim N\left(\mu_2, \frac{\sigma_2^2}{n_2}\right)$$

则由正态变量的性质及均数、方差性质可得

$$\overline{X}-\overline{Y} \sim N\left(\mu_1-\mu_2, \frac{\sigma_1^2}{n_1}+\frac{\sigma_2^2}{n_2}\right)$$

将其标准化并由此得样本函数

$$u=\frac{(\overline{X}-\overline{Y})-(\mu_1-\mu_2)}{\sqrt{\dfrac{\sigma_1^2}{n_1}+\dfrac{\sigma_2^2}{n_2}}} \sim N(0,1)$$

由给定的置信度 $1-\alpha$,查附表 5 得相应的临界值 $u_{\frac{\alpha}{2}}$,满足

$$P\left(\left|\frac{(\overline{X}-\overline{Y})-(\mu_1-\mu_2)}{\sqrt{\dfrac{\sigma_1^2}{n_1}+\dfrac{\sigma_2^2}{n_2}}}\right| < u_{\frac{\alpha}{2}}\right) = 1-\alpha$$

解不等式可得

$$(\overline{X}-\overline{Y})-u_{\frac{\alpha}{2}}\sqrt{\frac{\sigma_1^2}{n_1}+\frac{\sigma_2^2}{n_2}}<\mu_1-\mu_2<(\overline{X}-\overline{Y})+u_{\frac{\alpha}{2}}\sqrt{\frac{\sigma_1^2}{n_1}+\frac{\sigma_2^2}{n_2}}$$

则 $\mu_1-\mu_2$ 的置信度为 $1-\alpha$ 的置信区间为

$$\left(\overline{x}-\overline{y}-u_{\frac{\alpha}{2}}\sqrt{\frac{\sigma_1^2}{n_1}+\frac{\sigma_2^2}{n_2}},\ \overline{x}-\overline{y}+u_{\frac{\alpha}{2}}\sqrt{\frac{\sigma_1^2}{n_1}+\frac{\sigma_2^2}{n_2}}\right) \tag{4-7}$$

简记为

$$\overline{X}-\overline{Y}\pm u_{\frac{\alpha}{2}}\sqrt{\frac{\sigma_1^2}{n_1}+\frac{\sigma_2^2}{n_2}}$$

2. 两个正态总体方差 σ_1^2,σ_2^2 未知 在两个正态总体方差未知情况下,分总体方差相等 ($\sigma_1^2=\sigma_2^2$) 和总体方差不等 ($\sigma_1^2\neq\sigma_2^2$) 两种情况来研究。

(1) $\sigma_1^2=\sigma_2^2=\sigma^2$:在大样本的情况下,对于给定的两个正态总体 $X\sim N(\mu_1,\sigma_1^2)$ 和 $Y\sim N(\mu_2,\sigma_2^2)$,则有下式

$$u=\frac{(\overline{X}-\overline{Y})-(\mu_1-\mu_2)}{\sigma\sqrt{\frac{1}{n_1}+\frac{1}{n_2}}}\sim N(0,1)$$

这里 σ 未知,由于样本方差是总体方差的无偏估计量,可用 S^2 代替 σ^2。但由于样本的随机性导致方差的波动性,一般 $S_1^2\neq S_2^2$,就需要合并推算总体方差,因为是大样本,为了简化计算,样本方差公式用 $S^2=\frac{1}{n}\left[\sum_{i=1}^{n}(X_i-\overline{X})^2\right]$,得

$$\sigma_{\text{合}}^2=\frac{n_1S_1^2+n_2S_2^2}{n_1+n_2}$$

$$\sigma_{\text{合}}^2\left(\frac{1}{n_1}+\frac{1}{n_2}\right)=\left(\frac{1}{n_1}+\frac{1}{n_2}\right)\frac{n_1S_1^2+n_2S_2^2}{n_1+n_2}=\frac{S_1^2}{n_2}+\frac{S_2^2}{n_1}$$

而

$$u=\frac{(\overline{X}-\overline{Y})-(\mu_1-\mu_2)}{\sqrt{\frac{S_1^2}{n_2}+\frac{S_2^2}{n_1}}} \tag{4-8}$$

近似地服从标准正态分布,推导可得 $\mu_1-\mu_2$ 的置信度为 $1-\alpha$ 的置信区间为

$$\left(\overline{x}-\overline{y}-u_{\frac{\alpha}{2}}\sqrt{\frac{S_1^2}{n_2}+\frac{S_2^2}{n_1}},\ \overline{x}-\overline{y}+u_{\frac{\alpha}{2}}\sqrt{\frac{S_1^2}{n_2}+\frac{S_2^2}{n_1}}\right) \tag{4-9}$$

简记为

$$\left(\overline{x}-\overline{y}\pm u_{\frac{\alpha}{2}}\sqrt{\frac{S_1^2}{n_2}+\frac{S_2^2}{n_1}}\right)$$

在小样本的情况下,根据抽样分布中 t 分布的定理,有严格服从 t 分布的样本函数

$$t=\frac{(\overline{X}-\overline{Y})-(\mu_1-\mu_2)}{S_\omega\sqrt{\frac{1}{n_1}+\frac{1}{n_2}}}\sim t(n_1+n_2-2)$$

其中

笔记栏

$$S_\omega^2 = \frac{(n_1-1)S_1^2 + (n_2-1)S_2^2}{n_1+n_2-2}$$

若给定置信度 $1-\alpha$,查 t 分布的临界值表(附表7)得临界值 $t_{\frac{\alpha}{2}}$,满足

$$P\left(\left|\frac{(\overline{X}-\overline{Y})-(\mu_1-\mu_2)}{\sqrt{S_\omega^2\left(\frac{1}{n_1}+\frac{1}{n_2}\right)}}\right| < t_{\frac{\alpha}{2}}\right) = 1-\alpha$$

所求的置信区间

$$\left(\overline{x}-\overline{y} \pm t_{\frac{\alpha}{2}}\sqrt{S_\omega^2\left(\frac{1}{n_1}+\frac{1}{n_2}\right)}\right) \tag{4-10}$$

例4-3 某医师为了研究健康人与病毒性肝炎患者间转铁蛋白含量间的差别,检查健康人 100 名,病毒性肝炎患者 80 名,健康人转铁蛋白均数为 271.872 4μg/L,标准差为 9.771 9μg/L;病毒性肝炎患者转铁蛋白均数为 235.215 6μg/L,标准差为 10.121 8μg/L。试计算健康人与病毒性肝炎患者间转铁蛋白含量平均数之差的置信区间(置信度为 0.99)。

解 设 X、Y 分别表示健康人和病毒性肝炎患者的转铁蛋白含量,假设 X、Y 均服从正态分布,且方差相同。

已知

$$\overline{x} = 271.872\ 4, \quad S_1 = 9.771\ 9, \quad n_1 = 100$$
$$\overline{y} = 235.215\ 6, \quad S_2 = 10.121\ 8, \quad n_2 = 80$$

我们分两种方法来计算,从中可相互比较。

按大样本计算,$u_{\frac{0.01}{2}} = 2.576$,则有

$$u_{\frac{\alpha}{2}}\sqrt{\frac{S_1^2}{n_2} + \frac{S_2^2}{n_1}} = 2.576\sqrt{\frac{9.771\ 9^2}{80} + \frac{10.121\ 8^2}{100}} = 3.836\ 5$$
$$271.872\ 4 - 235.215\ 6 - 3.836\ 5 \approx 32.820\ 3$$
$$271.872\ 4 - 235.215\ 6 + 3.836\ 5 \approx 40.493\ 3$$

即置信区间为 $(32.820\ 3, 40.493\ 3)$ μg/L。

按小样本计算,给定 $\alpha = 0.01$,查 t 分布的临界值表(附表7),得临界值 $t_{\frac{0.01}{2}}(178) = 2.576$。

$$t_{\frac{\alpha}{2}}\sqrt{S_\omega^2\left(\frac{1}{n_1}+\frac{1}{n_2}\right)} = 2.576\sqrt{\frac{(n_1-1)S_1^2 + (n_2-1)S_2^2}{n_1+n_2-2} \cdot \left(\frac{1}{n_1}+\frac{1}{n_2}\right)}$$

$$= 2.576 \times \sqrt{\frac{99 \times 9.771\ 9^2 + 79 \times 10.121\ 8^2}{178}\left(\frac{1}{100}+\frac{1}{80}\right)}$$

$$\approx 3.836\ 5$$

$$271.872\ 4 - 235.215\ 6 - 3.836\ 5 \approx 32.820\ 3$$
$$271.872\ 4 - 235.215\ 6 + 3.836\ 5 \approx 40.493\ 3$$

即置信区间为 $(32.820\ 3, 40.493\ 3)$ μg/L。

本例由于是大样本,所以两种算法结果是相同的,但按 u 统计量计算更简单。如果是小样本,只能按小样本的方法计算,否则会产生较大误差。

(2)$\sigma_1^2 \neq \sigma_2^2$:如果总体方差不等,也分大样本和小样本来讨论。

在大样本情况下,由于总体方差不等,不能合并计算。我们可以用样本方差 S_1^2、S_2^2 分别代替总体方差 σ_1^2、σ_2^2,会得到样本的函数

$$u = \frac{(\overline{X} - \overline{Y}) - (\mu_1 - \mu_2)}{\sqrt{\dfrac{S_1^2}{n_1} + \dfrac{S_2^2}{n_2}}}$$

近似服从标准正态分布。

可得置信区间为

$$\left(\overline{x} - \overline{y} \pm u_{\frac{\alpha}{2}} \sqrt{\frac{S_1^2}{n_1} + \frac{S_2^2}{n_2}} \right) \tag{4-11}$$

在小样本情况下,不能按上面的方法进行。这里介绍由狄克逊和马赛提出的一种用来修正自由度的方法。

$$t = \frac{(\overline{X} - \overline{Y}) - (\mu_1 - \mu_2)}{\sqrt{\dfrac{S_1^2}{n_1} + \dfrac{S_2^2}{n_2}}}$$

近似服从自由度为 df 的 t 分布。

$$df = \frac{\left(\dfrac{S_1^2}{n_1} + \dfrac{S_2^2}{n_2} \right)^2}{\dfrac{\left(\dfrac{S_1^2}{n_1} \right)^2}{n_1 - 1} + \dfrac{\left(\dfrac{S_2^2}{n_2} \right)^2}{n_2 - 1}} \tag{4-12}$$

自由度可以采取四舍五入或取整数加 1 的方法使其变成整数。

置信区间为

$$\left(\overline{x} - \overline{y} \pm t_{\frac{\alpha}{2}} \sqrt{\frac{S_1^2}{n_1} + \frac{S_2^2}{n_2}} \right) \tag{4-13}$$

例 4-4 某大学从来自城市和农村的新生中分别抽取 15 名和 10 名男生。测得他们的平均身高分别为 $\overline{x} = 175\text{cm}$ 和 $\overline{y} = 173\text{cm}$,样本的方差分别为 $S_1^2 = 5.127\,1\text{cm}^2$ 和 $S_2^2 = 16.812\,6\text{cm}^2$。假设 $X \sim N(\mu_1, \sigma_1^2)$,$Y \sim N(\mu_2, \sigma_2^2)$,且方差不等。试求平均身高之差 $\mu_1 - \mu_2$ 的置信度为 95% 的置信区间。

解 由已知条件可得

$$df = \frac{\left(\dfrac{S_1^2}{n_1} + \dfrac{S_2^2}{n_2} \right)^2}{\dfrac{\left(\dfrac{S_1^2}{n_1} \right)^2}{n_1 - 1} + \dfrac{\left(\dfrac{S_2^2}{n_2} \right)^2}{n_2 - 1}} = \frac{\left(\dfrac{5.127\,1}{15} + \dfrac{16.812\,6}{10} \right)^2}{\dfrac{\left(\dfrac{5.127\,1}{15} \right)^2}{14} + \dfrac{\left(\dfrac{16.812\,6}{10} \right)^2}{9}} = 12.694\,2 \approx 13$$

由 $\alpha = 0.05$,查附表 7,得 $t_{\frac{0.05}{2}}(13) = 2.160$,则

$$\left(\overline{x} - \overline{y} \pm t_{\frac{\alpha}{2}} \sqrt{\frac{S_1^2}{n_1} + \frac{S_2^2}{n_2}} \right) = 175 - 173 \pm 2.160 \sqrt{\frac{5.127\,1}{15} + \frac{16.812\,6}{10}}$$

故所求总体均值之差 $\mu_1 - \mu_2$ 的 95% 置信区间为 $(-1.072\,3, 5.072\,3)\text{cm}$。

四、正态总体方差 σ^2 的区间估计

总体的未知参数一般有总体的均数和方差,除了对均数进行区间估计外,还经常要对总体方差进行估计,研究总体的波动性。

1. 单个总体方差 σ^2 的区间估计　对于区间估计来说,最关键的是选择一个合适的样本函数,使其含有被估计的参数,并且知道其服从什么分布。要对总体方差 σ^2 进行估计,就要使样本函数中含有样本方差 S^2。由 χ^2 分布的可加性可知,选择样本函数为

$$\chi^2=\frac{(n-1)S^2}{\sigma^2}\sim\chi^2(n-1)$$

对于给定的置信度 $1-\alpha$,选取适当的临界值 $\chi^2_{1-\frac{\alpha}{2}}(n-1)$,$\chi^2_{\frac{\alpha}{2}}(n-1)$,使得

$$P\left(\chi^2_{1-\frac{\alpha}{2}}<\frac{(n-1)S^2}{\sigma^2}<\chi^2_{\frac{\alpha}{2}}\right)=1-\alpha$$

解括号内的不等式,可得

$$\frac{(n-1)S^2}{\chi^2_{\frac{\alpha}{2}}}<\sigma^2<\frac{(n-1)S^2}{\chi^2_{1-\frac{\alpha}{2}}}$$

故总体方差 σ^2 的置信度为 $1-\alpha$ 的置信区间为

$$\left(\frac{(n-1)S^2}{\chi^2_{\frac{\alpha}{2}}},\frac{(n-1)S^2}{\chi^2_{1-\frac{\alpha}{2}}}\right) \tag{4-14}$$

由图 4-3 可知,χ^2 分布的概率密度函数图形是不对称的,满足 $P(\chi^2_1<\chi^2<\chi^2_2)=1-\alpha$ 的临界值 χ^2_1 和 χ^2_2 可以有很多对,为了使得研究问题方便和估计效果更好,我们选择 $\chi^2_{\frac{\alpha}{2}}$ 和 $\chi^2_{1-\frac{\alpha}{2}}$ 使得

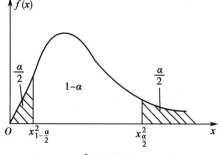

$$P(\chi^2<\chi^2_{1-\frac{\alpha}{2}})=\frac{\alpha}{2},P(\chi^2>\chi^2_{\frac{\alpha}{2}})=\frac{\alpha}{2}$$

利用 χ^2 临界值分布表(附表6)可以查得 $\chi^2_{\frac{\alpha}{2}}$ 和 $\chi^2_{1-\frac{\alpha}{2}}$ 的值。

图 4-3　χ^2 分布的临界值示意图

由于 χ^2 分布的不对称性,χ^2 分布的临界值表构造为 $P(\chi^2>\chi^2_\alpha)=\alpha$。在查满足 $P(\chi^2<\chi^2_{1-\frac{\alpha}{2}})=\frac{\alpha}{2}$ 条件的临界值时,相当于满足 $P(\chi^2>\chi^2_{1-\frac{\alpha}{2}})=1-\frac{\alpha}{2}$ 的 $\chi^2_{1-\frac{\alpha}{2}}$。例如,查 $\alpha=0.05$,$f=4$ 的 χ^2 临界值 $\chi^2_{\frac{0.05}{2}}$ 和 $\chi^2_{1-\frac{0.05}{2}}$,由附表6可查得:$\chi^2_{\frac{0.05}{2}}=\chi^2_{0.025}=11.143$,$\chi^2_{1-\frac{0.05}{2}}=\chi^2_{0.975}=0.484$。

例 4-5　设某种灯泡的寿命 X 服从正态分布,现从中任取5个灯泡进行寿命测试(单位:1 000h),得:10.5,11.0,11.2,12.5,12.8。求方差的90%置信区间。

解　由样本算得 $S^2=0.995$,$n=5$,$f=5-1=4$

查附表6可得

$$\chi^2_{\frac{0.10}{2}}(4)=\chi^2_{0.05}(4)=9.488$$

$$\chi^2_{1-\frac{0.10}{2}}(4)=\chi^2_{0.950}(4)=0.711$$

$$\frac{4\times0.995}{9.488}=0.419,\frac{4\times0.995}{0.711}=5.598$$

所以,σ^2 的90%置信区间为 $(0.419,5.598)$h。

2. 两个正态总体方差比的置信区间　设总体 $X\sim N(\mu_1,\sigma_1^2)$ 和 $Y\sim N(\mu_2,\sigma_2^2)$,从两个总体中分别抽取容量为 n_1 和 n_2 的样本,其样本方差为 S_1^2 和 S_2^2,求其总体方差比 $\frac{\sigma_1^2}{\sigma_2^2}$ 的置信度为 $1-\alpha$ 的置信区间。

由抽样分布可知,可以选取样本函数为

$$F = \frac{S_1^2/\sigma_1^2}{S_2^2/\sigma_2^2} = \frac{S_1^2/S_2^2}{\sigma_1^2/\sigma_2^2} \sim F(n_1-1, n_2-1)$$

与 χ^2 分布类似,F 分布也是不对称的(图4-4),对于置信度为 $1-\alpha$,取临界值 $F_{1-\frac{\alpha}{2}}(n_1-1, n_2-1)$,$F_{\frac{\alpha}{2}}(n_1-1, n_2-1)$ 满足

$$P\left(F_{1-\frac{\alpha}{2}} < \frac{S_1^2/S_2^2}{\sigma_1^2/\sigma_2^2} < F_{\frac{\alpha}{2}}\right) = 1-\alpha$$

解括号内的不等式得

$$\frac{S_1^2/S_2^2}{F_{\frac{\alpha}{2}}} < \sigma_1^2/\sigma_2^2 < \frac{S_1^2/S_2^2}{F_{1-\frac{\alpha}{2}}}$$

所以置信度为 $1-\alpha$ 的 σ_1^2/σ_2^2 的置信区间为

$$\left(\frac{S_1^2/S_2^2}{F_{\frac{\alpha}{2}}}, \frac{S_1^2/S_2^2}{F_{1-\frac{\alpha}{2}}}\right) \quad (4-15)$$

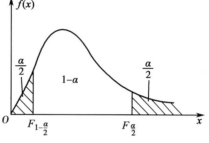

图 4-4　F 分布的临界值示意图

临界值 $F_{\frac{\alpha}{2}}$ 和 $F_{1-\frac{\alpha}{2}}$ 可通过 F 分布的临界值表(附表8)查得,查表方法与 χ^2 分布临界值表类似。$F_\alpha(f_1, f_2)$ 具有以下性质:$F_{1-\alpha}(f_1, f_2) = \dfrac{1}{F_\alpha(f_2, f_1)}$,利用该式可以求得临界值表中没有列出的某些值。

例 4-6　某厂为了提高某一生产过程的得率,试图采用新的催化剂。在试验中用原来的催化剂做了 8 次试验,得率的方差为 3.89;用新催化剂做了 8 次试验,得率的方差为 4.02。求方差比 $\sigma_\text{新}^2/\sigma_\text{旧}^2$ 的置信度为 95% 的置信区间。

解　由已知得

$$n_1 = n_2 = 8, S_\text{旧}^2 = 3.89, S_\text{新}^2 = 4.02$$

查附表 8 得

$$F_{\frac{0.05}{2}}(7,7) = F_{0.025}(7,7) = 4.99, \quad F_{1-\frac{0.05}{2}} = \frac{1}{F_{\frac{0.05}{2}}} = \frac{1}{4.99}$$

代入式(4-15)得置信区间

$$\left(\frac{S_1^2/S_2^2}{F_{\frac{\alpha}{2}}}, \frac{S_1^2/S_2^2}{F_{1-\frac{\alpha}{2}}}\right) = \left(\frac{4.02/3.89}{4.99}, \frac{4.02/3.89}{1/4.99}\right)$$

即 $(0.2071, 5.1568)$。

作区间估计时要求变量必须服从正态分布,只有是服从正态分布的变量才能用统计量 u, t, χ^2, F。如果变量不服从正态分布,可采用数据转换(平方根、对数等)使转换后的数据服从正态分布,或者采用大样本。

第二节　假设检验原理

参数的区间估计解决了对总体参数的估计问题,而在实际问题中常常要对总体的分布及参数进行检验。检验总体分布是否符合某已知的分布,检验总体参数间的关系。这里主要研究总体参数的检验问题。

一、假设检验的基本思想

1. 问题的提出　首先看下面两个实际问题。

例 4-7 某中药厂机器生产的六味地黄丸,额定标准为每丸重为 8.9g。假设丸重服从正态分布且标准差 $\sigma = 0.118\ 2g$,从机器所生产的产品中随机抽取 9 丸,其重量为:9.2,8.8,9.3,9.3,8.9,8.6,9.6,8.5,8.9。问中药厂机器生产的六味地黄丸的丸重是否符合标准?

此题是要检验药丸的重量这一随机变量的均数是否等于 8.9g。做这样的假设:原假设 $H_0: \mu = 8.9$;备择假设 $H_1: \mu \neq 8.9$。

例 4-8 某医生测量了 20 名从事铅作业男性工人的血红蛋白含量,得其 $\bar{x} = 130.83g/L$,$S = 25.74g/L$。假定血红蛋白含量服从正态分布,试问从事铅作业工人的血红蛋白含量是否低于正常成年男性的平均值 140g/L?

此题是检验从事铅作业工人的血红蛋白含量这一随机变量的均数是否低于 140g/L。做这样的假设:原假设 H_0 为 $\mu = 140$;备择假设 H_1 为 $\mu < 140$。

两个问题有共同特点:研究对象是随机变量,要解决上述问题,先对总体参数作出某种假设,然后根据样本信息,运用统计推断确定是否接受假设。根据样本所提供的信息对假设进行检验,作出拒绝还是接受这一假设的决策,称为参数的假设检验或显著性检验。

2. 小概率事件原理 在统计推断中,把概率很小的事件叫做小概率事件,假设检验的依据是"小概率事件原理"。小概率事件原理就是:概率很小的事件在一次试验中认为是不可能发生的,假设检验就是根据这一原理作出是否接受原假设的决定。如果预先的假设使得小概率事件发生了,类似于数学中传统推理的反证法出现逻辑矛盾那样,就认为出现了不合理现象,从而拒绝原假设。一般把概率不超过 0.10、0.05、0.01 的事件当做"小概率事件"。一般用 α 表示小概率,α 多取 0.05、0.01 等较小值,α 也称为显著水平。

3. 假设检验的基本思想 对于例 4-7 中的问题,样本的均数 $\bar{x} = 9.011\ 1g$ 与总体均数 $\mu = 8.9g$ 之间的差异由两种原因造成:一是机器工作不正常,也称为本质原因,$\bar{x}$ 与 μ 有实质性差异;二是机器工作正常,$\bar{x}$ 与 μ 没有实质性差异,差异是由随机误差所造成的。统计学就是要根据样本信息去推断究竟是哪种原因造成的。

先假设 $H_0: \mu = \mu_0 = 8.9$,判断其是否成立,从而判断机器工作是否正常。根据抽样分布的理论,在此假设条件下,可以构造出一个统计量

$$u = \frac{\bar{X} - \mu}{\sigma/\sqrt{n}} \sim N(0,1) \tag{4-16}$$

由附表 5 可知

$$P(|u| \geqslant 1.96) = 0.05$$

由式(4-16)说明 $|u| \geqslant 1.96$ 是一个小概率事件,即 $|u|$ 超过 1.96 的可能性是很小的。在本问题中由随机样本可得

$$u = \frac{9.011\ 1 - 8.9}{0.118\ 2/\sqrt{9}} = 2.819\ 8$$

因为 $|u| = 2.819\ 8 > 1.96$,显然是小概率事件发生了,与小概率事件原理相违背。上面的推理是没有错误的,问题只能出在假设上,我们假设 $\mu = \mu_0 = 8.9g$ 有误,从而拒绝原假设,可以认为中药厂机器生产的六味地黄丸的丸重不符合标准。

上面的推理类似于数学上的反证法,思路是一样的,但又有所不同。数学上的反证法是推出一个与逻辑相矛盾的结论;而假设检验推出的是一个与小概率事件原理相矛盾的结论。

二、假设检验的一般步骤

由假设检验的基本思想可得假设检验的一般步骤如下。

(1)建立统计假设:根据具体的实际问题,提出统计假设。一般包括原假设和备择假设,

如例 4-7 原假设为 $H_0:\mu=\mu_0=8.9$；备择假设为 $H_1:\mu\neq8.9$。

（2）构造统计量：由样本的信息和假设的情况，构造一个分布已知的统计量并计算出具体值。如例 4-7 构造出的统计量是 $u=\dfrac{\overline{X}-\mu}{\sigma/\sqrt{n}}\sim N(0,1)$。

（3）查临界值确定拒绝域：如例 4-7 对于给定的显著水平 α，通过查附表 5，找出满足 $P(|u|\geq u_{\frac{\alpha}{2}})=\alpha$ 条件的临界值 $u_{\frac{\alpha}{2}}$。

（4）作出统计推断：如例 4-7 把具体的统计量 u 值与查出的临界值 $u_{\frac{\alpha}{2}}$ 作比较，得出概率 P 并进一步作出统计结论。如果 $|u|\geq u_{\frac{\alpha}{2}}$，就是 $P\leq\alpha$，拒绝原假设 H_0；如果 $|u|<u_{\frac{\alpha}{2}}$，就是 $P>\alpha$，则不拒绝原假设 H_0。

三、假设检验的两类错误

假设检验是由样本推断总体，由局部去认识总体，因此所得出的结论并不是绝对正确的；另外，假设检验的依据是"小概率事件原理"，其本身就存在不足，并不是百分之百正确，小概率事件在一次试验中认为是不可能发生的，但还有 α 可能性在一次试验中随机发生。小概率事件原理是我们进行假设检验的唯一依据，这就决定了假设检验的结论具有概率性，有犯错误的可能性。

统计上约定，如果 H_0 实际为真，而判断 H_0 为假，这类"弃真"错误称为第 I 类错误，犯这类错误的概率就是显著水平 α；如果 H_0 实际不真，而接受 H_0，这类"取伪"错误称为第 II 类错误，犯这类错误的概率为 β。

第三节　单个正态总体的参数检验

对于总体 $X\sim N(\mu,\sigma^2)$，它含有两个参数 μ,σ^2，可以根据假设检验的基本思想对这两个参数进行假设，检验其与某个常数间是否有显著的差异。

一、单个正态总体均数 μ 的假设检验

1. σ^2 已知时关于总体均数 μ 的假设检验

（1）建立统计检验：原假设 $H_0:\mu=\mu_0$；备择假设 $H_1:\mu\neq\mu_0$

（2）构造统计量

$$u=\frac{\overline{X}-\mu}{\sigma/\sqrt{n}}\sim N(0,1)$$

（3）查临界值：给定显著水平 α，查标准正态分布临界值表（附表 5）得临界值 $u_{\frac{\alpha}{2}}$，使

$$P\left(\left|\frac{\overline{X}-\mu_0}{\sigma/\sqrt{n}}\right|>u_{\frac{\alpha}{2}}\right)=\alpha$$

（4）作出统计推断：当 $|u|\geq u_{\frac{\alpha}{2}}$，也就是 $P\leq\alpha$，拒绝原假设 H_0，可认为 μ 与 μ_0 间的差异有显著性；当 $|u|<u_{\frac{\alpha}{2}}$，也就是 $P>\alpha$，不拒绝原假设 H_0，可认为 μ 与 μ_0 间的差异无显著性。

上述检验过程中选用的是服从标准正态分布的统计量 u，也称这种检验法为 u 检验。这里所做的检验是由样本均数 $\overline{X}$ 推断的总体均数 μ 与给定的均数 μ_0 是否相等的问题。检验时以样本观测值的均数 $\bar{x}$ 代入式（4-16），临界值为 $-u_{\frac{\alpha}{2}}$ 和 $u_{\frac{\alpha}{2}}$，拒绝域有两个，分别在 u 分布概率密度函数曲线两侧的尾部，如图 4-5 所示，每侧各占 $\dfrac{\alpha}{2}$，我们把这种检验亦称为"双侧检

验"。一般,研究总体均数与某已知值是否有差异时用双侧检验,这里先介绍双侧检验。

2. σ^2 未知时关于总体均数 μ 的假设检验 对于总体 $X \sim N(\mu, \sigma^2)$,方差 σ^2 未知,$X_1, X_2, \cdots, X_n$ 是总体的样本,要检验 $\mu = \mu_0$。在这里 $u = \dfrac{\overline{X} - \mu_0}{\sigma/\sqrt{n}}$ 不是统计量,因为其含有未知量 σ。由于样本的方差 S^2 是总体方差 σ^2 的无偏估计量,可以用 S 代替 σ,得到 $t = \dfrac{\overline{X} - \mu_0}{S/\sqrt{n}} \sim t(n-1)$ 作统计量。这种采用服从自由度为 $n-1$ 的 t 分布的统计量检验正态分布均数的方法,称为 t 检验法,步骤与 u 检验法类似。

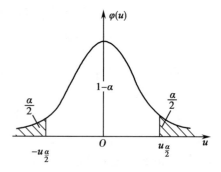

图 4-5 u 分布拒绝域示意图

例 4-9 某药物研究所将野生人参与栽培人参进行比较,选用的指标为人参中人参皂苷的含量(%)。已知一般野生人参皂苷的含量为 2.56。栽培人参测量了 8 个样品,数据如下:2.54,2.23,2.09,2.34,1.99,2.43,2.71,2.45。试问野生人参与栽培人参中人参皂苷的含量是否有显著性差异($\alpha = 0.05$)?

解 假设栽培人参皂苷的含量服从正态分布,由于要研究的是两种人参中人参皂苷的含量是否有显著性差异,所以采用双侧检验,检验其平均值是否等于 2.56。

建立统计假设 $H_0: \mu = \mu_0 = 2.56; H_1: \mu \neq 2.56$

由样本值算得 $\overline{x} = 2.3475, S = 0.2372, n = 8, f = n-1 = 7$

计算统计量

$$t = \frac{\overline{x} - \mu_0}{S/\sqrt{n}} = \frac{2.3475 - 2.56}{0.2372/\sqrt{8}} = -2.5339$$

由 $\alpha = 0.05$,查 t 分布的临界值表(附表 7),得临界值 $t_{\frac{\alpha}{2}}(n-1) = t_{\frac{0.05}{2}}(7) = 2.365$。

因为 $|t| = 2.5339 > t_{\frac{0.05}{2}} = 2.365$,即 $P < 0.05$,所以拒绝原假设 H_0,认为野生人参与栽培人参中人参皂苷的含量有显著性差异。

二、单个正态总体方差 σ^2 的假设检验

在许多实际问题中,不仅要考虑变量的平均性,而且也要研究变量取值的波动性,方差或标准差都是反映随机变量取值波动性的指标。为了使生产比较稳定,就需要控制方差 σ^2,总体方差假设检验的基本思想与总体均数假设检验是一样的,主要差别是统计量不同,下面介绍检验方法。

总体 $X \sim N(\mu, \sigma^2)$,设 $X_1, X_2, \cdots, X_n$ 是来自该总体的样本,样本方差为 S^2。

建立统计假设 $H_0: \sigma^2 = \sigma_0^2; H_1: \sigma^2 \neq \sigma_0^2$

计算统计量

$$\chi^2 = \frac{(n-1)S^2}{\sigma_0^2} \sim \chi^2(n-1) \tag{4-17}$$

根据给定的显著水平 α,查 χ^2 分布的临界值表(附表 6),得出 $\chi^2_{\frac{\alpha}{2}}(n-1)$ 和 $\chi^2_{1-\frac{\alpha}{2}}(n-1)$ 临界值,使其满足

$$P(\chi^2 > \chi^2_{\frac{\alpha}{2}}(n-1)) = \frac{\alpha}{2} \text{和} P(\chi^2 < \chi^2_{1-\frac{\alpha}{2}}(n-1)) = \frac{\alpha}{2} \tag{4-18}$$

如果 $\chi^2 < \chi^2_{1-\frac{\alpha}{2}}$ 或 $\chi^2 > \chi^2_{\frac{\alpha}{2}}$,那么小概率事件发生了,所以拒绝原假设 H_0,认为 σ^2 和 σ_0^2 有显

著性差异,这里也把 $(-\infty, \chi^2_{1-\frac{\alpha}{2}})$ 和 $(\chi^2_{\frac{\alpha}{2}}, +\infty)$ 叫拒绝域。

如果 $\chi^2_{1-\frac{\alpha}{2}} < \chi^2 < \chi^2_{\frac{\alpha}{2}}$,小概率事件没有发生,则不能拒绝 H_0,认为 σ^2 和 σ^2_0 无显著性差异(图4-6),这里也把 $(\chi^2_{1-\frac{\alpha}{2}}, \chi^2_{\frac{\alpha}{2}})$ 叫接受域。

例4-10 某药厂生产的银黄颗粒每袋质量服从正态分布 $N(4, 0.024^2)$,现从某天生产的产品中任取 20 袋,测得其标准差为 0.028g。问这天生产的银黄颗粒每袋质量的总体方差是否正常?($\alpha = 0.05$)

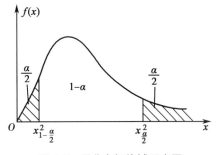

图4-6　F 分布拒绝域示意图

解　建立统计假设　$H_0: \sigma^2 = \sigma^2_0 = 0.024^2$;$H_1: \sigma^2 \neq \sigma^2_0 = 0.024^2$

计算统计量

$$\chi^2 = \frac{(n-1)S^2}{\sigma^2_0} = \frac{19 \times 0.028^2}{0.024^2} = 25.861\ 1$$

由 $\alpha = 0.05$,查附表 6 得 $\chi^2_{1-\frac{0.05}{2}}(19) = 8.907$,$\chi^2_{\frac{0.05}{2}}(19) = 32.852$。

因为 $8.907 = \chi^2_{1-\frac{0.05}{2}} < \chi^2 = 25.861\ 1 < \chi^2_{\frac{0.05}{2}} = 32.852$,所以不能否定原假设 H_0,即 σ^2 和 0.024^2 无显著性差异,认为这天生产的银黄颗粒总体方差是正常的。

第四节　两个正态总体参数的假设检验

在医药学的临床研究中,经常会研究新开发药物与已上市药物的疗效是否相同;在制药工业的生产中,会考虑新旧工艺的优劣;在动物实验中,会研究给药与不给药的效果。这类问题都涉及两个对象。两个正态总体的参数检验的应用相当广泛,要用两个总体参数的假设检验来解决。

一、两个正态总体的方差齐性检验

两个总体 $X \sim N(\mu_1, \sigma^2_1)$、$Y \sim N(\mu_2, \sigma^2_2)$,要检验其方差 σ^2_1 和 σ^2_2 是否有显著性差异,称这样的检验为方差齐性检验。

对于 $X \sim N(\mu_1, \sigma^2_1)$、$Y \sim N(\mu_2, \sigma^2_2)$,分别独立地抽取容量为 n_1 和 n_2 的样本 $X_1, X_2, \cdots, X_{n_1}$ 和 $Y_1, Y_2, \cdots, Y_{n_2}$,样本的方差为 S^2_1、S^2_2。

在假设 $H_0: \sigma^2_1 = \sigma^2_2$ 条件下,统计量简化为

$$F = \frac{\dfrac{S^2_1}{\sigma^2_1}}{\dfrac{S^2_2}{\sigma^2_2}} = \frac{S^2_1}{S^2_2} \sim F(n_1 - 1, n_2 - 1)$$

对给定的显著水平 α,由附表 8 查得临界值 $F_{1-\frac{\alpha}{2}}$、$F_{\frac{\alpha}{2}}$。如果 $F < F_{1-\frac{\alpha}{2}}$ 或 $F > F_{\frac{\alpha}{2}}$,则拒绝原假设 H_0;若 $F_{1-\frac{\alpha}{2}} < F < F_{\frac{\alpha}{2}}$,则接受 H_0。

为了计算上的方便,一般总是以较大的样本方差 S^2_1 作为分子,较小的样本方差 S^2_2 作为分母,即取 $S^2_1 > S^2_2$,由此算得 $F = \dfrac{S^2_1}{S^2_2} > 1$,再与 F 分布的上界值比较,即当 $F > F_{\frac{\alpha}{2}}$ 时,拒绝 H_0。这

个用 F 分布的统计量进行检验的方法叫 F 检验法。

例4-11　用两种方法测定某药物中某元素的含量(单位:%),各测定 4 次,得到的数据如表 4-1 所示。

表 4-1　两种方法测定药物中某元素含量（%）

方法一	3.28	3.28	3.29	3.29
方法二	3.23	3.29	3.26	3.25

假定测定数据服从正态分布,试检验两种测定方法的方差是否有显著性差异。(α = 0.05)

解　假设　$H_0:\sigma_1^2=\sigma_2^2;H_1:\sigma_1^2\neq\sigma_2^2$

由两组数据计算得　$n_1=4,S_1=0.005\,8;n_2=4,S_2=0.025\,0$

计算统计量　　　　　　$F=\dfrac{S_2^2}{S_1^2}=\dfrac{0.025\,0^2}{0.005\,8^2}=18.579\,1$

给定 $\alpha=0.05$,查附表 8 得临界值 $F_{0.05/2}(3,3)=15.44$ 。因为 $F>F_{0.05/2}(3,3)$,所以接受 H_1 ,即在 $\alpha=0.05$ 条件下,可以认为两法测定的药物含量的方差有显著性差异,方差不齐。

二、配对比较两个正态总体均数的检验

在医药试验中,为了提高检验的效率,避免受其他非处理因素的干扰,在试验设计时,常把非处理因素相同或相近的试验对象配成对子,做配对比较。例如,同一批患者治疗前后的某些生理、生化指标(如血压、血糖、血液中红细胞数等)进行测量比较;人或动物的器官是成对的,以一侧器官作对照,另一侧器官做药物处理;两位药师对同一样品测得结果的比较;在动物实验中,通常把在遗传和环境上差别很小的同胎、同性别、体重相近的小鼠配成对子做试验,对一只做甲种处理,另一只做乙种处理,比较其反应的强弱。配对资料的特点是:一对数据间存在着某种联系,我们把满足这种特点的资料称为配对资料,这类试验叫配对试验。

显然,每一对数据 X_i 与 Y_i 并不独立,但是数据对之间则相互独立,因此,其差值 $d_i=X_i-Y_i$ ($i=1,2,\cdots,n$),可视为一个简单随机样本。这样把两个总体的均数问题变成了单个总体 $d\sim N(\mu_d,\sigma_d^2)$ 的均数问题,即比较甲、乙两种处理结果有无差异就是检验 μ_d 是否为 0。

由于 σ_d^2 未知,故配对试验结果的检验为两组资料各对之差值 d 的总体均数 μ_d 的 t 检验。下面举例说明。

例4-12　为了比较新、旧两种安眠药的疗效,10 名失眠患者先后(间隔天数以消除先期药物的影响)服用了两种安眠药,测得延长睡眠时间时数如表 4-2 所示。

表 4-2　新旧两种安眠药延长睡眠时数（h）

患者号	1	2	3	4	5	6	7	8	9	10
新药延长时数	1.9	0.8	1.1	0.1	-0.1	4.4	5.5	1.6	4.6	3.4
旧药延长时数	0	0.7	-0.2	-1.2	-0.1	2.0	3.7	0.8	3.4	2.4
差值	1.9	0.1	1.3	1.3	0.0	2.4	1.8	0.8	1.2	1.0

假定延长睡眠时间服从正态分布,试问两种安眠药的疗效是否有显著性差异? (α = 0.05)

解　建立统计假设

$H_0:\mu_d=0$ (两种安眠药的疗效无差异)

$H_1:\mu_d\neq0$ (两种安眠药的疗效有差异)

计算统计量　差值的均数 $\bar{d} = 1.18$，差值的标准差 $S_d = 0.756\,9$。

$$t = \frac{\bar{d} - \mu_d}{S_d / \sqrt{n}} = \frac{\bar{d} - 0}{S_d / \sqrt{n}} = \frac{1.18}{0.756\,9 / \sqrt{10}} = 4.930$$

查附表 7，得 $t_{\frac{0.05}{2}}(9) = 2.262$，$|t| = 4.930 > 2.262 = t_{\frac{0.05}{2}}$，即 $P < 0.05$，有显著性差异，可以认为两药的疗效不同。

三、成组比较两个正态总体均数的检验

配对试验设计的优点是能最大限度地减少由于个体间差异所造成的试验误差，暴露试验的本质，但配对试验有一定的条件，有时会遇到不便配对或不必配对的情况。例如，进行新药临床试验比较两组患者某项指标；不同产地的药材中某种有效成分的含量，这些都很难配对，最好进行成组的比较。成组比较条件相对宽松，简便易行，只要求两组样本相互独立，所以应用较多。

设两个总体 $X \sim N(\mu_1, \sigma_1^2)$、$Y \sim N(\mu_2, \sigma_2^2)$，$\sigma_1^2$、$\sigma_2^2$ 均未知，现在独立地从两个总体中抽取样本：

$X_1, X_2, \cdots, X_{n_1}$，其均数为 $\bar{X}$，方差为 S_1^2；

$Y_1, Y_2, \cdots, Y_{n_2}$，其均数为 $\bar{Y}$，方差为 S_2^2。

1. σ_1^2、σ_2^2 未知，但 $\sigma_1^2 = \sigma_2^2$，检验假设 $H_0 : \mu_1 = \mu_2$；$H_1 : \mu_1 \neq \mu_2$。

如果 σ_1^2、σ_2^2 未知，且 $\sigma_1^2 = \sigma_2^2$，那么由抽样分布理论和区间估计时介绍的样本函数可知：

当大样本时，样本的函数为

$$u = \frac{(\bar{X} - \bar{Y}) - (\mu_1 - \mu_2)}{\sqrt{\dfrac{S_2^2}{n_1} + \dfrac{S_1^2}{n_2}}} \sim N(0, 1) \qquad (4\text{-}19)$$

当小样本时，样本的函数为

$$t = \frac{(\bar{X} - \bar{Y}) - (\mu_1 - \mu_2)}{S_\omega \sqrt{\dfrac{1}{n_1} + \dfrac{1}{n_2}}} \sim t(n_1 + n_2 - 2) \qquad (4\text{-}20)$$

其中

$$S_\omega^2 = \frac{(n_1 - 1)S_1^2 + (n_2 - 1)S_2^2}{n_1 + n_2 - 2}$$

在假设 $H_0 : \mu_1 = \mu_2$ 成立时，两式均可作为统计量。式（4-19）是大样本时的近似公式，只有大样本时才适用。而式（4-20）是推导得来的公式，无论大小样本都适合，但计算较麻烦。

例 4-13　从两种中药材中提取某种有效成分，现分别从其样品中抽取若干测定其含量，结果如表 4-3 所示。

表 4-3　两种中药材中某种有效成分含量（%）

| 甲厂 | 0.51 | 0.49 | 0.52 | 0.55 | 0.48 | 0.47 | |
| 乙厂 | 0.56 | 0.58 | 0.52 | 0.59 | 0.49 | 0.57 | 0.54 |

试判断两种中药材中某有效成分的含量是否有显著性差异。（$\alpha = 0.05$）

解　（1）进行方差的齐性检验

建立统计假设　$H_0 : \sigma_1^2 = \sigma_2^2$；$H_1 : \sigma_1^2 \neq \sigma_2^2$

计算统计量

甲厂　$n_1 = 6, \bar{x} = 0.503\,3, S_1^2 = 0.000\,866\,7$

乙厂　$n_2 = 7, \bar{y} = 0.550\,0, S_2^2 = 0.001\,266\,7$

笔记栏

$$F = \frac{S_2^2}{S_1^2} = \frac{0.001\ 266\ 7}{0.000\ 866\ 7} = 1.461\ 5$$

由 $\alpha = 0.05$，查 F 分布临界值表（附表8），得 $F_{\frac{0.05}{2}}(6,5) = F_{0.025}(6,5) = 6.98$。

因为 $F < F_{\frac{\alpha}{2}}$，所以接受 H_0，可以认为两个总体方差齐性。

（2）检验两个总体均数是否有显著性差异

由于方差齐性，采用方差齐性的小样本 t 检验。

建立统计假设 $H_0 : \mu_1 = \mu_2 ; H_1 : \mu_1 \neq \mu_2$

计算

$$s_\omega^2 = \frac{(n_1 - 1)S_1^2 + (n_2 - 1)S_2^2}{n_1 + n_2 - 2} = 0.001\ 084\ 9$$

$$t = \frac{(\overline{X} - \overline{Y}) - (\mu_1 - \mu_2)}{S_\omega \sqrt{\frac{1}{n_1} + \frac{1}{n_2}}} = \frac{0.503\ 3 - 0.550\ 0}{\sqrt{0.001\ 084\ 9\left(\frac{1}{7} + \frac{1}{6}\right)}} = -2.548\ 4$$

给定 $\alpha = 0.05$，查 t 分布的临界值表（附表7）得 $t_{\frac{0.05}{2}}(11) = 2.201$，因为 $|t| = 2.548\ 4 > t_{\frac{0.05}{2}}$（11）$= 2.201$，所以拒绝 H_0，以 $\alpha = 0.05$ 的标准可以认为两种中药材中某有效成分的含量有显著性差异。

2. σ_1^2, σ_2^2 未知，但 $\sigma_1^2 \neq \sigma_2^2$，检验假设 $H_0 : \mu_1 = \mu_2 ; H_1 : \mu_1 \neq \mu_2$。

如果 σ_1^2, σ_2^2 未知，且 $\sigma_1^2 \neq \sigma_2^2$，那么由抽样分布和区间估计的公式可知

大样本条件下，样本函数为

$$u = \frac{(\overline{X} - \overline{Y}) - (\mu_1 - \mu_2)}{\sqrt{\frac{S_1^2}{n_1} + \frac{S_2^2}{n_2}}}$$

近似服从正态分布。

如果是小样本，样本函数为

$$t = \frac{(\overline{X} - \overline{Y}) - (\mu_1 - \mu_2)}{\sqrt{\frac{S_1^2}{n_1} + \frac{S_2^2}{n_2}}} \qquad (4\text{-}21)$$

近似服从自由度为

$$df = \frac{\left(\frac{S_1^2}{n_1} + \frac{S_2^2}{n_2}\right)^2}{\frac{\left(\frac{S_1^2}{n_1}\right)^2}{n_1 - 1} + \frac{\left(\frac{S_2^2}{n_2}\right)^2}{n_2 - 1}}$$

的 t 分布。

对于上述两个公式，在假设 $H_0 : \mu_1 = \mu_2$ 成立时，两式均可作为统计量，可分别按 u 检验和 t 检验的步骤进行假设检验。

例 4-14 为了观察中成药青黛明矾片对急性黄疸型肝炎的退黄效果，以单用输液保肝的患者作为对照进行临床试验，受试对象为黄疸指数在 $30 \sim 50$ 的成年患者，观测结果为退黄天数，假设退黄天数服从正态分布，数据见表4-4。试比较两药的退黄天数有无显著性差别。（$\alpha = 0.05$）

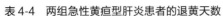

表 4-4　两组急性黄疸型肝炎患者的退黄天数

中成药组	6	8	15	13	15	7	12	
对照组	20	21	22	23	22	22	25	20

解　(1)进行方差的齐性检验

建立统计假设　$H_0:\sigma_1^2=\sigma_2^2;H_1:\sigma_1^2\neq\sigma_2^2$

计算统计量

中成药组　$n_1=7,\bar{x}=10.857\,1,S_1^2=14.476\,2$

对照组　$n_2=8,\bar{y}=21.875,S_2^2=2.696\,4$

$$F=\frac{S_1^2}{S_2^2}=\frac{14.476\,2}{2.696\,4}=5.368\,7$$

由 $\alpha=0.05,f_1=7-1=6,f_2=8-1=7$,查 F 分布临界值表(附表8),$F_{\frac{0.05}{2}}(6,7)=F_{0.025}(6,7)=5.12$。

因为 $F>F_{\frac{\alpha}{2}}$,所以拒绝 H_0,可以认为两个总体方差不齐。

(2)检验两个总体均数是否有显著性差异

由于方差不齐,采用方差不齐时小样本 t 检验。

建立统计假设 $H_0:\mu_1=\mu_2;H_1:\mu_1\neq\mu_2$

计算统计量

$$t=\frac{(\bar{X}-\bar{Y})-(\mu_1-\mu_2)}{\sqrt{\dfrac{S_1^2}{n_1}+\dfrac{S_2^2}{n_2}}}=\frac{10.857\,1-21.875}{\sqrt{\dfrac{14.476\,2}{7}+\dfrac{2.696\,4}{8}}}=-7.104\,5$$

自由度

$$df=\frac{\left(\dfrac{S_1^2}{n_1}+\dfrac{S_2^2}{n_2}\right)^2}{\dfrac{\left(\dfrac{S_1^2}{n_1}\right)^2}{n_1-1}+\dfrac{\left(\dfrac{S_2^2}{n_2}\right)^2}{n_2-1}}=\frac{\left(\dfrac{14.476\,2}{7}+\dfrac{2.696\,4}{8}\right)^2}{\dfrac{\left(\dfrac{14.476\,2}{7}\right)^2}{6}+\dfrac{\left(\dfrac{2.696\,4}{8}\right)^2}{7}}=7.934\,5\approx8$$

给定 $\alpha=0.05$,查 t 分布的临界值表(附表7)得,$t_{\frac{0.05}{2}}(8)=2.306$。

由于 $|t|=7.104\,5>t_{\frac{0.05}{2}}=2.306$,所以拒绝 H_0,接受 H_1,以 $\alpha=0.05$ 的标准可认为两药的退黄天数有显著性差异。

第五节　单侧检验和假设检验的常用方法

一、单侧检验

在前面的假设检验中,由于都是检验是否有显著性差异(相同或不同)这类问题,我们使用的都是双侧检验。在对实际问题的研究中,有的是研究总体的参数是否有增加或减少的趋势,这就需要用单侧检验来解决。

如要研究新的安眠药是否增加了睡眠时间,改进工艺后能否提高产品的质量,对于这类问题,希望总体均数越大越好。对于单个总体,如果事先有证据表明总体均数 $\mu>\mu_0(\mu_0$ 为已

笔记栏

知常数),这时原假设为 $H_0:\mu=\mu_0$,备择假设为 $H_1:\mu>\mu_0$;对于两个总体,如果有证据表明总体均数 $\mu_1>\mu_2$,这时原假设为 $H_0:\mu_1=\mu_2$,备择假设为 $H_1:\mu_1>\mu_2$,称这类假设检验为右侧检验。

如要研究新的降糖药物是否增加了疗效,药品的回流时间及药丸的崩解时间这类问题,希望总体均数越小越好。对于单个总体,如果事先有证据表明总体均数 $\mu<\mu_0$(μ_0 为已知常数),这时原假设为 $H_0:\mu=\mu_0$,备择假设为 $H_1:\mu<\mu_0$;对于两个总体,如果有证据表明总体均数 $\mu_1<\mu_2$,这时原假设为 $H_0:\mu_1=\mu_2$,备择假设为 $H_1:\mu_1<\mu_2$;称这类假设检验为左侧检验。右侧检验和左侧检验统称为单侧检验。

单侧检验的思想方法和基本步骤类似双侧检验,但备择假设和临界值不同。例如,对于 u 检验,右侧检验和左侧检验的临界值分别为 u_α 和 $-u_\alpha$,如图 4-7 所示,把 α 全放在右侧或左侧,其他的检验方法与之类似。下面我们举例来说明这类问题。

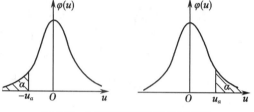

图 4-7 左右侧检验临界值示意图

例 4-15 一般正常中年人的平均睡眠时间为 7.5 小时,标准差为 1.25 小时。某研究者欲研究体育运动对人的睡眠的影响,随机收集了 10 名经常参加体育运动的中年人的睡眠时间(单位:小时),数据如下:8.67,7.86,8.12,7.23,8.12,9.23,8.43,7.08,9.19,10.11。问经常运动是否会增加睡眠时间?(假定睡眠时间服从正态分布,$\alpha=0.05$)

样本的平均值 $\bar{x}=8.404>7.5$,所以关心的是运动是否会增加睡眠时间,总体均数 μ 是否大于 7.5 小时,这是一个右侧检验问题。

解 建立统计假设 $H_0:\mu=7.5$;$H_1:\mu>7.5$

计算统计量,由题意计算得 $n=10,\bar{x}=8.404,\sigma=1.25$

$$u=\frac{\bar{x}-\mu_0}{\sigma/\sqrt{n}}=\frac{8.404-7.5}{1.25/\sqrt{10}}=2.2870$$

对于给定的 $\alpha=0.05$,查附表 5,得满足条件 $P(u>u_{0.05})=0.05$ 的临界值 $u_{0.05}=u_{\frac{0.1}{2}}=1.64$。因为 $u=2.2870>1.64=u_{0.05}$,也就是 $P<\alpha$,故拒绝原假设 H_0,接受 H_1,以 $\alpha=0.05$ 的标准可认为经常运动有利于增加睡眠时间。

例 4-16 正常人的脉搏数平均为 72 次/min,某职业病院测得 10 例慢性四乙基铅中毒患者的脉搏数(单位:次/min):54,67,68,70,66,78,67,70,65,69。假定患者的脉搏数近似服从正态分布,试问四乙基铅中毒患者的脉搏数是否显著低于正常人?($\alpha=0.05$)

此题要考查的是患者的脉搏数是否比正常人低,因此问题是总体均数 μ 是否小于 72 次/min,这是一个左侧检验问题。

解 建立统计假设 $H_0:\mu=\mu_0$;$H_1:\mu<\mu_0$

计算统计量,计算得 $\bar{x}=67.400,S=5.9292$。

$$t=\frac{\bar{x}-\mu_0}{S/\sqrt{n}}=\frac{67.4-72}{5.9292/\sqrt{10}}=-2.4534$$

给定显著水平 $\alpha=0.05$,查附表 7,得满足下列条件 $P(t<-t_{0.05})=0.05$ 的临界值 $-t_{0.05}(9)=-1.833$。因为 $t=-2.4534<-t_{0.05}=-1.833$,小概率事件发生了,所以拒绝假设 H_0,接受 H_1,以 $\alpha=0.05$ 的标准可以认为四乙基铅中毒患者的脉搏数显著低于正常人。

例 4-17 合成车间某中间体生产的工艺条件改革后,收率似有提高,但工人师傅反映新工艺的条件不易控制,收率波动较大,为此,对新、老工艺分别抽查若干批,结果记录见表 4-5。

表 4-5 新、老工艺的收率（%）

老工艺	84	83.3	82.5	82	84.5	83.1	83.5	82.1	83.4	
新工艺	86.5	87.7	89	87.5	85.6	83.5	86	83.2	87	86.1

试解释工人师傅的问题（$\alpha = 0.05$）。

工人师傅的问题是新工艺收率的波动性大，不易控制，所以是关于方差的右侧检验问题。

解 建立统计假设 $H_0 : \sigma^2_{新} = \sigma^2_{旧}, H_1 : \sigma^2_{新} > \sigma^2_{旧}$

计算统计量，根据样本的数据可得

$$S^2_{老} = 0.700\,3, \quad S^2_{新} = 3.245\,4, \quad n_1 = 10, \quad n_2 = 9, \quad f_1 = 9, \quad f_2 = 8$$

$$F = \frac{S^2_{新}}{S^2_{老}} = \frac{3.245\,4}{0.700\,3} = 4.634\,3$$

对于给定的 $\alpha = 0.05$，查附表 8 得满足条件 $P(F > F_{0.05}) = 0.05$ 的临界值 $F_{0.05}(9, 8) = 3.39$。因为 $F = 4.634\,3 > 3.39 = F_{0.05}(9, 8)$，所以拒绝 H_0，接受 H_1，即在显著水平 $\alpha = 0.05$ 条件下，新工艺收率的波动大于老工艺。

二、假设检验的常用方法

前面我们介绍的统计方法，都是计算出统计量，查出临界值，然后把他们相比较下结论，这种方法一般叫临界值法。受统计学传统习惯和计算的影响，目前这种方法在现行的统计教材中用得较多。假设检验一般还有置信区间法和 P 值法，P 值法是目前统计软件中使用的方法。下面我们来介绍置信区间法和 P 值法。

1. 置信区间法 我们以单个正态总体方差已知情况下的均数检验来说明这个问题。在临界值法中，构造如下的式子

$$P\left(\left| \frac{\overline{X} - \mu}{\sigma / \sqrt{n}} \right| > u_{\alpha/2} \right) = \alpha \tag{4-22}$$

从而有

$$P\left(\left| \frac{\overline{X} - \mu}{\sigma / \sqrt{n}} \right| < u_{\alpha/2} \right) = 1 - \alpha$$

整理得

$$P(\overline{X} - u_{\alpha/2} \sigma / \sqrt{n} < \mu < \overline{X} + u_{\alpha/2} \sigma / \sqrt{n}) = 1 - \alpha \tag{4-23}$$

由于式（4-22）与式（4-23）是对立事件，所以 $|u| > u_{\alpha/2}$，拒绝 H_0，等价于 μ_0 在 μ 的置信区间 $(\overline{X} - u_{\alpha/2} \sigma / \sqrt{n}, \overline{X} + u_{\alpha/2} \sigma / \sqrt{n})$ 内接受 H_0。对例 4-7 用置信区间法进行假设检验如下。

由例 4-7 可知，$\overline{x} = 9.011\,1, \mu_0 = 8.9, \sigma = 0.118\,2, n = 9$

则区间为 $(9.011\,1 - 1.96 \times 0.118\,2 / \sqrt{9}, 9.011\,1 + 1.96 \times 0.118\,2 / \sqrt{9}) = (8.933\,9, 9.088\,3)$。

由于 $\mu_0 = 8.9$ 在区间外，所以拒绝原假设 H_0，结论与临界值法相同。

2. P 值法 P 值法一般也叫真值概率法，对于计算得到的统计量值，构造小概率事件 $P(|u| > u_D) = P$（我们应以 u 检验来说明，其中 u_D 为统计量值），直接求其所对应的概率值 P。当 $P < \alpha$ 时，小概率事件发生了，就拒绝原假设 H_0。对于 P 值的计算，由于很复杂，只能通过查表或计算机来完成，因此这种方法受到了一定的限制。但目前在高级别的期刊和科学研究中经常采用此法。对例 4-7 用 P 值法作假设检验如下。

计算得 $u_D = 2.819\,8$，查附表 4 可得满足 $P(|u| > u_D) = P$（u 是统计量，u_D 是统计量值）的 P 值，$P = 2(1 - \Phi(u_D)) = 0.004\,8 < 0.05$，所以拒绝原假设 H_0，结论与临界值法相同。

有时遇到检验的随机变量不是正态分布或总体分布未知，此时可考虑增加样本容量、数据转换或用非参数检验方法解决。

💗 **思政元素**

水 滴 石 穿

假设检验的依据是小概率事件原理。小概率事件是指在一次试验中几乎不可能发生的事件。虽然小概率事件在一次试验中不易发生,但不是不可能发生,而且在多次重复试验中是必然发生的。这也应了中国一句俗话"常在河边走,哪有不湿鞋"。《玄隐遗密·九常记》有言:"大乃小成,巨必细生,天地常以微而运之,动小而功著。"千里之行始于足下,完成壮举需要从点滴小事做起,养小德才能成大德,勿以善小而不为,勿以恶小而为之。再困难的事情,只要我们持之以恒,就能达到"滴水穿石""铁杵成针"的结果。

📖 **学习小结**

1. 学习内容

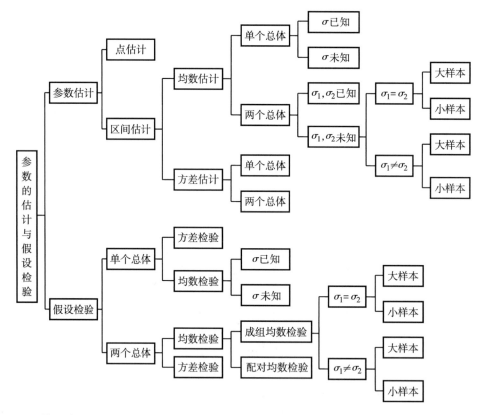

2. 学习方法　区间估计与假设检验所用的统计量都是相同的,因此应将它们相互比较来学习,只要知道了统计量,就可以推出区间和进行假设检验;应理清两种方法的框架,明确了框架就能找到解决问题的思路。

(韦 杰　王媛媛)

习题

1. 某药厂生产的开胸顺气丸,崩解时间 $X \sim N(\mu, \sigma^2)$。现随机抽取 5 丸测得崩解时间为:36,40,32,41,36(min),计算 μ 及 σ^2 的无偏点估计。

2. 什么叫置信度和置信区间?作参数的区间估计时,给定的 α 越大,置信度 $1-\alpha$ 越小,置信区间是越窄还是越宽?

3. 已知医圣张仲景使用桂枝的处方中,用桂枝的量服从正态分布,标准差 $\sigma = 3g$,查《伤寒论》中使用桂枝的处方 39 张,算得桂枝用量的样本均数为 $\bar{x} = 8.14g$,试求医圣张仲景使用桂枝时,桂枝用量总体均数 μ 的 95% 置信区间。

4. 在一批中药片中,随机抽查 35 片,称得平均片重为 1.5g,标准差为 0.08g,如已知药片的重量服从正态分布,试估计药片平均片重的 95% 置信区间。

5. 下面是取自正态总体 X 的样本数据:50.7,69.8,54.9,53.4,54.3,66.1,44.8,48.1,42.2,35.7。求总体均数 μ 和标准差 σ 的置信度为 0.90 的置信区间。

6. 用两种方法测定中药"磁朱丸"中朱砂(按 HgS 计算)的含量,每次取 25mg,各测定 4 次,得到数据如下:$\bar{x} = 3.2850$,$S_1^2 = 0.0000333$,$\bar{y} = 3.2575$,$S_2^2 = 0.0000917$,试求两种方法测定的朱砂含量的总体均数差的置信区间($\alpha = 0.01$)。

7. 两位化验员 A、B 各自独立地采用一种方法对某中药有效成分的含量(%)做 10 次测定,其测定值的方差依次为 $S_A^2 = 0.198$ 和 $S_B^2 = 0.866$,设 σ_A^2 与 σ_B^2 分别为 A、B 所测量的数据总体(设为正态分布)的方差,求方差比 σ_A^2 / σ_B^2 的 95% 置信区间。

8. 比较大黄与抗血纤溶芳酸治疗急性上消化道出血的效果,以止血天数为指标,结果抗血纤溶芳酸组 $X:n_1 = 20$,$S_1^2 = 47.61$;大黄组 $Y:n_2 = 30$,$S_2^2 = 0.7744$,试作方差齐性检验($\alpha = 0.05$)。

9. 某剂型药物正常的生产过程中,含碳量服从均数为 1.408,方差为 0.048^2 的正态分布。现从某班产品中随机抽取 5 件,测得其含碳量(%)为 1.32,1.55,1.36,1.40 和 1.44,问这个班的生产是否正常($\alpha = 0.05$)?

10. 某药品有效期为 3 年(1 095 天),现从改进配方后新生产的一批药品中任取 5 件留样观察,得有效期(天)为:1 050,1 100,1 150,1 250,1 280。已知该药原来的有效期 X 服从正态分布,试问该批药品有效期是否确有提高($\alpha = 0.05$)?

11. 某制药厂生产复方维生素,要求每 50g 维生素中含铁 2 400mg,现从某次生产过程中随机抽取 5 个样品,测得含铁量(mg/50g)为:2 372,2 409,2 395,2 399,2 411。问这批产品的含铁量是否合格($\alpha = 0.05$)?

12. 某中药研究所研究试用中药青兰在改变兔脑血流图方面所起的作用,测得用药前后的数据见表 4-6。

表 4-6 给药前后兔脑血流图的改变(ml/s)

给药前	2.0	5.0	4.0	5.0	6.0
给药后	3.0	6.0	4.5	5.5	8.0

试分别用成组比较的 t 检验和配对比较的 t 检验处理数据,说明青兰究竟有没有改变兔脑血流图的作用。试问本题应该用哪一种方法检验为宜?为什么?($\alpha = 0.05$)

13. 随机将 20 个患者分成两组,甲组 9 人服 A 种安眠药,乙组 11 人服 B 种安眠药,服药后,睡眠时间(天)各延长 X 和 Y,并得数据如下:$\bar{x} = 2.33$,$S_x^2 = 3.912$,$\bar{y} = 0.75$,$S_y^2 = 1.476$,试检验两药的疗效差异有无统计学意义(设总体方差相等,$\alpha = 0.05$)。

笔记栏

14. 青蒿素研究中,对 20 只小鼠进行随机分组耐缺氧试验,资料见表 4-7,试问两组生存时间(天)差异有无统计学意义(设总体方差相等,$\alpha = 0.05$)?

表 4-7　两组小鼠耐缺氧生存时间(min)

青蒿素组	17	17	27	33	22	20	72	34	33	62
溶媒组	94	94	10	91	61	27	37	33	16	26

15. 测定功能失调性子官出血中实热组与虚寒组的免疫功能,其淋巴细胞转化比率如表 4-8 所示,试比较两组的差别($\alpha = 0.05$)。

表 4-8　两组淋巴细胞转化比率

实热组	0.755	0.655	0.705	0.723	0.709			
虚寒组	0.608	0.623	0.635	0.413	0.684	0.695	0.798	0.606

ER-4-2

习题参考答案

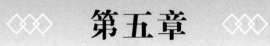

第五章

方 差 分 析

学习目标

1. 掌握单因素试验方差分析的原理、方法和计算。
2. 熟悉两两间的多重比较。
3. 了解双因素试验方差分析。

前面章节中,我们用 t 检验解决了两个正态总体均值差异的显著性检验。在科学研究的实际工作中,经常要比较多个正态总体均值的差异,方差分析就是解决这类问题的一种有效的统计方法。它是于 1923 年由英国统计学家费舍尔(R. A. Fisher)提出的,R. A. Fisher 为后人奠定了方差分析(analysis of variance,ANOVA)的理论基础:将总变异分解为研究因素所造成的部分和由抽样误差所造成的部分,通过比较来自不同部分的变异,借助 F 分布作出统计推断。

方差分析的内容较多,本章仅讨论单因素试验、双因素试验以及双因素试验考虑交互作用的 3 种常用方差分析方法。

第一节 单因素试验方差分析

在统计学中,称试验中加以考虑的各种条件为因素(因子),用 $A,B,C\cdots$ 表示,每个因素在试验中所处不同状态称为水平,如因素 A 有 r 个水平,用 $A_1,A_2,\cdots,A_r$ 表示。如果试验中只有一个因素在变化,其他可控条件不变,称为单因素试验。在单因素试验中,若只有两个水平,就是前面章节讲过的两个总体的比较问题,超过两个水平时,就是多个总体的比较,可用本节介绍的单因素方差分析。

一、单因素方差分析实例

例 5-1 研究单味中药对小鼠细胞免疫功能的影响,把 40 只小鼠随机分为 4 组,每组 10 只,雌雄各半,用药 15 天后,进行 E 玫瑰花结形成率测定,结果见表 5-1。问各单味中药对 E 玫瑰花结形成率影响是否有显著性差异?

表 5-1 E 玫瑰花结形成率测定结果（%）

试验号	对照组	党参组	黄芪组	淫羊藿组
1	14	21	24	35
2	10	24	20	32

续表

试验号	对照组	党参组	黄芪组	淫羊藿组	
3	12	18	22	33	
4	16	17	18	29	
5	13	22	17	31	
6	14	19	21	37	
7	12	18	18	35	
8	10	23	22	30	
9	13	20	19	28	
10	9	18	23	36	$\sum_i$
$\bar{x}_i$	12.3	20.0	20.4	32.6	
$\sum_{j=1}^{n_i} x_{ij}$	123.0	200.0	204.0	326.0	853.0
$\left(\sum_{j=1}^{n_i} x_{ij}\right)^2 / n_i$	1 512.9	4 000.0	4 161.6	10 627.6	20 302.1
$\sum_{j=1}^{n_i} x_{ij}^2$	1 555.0	4 052.0	4 212.0	10 714.0	20 533.0

分析：本例试验只考虑一个因素 A，即"中药种类"，该单因素分为 4 个水平，即对照组，党参组，黄芪组，淫羊藿组，记为 A_1, A_2, A_3, A_4。可以认为一种中药就是一个总体 $X_i (i = 1, 2, 3, 4)$，X_i 相互独立且 $X_i \sim N(\mu_i, \sigma^2)$ $(i = 1, 2, 3, 4)$，定量的观察指标为"E 玫瑰花结形成率"。我们的任务需考察各水平差异是否有显著意义，要检验 $H_0: \mu_1 = \mu_2 = \mu_3 = \mu_4$，本例适用单因素（4 水平）方差分析。

二、单因素方差分析的原理与步骤

首先，我们把要考察的因素 A 分成 r 个水平 $A_1, A_2, \cdots, A_r$，相应地得到 r 个总体 $X_1, X_2, \cdots, X_r$，假定 $X_i \sim N(\mu_i, \sigma^2)$ $(i = 1, 2, \cdots, r)$。而每个水平做 $n_i (i = 1, 2, \cdots, r)$ 次试验，假定试验都是独立的，这是方差分析的前提，于是可以得到样本观测值 x_{ij}，见表 5-2。

表 5-2 单因素方差分析试验数据表

试验号	因素 A					
	A_1	A_2	$\cdots$	A_i	$\cdots$	A_r
1	x_{11}	x_{21}	$\cdots$	x_{i1}	$\cdots$	x_{r1}
2	x_{12}	x_{22}	$\cdots$	x_{i2}	$\cdots$	x_{r2}
$\vdots$	$\vdots$	$\vdots$	$\vdots$	$\vdots$	$\vdots$	$\vdots$
j	x_{1j}	x_{2j}	$\cdots$	x_{ij}	$\cdots$	x_{rj}
$\vdots$	$\vdots$	$\vdots$	$\vdots$	$\vdots$	$\vdots$	$\vdots$
n_i	x_{1n_i}	x_{2n_2}	$\cdots$	x_{in_i}	$\cdots$	x_{rn_i}
$\bar{x}_i = \sum_{j=1}^{n_i} x_{ij} / n_i$	$\bar{x}_1$	$\bar{x}_2$	$\cdots$	$\bar{x}_i$	$\cdots$	$\bar{x}_r$

由于因素 A 在不同水平下,对我们关注的某项指标的影响是通过 r 个均值 $\mu_1, \mu_2, \cdots, \mu_r$ 来表现,因此需要检验 $H_0: \mu_1 = \mu_2 = \cdots = \mu_r$。

设试验总次数为 N,则 $N = \sum\limits_{i=1}^{r} n_i$,设第 i 个总体的样本均数为 $\bar{x}_i$,则 $\bar{x}_i = \dfrac{1}{n_i} \sum\limits_{j=1}^{n_i} x_{ij}$,于是全体样本的总均数为 $\bar{x} = \dfrac{1}{N} \sum\limits_{i=1}^{r} \sum\limits_{j=1}^{n_i} x_{ij} = \dfrac{1}{N} \sum\limits_{i=1}^{r} n_i \bar{x}_i$。

方差分析中,代表差异大小并用来进行变异分解的指标是离差平方和。通常用来刻画全部数据离散程度的指标,即所有样本值 x_{ij} 与其总均数 $\bar{x}$ 之差的平方和,称为总离差平方和 SS。

$$
\begin{aligned}
SS &= \sum_{i=1}^{r} \sum_{j=1}^{n_i} (x_{ij} - \bar{x})^2 \\
&= \sum_{i=1}^{r} \sum_{j=1}^{n_i} \left[(x_{ij} - \bar{x}_i) + (\bar{x}_i - \bar{x}) \right]^2 \\
&= \sum_{i=1}^{r} \sum_{j=1}^{n_i} \left[(x_{ij} - \bar{x}_i)^2 + 2(x_{ij} - \bar{x}_i)(\bar{x}_i - \bar{x}) + (\bar{x}_i - \bar{x})^2 \right] \\
&= \sum_{i=1}^{r} \sum_{j=1}^{n_i} (x_{ij} - \bar{x}_i)^2 + 2\sum_{i=1}^{r} \sum_{j=1}^{n_i} (x_{ij} - \bar{x}_i)(\bar{x}_i - \bar{x}) + \sum_{i=1}^{r} \sum_{j=1}^{n_i} (\bar{x}_i - \bar{x})^2 \\
&= \sum_{i=1}^{r} \sum_{j=1}^{n_i} (x_{ij} - \bar{x}_i)^2 + 2\sum_{i=1}^{r} \sum_{j=1}^{n_i} (x_{ij} - \bar{x}_i)(\bar{x}_i - \bar{x}) + \sum_{i=1}^{r} n_i (\bar{x}_i - \bar{x})^2
\end{aligned} \tag{5-1}
$$

因为
$$
\sum_{i=1}^{r} \sum_{j=1}^{n_i} (x_{ij} - \bar{x}_i)(\bar{x}_i - \bar{x}) = \sum_{i=1}^{r} (\bar{x}_i - \bar{x}) \sum_{j=1}^{n_i} (x_{ij} - \bar{x}_i) = 0
$$

所以
$$
SS = \sum_{i=1}^{r} \sum_{j=1}^{n_i} (x_{ij} - \bar{x}_i)^2 + \sum_{i=1}^{r} n_i (\bar{x}_i - \bar{x})^2 \tag{5-2}
$$

从式(5-2)可以看出,总离差平方和 SS 可以分解为两项之和:

$$
SS_e = \sum_{i=1}^{r} \sum_{j=1}^{n_i} (x_{ij} - \bar{x}_i)^2 \tag{5-3}
$$

它表示同一样本组内,由随机因素影响产生的,称为组内离差平方和。

$$
SS_A = \sum_{i=1}^{r} n_i (\bar{x}_i - \bar{x})^2 \tag{5-4}
$$

它表示各组之间,主要由因素的不同水平影响而产生的,称为组间离差平方和。

得到
$$
SS = SS_e + SS_A \tag{5-5}
$$

由于 $\sum\limits_{j=1}^{n_i} (x_{ij} - \bar{x}_i) = 0$ $(i = 1, 2, \cdots, r)$,故 SS_e 的自由度为 $N-r$。

而由式 $\sum\limits_{i=1}^{r} n_i (\bar{x}_i - \bar{x}) = 0$ 可知,SS_A 的自由度为 $r-1$。

所以组内方差 S_e^2 和组间方差 S_A^2 分别为

$$
S_e^2 = SS_e / (N-r) \qquad S_A^2 = SS_A / (r-1) \tag{5-6}
$$

构造统计量
$$
F = \frac{S_A^2}{S_e^2} \sim F(r-1, N-r)
$$

方差分析的检验统计量可以简单地理解为利用随机误差作为尺度来衡量各组间的差异,即 $F = \dfrac{\text{组间变异测量指标}}{\text{组内变异测量指标}}$。

给定显著水平 α,可由 F 分布临界值表(附表8)查得临界值 $F_\alpha(r-1,N-r)$,当统计量 $F>F_\alpha(r-1,N-r)$ 时,认为在显著水平 α 下,因素各水平间差异有统计意义,否则认为水平间差异没有统计意义。

下面不加证明给出统计量 F 的如下结论:

当 $H_0:\mu_1=\mu_2=\cdots=\mu_r$ 时

$$SS_e/\sigma^2 \sim \chi^2(N-r)$$

$$SS_A/\sigma^2 \sim \chi^2(r-1)$$

$$F=\frac{SS_A/\sigma^2 \cdot \dfrac{1}{r-1}}{SS_e/\sigma^2 \cdot \dfrac{1}{N-r}}=\frac{S_A^2}{S_e^2} \sim F(r-1,N-r)$$

方差分析的结果见表5-3。

表5-3 方差分析表

方差来源	离差平方和	自由度	方差	F 值	F 临界值
组间	$SS_A=\sum\limits_{i=1}^{r} n_i(\bar{x}_i-\bar{x})^2$	$r-1$	$S_A^2=\dfrac{SS_A}{r-1}$	$F=\dfrac{S_A^2}{S_e^2}$	$F_\alpha(r-1,N-r)$
组内	$SS_e=\sum\limits_{i=1}^{r}\sum\limits_{j=1}^{n_i}(x_{ij}-\bar{x}_i)^2$	$N-r$	$S_e^2=\dfrac{SS_e}{N-r}$		
总和	$SS=\sum\limits_{i=1}^{r}\sum\limits_{j=1}^{n_i}(x_{ij}-\bar{x})^2$	$N-1$			

三、单因素方差分析的计算

下面给出例5-1的计算方法,有关计算结果见表5-1。

$H_0:\mu_1=\mu_2=\mu_3=\mu_4$

$H_1:\mu_1,\mu_2,\mu_3,\mu_4$ 不全等或者不等

(1)计算 SS_A,SS_e:为了便于计算,我们将定义式展开化简后得到离差平方和的另一种形式

$$SS_A=\sum_{i=1}^{r}\frac{\left(\sum\limits_{j=1}^{n_i}x_{ij}\right)^2}{n_i}-\frac{\left(\sum\limits_{i=1}^{r}\sum\limits_{j=1}^{n_i}x_{ij}\right)^2}{N} \tag{5-7}$$

$$SS_e=\sum_{i=1}^{r}\sum_{j=1}^{n_i}x_{ij}^2-\sum_{i=1}^{r}\frac{\left(\sum\limits_{j=1}^{n_i}x_{ij}\right)^2}{n_i} \tag{5-8}$$

由式(5-7)得 $SS_A=\sum\limits_{i=1}^{4}\dfrac{\left(\sum\limits_{j=1}^{10}x_{ij}\right)^2}{10}-\dfrac{\left(\sum\limits_{i=1}^{4}\sum\limits_{j=1}^{10}x_{ij}\right)^2}{40}=20\,302.1-\dfrac{(853.0)^2}{40}=2\,111.875$

由式(5-8)得 $SS_e=\sum\limits_{i=1}^{4}\sum\limits_{j=1}^{10}x_{ij}^2-\sum\limits_{i=1}^{4}\dfrac{\left(\sum\limits_{j=1}^{10}x_{ij}\right)^2}{10}=20\,533.0-20\,302.1=230.9$

由式(5-5)得 总离差 $SS=SS_e+SS_A=230.9+2\,111.875\,0=2\,342.775$

（2）确定自由度：SS_A 的自由度为 $f_A=r-1=4-1=3$；SS_e 的自由度为 $f_e=N-r=40-4=36$；SS 的自由度为 $f=N-1=40-1=39$。

（3）计算 F 值：由式（5-6）得

$$S_A^2=SS_A/(r-1)=\frac{2\,111.875\,0}{3}=703.958\,3$$

$$S_e^2=SS_e/(N-r)=\frac{230.9}{36}=6.413\,9$$

$$F=\frac{S_A^2}{S_e^2}=\frac{703.958\,3}{6.413\,9}=109.755\,1$$

（4）由附表 8 查到临界值为 $F_{0.05}(r-1,N-r)=F_{0.05}(3,36)=2.87$

上述结果列方差分析表见表 5-4，通过分析认为各单味中药对 E 玫瑰花结形成率的影响是有显著性差异的。

表5-4 方差分析表

方差来源	离差平方和	自由度	方差	F 值	F 临界值	结论
组间	2 111.875 0	3	703.958 3			
组内	230.900 0	36	6.413 9	109.755 1	2.87	$p<0.05$
总和	2 342.775 0	39				

例 5-2　某药品加工厂试验 5 种贮藏药品的方法。在贮藏前这些药品的含水率几乎没有差别，假定药品的含水率服从正态分布，贮藏后含水率如表 5-5 所示。问不同的贮藏方法对药品含水率的影响是否有显著性差异？

表5-5 贮藏后药品的含水率测定结果（%）

试验批号	方法 1	方法 2	方法 3	方法 4	方法 5	$\sum_i$
1	7.3	5.4	8.1	7.9	7.1	
2	8.3	7.4	6.4	9.5	6.9	
3	7.6	7.1	6.8	10	6.2	
4	8.4	6.9	7.6	8.8	9.4	
5	8.3	6.5	7.8	8.6	7.9	
6	7.8	5.8	7.3	9.8	6.7	
7	8.9		6.8	9.1		
8	8.2					
n_i	8	6	7	7	6	34
$\bar{x}_i$	8.100 0	6.516 7	7.257 1	9.100 0	7.366 7	
$\sum_{j=1}^{n_i}x_{ij}$	64.800 0	39.100 0	50.800 0	63.700 0	44.200 0	262.600 0
$\left(\sum_{j=1}^{n_i}x_{ij}\right)^2/n_i$	524.880 0	254.801 7	368.662 9	579.670 0	325.606 7	2053.621 3
$\sum_{j=1}^{n_i}x_{ij}^2$	526.680 0	257.830 0	370.940 0	582.910 0	332.120 0	2070.480 0

分析:本例的试验只考虑一个因素 A,即"贮藏药品的方法",该单因素分为 5 个水平,记为 $A_1,A_2,\cdots,A_5$。我们认为一种贮藏方法就是一个总体 $X_i(i=1,2,3,4,5)$,总体间相互独立且 $X_i \sim N(\mu_i,\sigma^2)(i=1,2,3,4,5)$。定量的观察指标为"药品的含水率",我们的任务是考察各总体之间彼此差异是否有显著意义。要检验 $H_0:\mu_1=\mu_2=\mu_3=\mu_4=\mu_5$,本例适用单因素(5 水平)方差分析。

解　有关计算结果见表 5-5

$H_0:\mu_1=\mu_2=\mu_3=\mu_4=\mu_5$

$H_1:\mu_1,\mu_2,\mu_3,\mu_4,\mu_5$ 不全等或者不等

$$SS_A=2\ 053.621\ 3-\frac{(262.600\ 0)^2}{34}=25.422\ 5 \qquad f_A=r-1=5-1=4$$

$$SS_e=2\ 070.480\ 0-2\ 053.621\ 3=16.858\ 7 \qquad f_e=N-r=34-5=29$$

$$F=\frac{S_A^2}{S_e^2}=\frac{25.422\ 5/4}{16.858\ 7/29}=\frac{6.355\ 6}{0.581\ 3}=10.933\ 4$$

上述结果列方差分析表,见表 5-6。通过分析,认为不同的贮藏方法对含水率的影响有显著性差异。

表 5-6　方差分析表

方差来源	离差平方和	自由度	方差	F 值	F 临界值	结论
组间	25.422 5	4	6.355 6	10.933 4	$F_{0.05}(4,29)=2.70$	$p<0.05$
组内	16.858 7	29	0.581 3			
总和	42.281 2	33				

四、方差分析的应用条件

方差分析基于正态分布理论的 F 分布,数据需满足以下两个基本条件:

1. 各样本是相互独立的随机样本且来自正态分布总体。
2. 各样本的总体方差相等,即方差齐性(homogeneity of variance)。

通过做好试验设计来确保各样本是相互独立的随机样本,数据是否服从正态分布可通过正态性检验判断,方差是否相等通过方差齐性检验判断。

第二节　两两间多重比较的检验法

方差分析后,若检验的各总体均值之间无显著性差异,则不需做进一步的统计处理。如果各总体均值之间存在显著性差异时,也并不意味着所有水平下的试验结果各不相同,要弄清哪一些水平间有显著性差异,就需要同时在多个总体均值之间比较哪些差异有显著意义,这种比较称为多重比较。多重比较的方法较多,本节介绍常用的两种多重比较方法。

一、q 检验法(Tukey HSD 法)

1. q 检验法使用的前提条件

(1)方差分析的结果是总体均值间有显著性差异,需要进一步检验两两均值间差异是否有显著意义。

（2）取 r 个水平，每个水平都做 n 次试验，即样本容量相等。

2. q 检验法的基本原理　设 r 个相互独立并且等方差的正态总体 $X_i \sim N(\mu_i, \sigma^2)(i = 1, 2, \cdots, r)$，若从每个总体中各独立随机抽出容量为 n 的样本，其均数分别为 $\bar{x}_i(i = 1, 2, \cdots, r)$，则随机变量

$$q = \frac{\max\limits_{i,j} |(\bar{x}_i - \bar{x}_j) - (\mu_i - \mu_j)|}{S_e / \sqrt{n}} \sim q(r, f_e) \quad （称为 q 分布） \tag{5-9}$$

设 $H_0: \mu_1 = \mu_2 = \cdots = \mu_r$，选取统计量：$q = \dfrac{\max\limits_{i,j} |\bar{x}_i - \bar{x}_j|}{S_e / \sqrt{n}} \sim q(r, f_e)$，其中 S_e 为组内标准差，f_e 为 S_e 的自由度。对于给定的 α，由附表 9（多重比较中的 q 表）可查到临界值 $q_\alpha(r, f_e)$，拒绝域为 $q > q_\alpha(r, f_e)$。

值得注意的是，为运算方便，通常都将拒绝域做相应变形，拒绝域为 $q > q_\alpha(r, f_e)$，即 $\dfrac{\max\limits_{i,j} |\bar{x}_i - \bar{x}_j|}{S_e / \sqrt{n}} > q_\alpha(r, f_e)$，故 $\max\limits_{i,j} |\bar{x}_i - \bar{x}_j| > q_\alpha(r, f_e) \times S_e / \sqrt{n}$。

当需要比较其中任意一对总体均值 μ_a, μ_b 时，只要有 $|\bar{x}_a - \bar{x}_b| > q_\alpha(r, f_e) \times S_e / \sqrt{n}$ 成立，则有 $\max\limits_{i,j} |\bar{x}_i - \bar{x}_j| > |\bar{x}_a - \bar{x}_b| > q_\alpha(r, f_e) \times S_e / \sqrt{n}$ 成立，故拒绝 $\mu_a = \mu_b$。

3. q 检验法的基本步骤如下

（1）计算样本均数 $\bar{x}_1, \bar{x}_2, \cdots, \bar{x}_r$，样本的组内标准差 S_e 和自由度 f_e。

（2）给定 α，由附表 9 查出临界值 $q_\alpha(r, f_e)$。

（3）令 $Q = q_\alpha(r, f_e) \times S_e / \sqrt{n}$，凡某两个样本均数之差大于 Q，则认为相应均值之间的差异有意义。

例 5-3　对例 5-1 进行多重比较。

解　（1）由表 5-1 得各总体的样本均数

$$\bar{x}_1 = 12.3, \bar{x}_2 = 20.0, \bar{x}_3 = 20.4, \bar{x}_4 = 32.6$$

由表 5-4 得组内方差 $S_e^2 = 6.4139, f_e = 36$

（2）$r = 4$ 查附表 9 得　$q_\alpha(r, f_e) = q_{0.05}(4, 36) = 3.81$　$q_{0.01}(4, 36) = 4.74$

（3）各组样本含量相同，$n = 10$

$$Q = q_{0.05}(r, f_e) \times S_e / \sqrt{n} = 3.81 \times \frac{\sqrt{6.4139}}{\sqrt{10}} = 3.0513$$

$$Q = q_{0.01}(r, f_e) \times S_e / \sqrt{n} = 4.74 \times \frac{\sqrt{6.4139}}{\sqrt{10}} = 3.7961$$

计算结果见表 5-7。

表 5-7　q 检验分析表

$|\bar{x}_i - \bar{x}_j|$	$\bar{x}_1 = 12.3$	$\bar{x}_2 = 20.0$	$\bar{x}_3 = 20.4$
$\bar{x}_2 = 20.0$	7.7**		
$\bar{x}_3 = 20.4$	8.1**	0.4	
$\bar{x}_4 = 32.6$	20.3**	12.6**	12.2**

注：** $p < 0.01$。

从样本均数看，E 玫瑰花结形成率（%）由高到低依次为 $\bar{x}_4 > \bar{x}_3 > \bar{x}_2 > \bar{x}_1$。由表 5-7 可知，淫

笔记栏

羊藿组与其他各组都有极显著差异;黄芪组与党参组没有差异,与对照组有极显著差异;党参组与对照组有极显著差异。

二、S检验法(Fisher LSD法)

(一)S检验法使用的前提条件

1. 方差分析的结果是总体均值间有显著性差异,需要进一步检验两两均值间差异是否有显著意义。

2. 取 r 个水平,不同水平的试验次数可能不等,即样本容量不相等。

与 q 检验法类似地给出 S 检验法的统计量为

$$S=\frac{\max_{i,j}|(\bar{x}_i-\bar{x}_j)-(\mu_i-\mu_j)|}{S_e\cdot\sqrt{\frac{1}{n_i}+\frac{1}{n_j}}}\sim S(r-1,f_e) \quad (称为S分布) \tag{5-10}$$

设 $H_0:\mu_1=\mu_2=\cdots=\mu_r$,选取统计量:$S=\dfrac{\max_{i,j}|(\bar{x}_i-\bar{x}_j)|}{S_e\cdot\sqrt{\frac{1}{n_i}+\frac{1}{n_j}}}\sim S(r-1,f_e)$,其中 S_e 为组内标准差,f_e

为 S_e 的自由度。对于给定的 α,由附表10(多重比较中的S表),查到临界值 $S_\alpha(r-1,f_e)$,拒绝域为 $S>S_\alpha(r-1,f_e)$。与 q 检验法类似地对拒绝域做相应变形,令 $S_{hl}=S_e\cdot\sqrt{\frac{1}{n_h}+\frac{1}{n_l}}\cdot S_\alpha(r-1,f_e)$,若 $|\bar{x}_h-\bar{x}_l|>S_{hl}$,则认为 μ_h 与 μ_l 的差异有意义。

(二)S检验法的基本步骤

1. 计算 r 个总体的样本均数 $\bar{x}_1,\bar{x}_2,\cdots,\bar{x}_r$,样本的组内标准差 S_e,其自由度为 f_e。

2. 给定 α,由附表10查出临界值 $S_\alpha(r-1,f_e)$。

3. 令 $S_{hl}=S_e\cdot\sqrt{\frac{1}{n_h}+\frac{1}{n_l}}\cdot S_\alpha(r-1,f_e)$,若 $|\bar{x}_h-\bar{x}_l|>S_{hl}$,则认为 μ_h,μ_l 之间的差异有意义。

例5-4 对例5-2进行多重比较。

解 (1)由表5-5得各组样本均数和样本含量

$$\bar{x}_1=8.1,\bar{x}_2=6.5167,\bar{x}_3=7.2571,\bar{x}_4=9.1,\bar{x}_5=7.3667$$
$$n_1=8,n_2=6,n_3=7,n_4=7,n_5=6$$

由表5-6得,组内方差 $S_e^2=0.5813$,$f_e=29$。

(2)$r=5$ 查附表10得 $S_{0.05}(r-1,f_e)=S_{0.05}(4,29)=3.29$。

(3)$\alpha=0.05$

$$S_{1,2}=S_{1,5}=S_e\cdot\sqrt{\frac{1}{8}+\frac{1}{6}}\cdot S_{0.05}(r-1,f_e)=\sqrt{0.5813}\times\sqrt{\frac{1}{8}+\frac{1}{6}}\times3.29=1.3547$$

$$S_{1,3}=S_{1,4}=\sqrt{0.5813}\times\sqrt{\frac{1}{8}+\frac{1}{7}}\times3.29=1.2982$$

$$S_{2,3}=S_{2,4}=S_{3,5}=S_{4,5}=\sqrt{0.5813}\times\sqrt{\frac{1}{6}+\frac{1}{7}}\times3.29=1.3955$$

$$S_{3,4}=\sqrt{0.5813}\times\sqrt{\frac{1}{7}+\frac{1}{7}}\times3.29=1.3408$$

$$S_{2,5}=\sqrt{0.5813}\times\sqrt{\frac{1}{6}+\frac{1}{6}}\times3.29=1.4482$$

计算结果见表5-8。

从样本均数看,含水率(%)由高到低依次为$\bar{x}_4 > \bar{x}_1 > \bar{x}_5 > \bar{x}_3 > \bar{x}_2$。由表5-8知,方法4与方法1之间没有显著性差异,方法4与其他各组之间均有显著性差异。方法1与方法2之间有显著性差异,方法1与其他各组之间均没有显著性差异。

表5-8 S检验分析表

$\lvert \bar{x}_i - \bar{x}_j \rvert$	$\bar{x}_1 = 8.100\,0$	$\bar{x}_2 = 6.516\,7$	$\bar{x}_3 = 7.257\,1$	$\bar{x}_4 = 9.100\,0$
$\bar{x}_2 = 6.516\,7$	1.583 3*			
$\bar{x}_3 = 7.257\,1$	0.842 9	0.740 4		
$\bar{x}_4 = 9.100\,0$	1.000 0	2.583 3*	1.842 9*	
$\bar{x}_5 = 7.366\,7$	0.733 3	0.85	0.109 6	1.733 3*

注:* $p < 0.05$。

关于方差分析适用条件的补充说明如下:

(1)独立性:举例来说,对于实验室研究,应当尽量避免由于试验者主观的系统误差而导致的相关性。然而测量误差或者试验设计时的误差往往会导致独立性的要求得不到满足,此时原始资料存在着信息"重叠"的现象,方差分析的结果往往会受到相当大的影响。因此在试验设计阶段就应当保证随机化真正得到实施。

(2)正态性:可以绘制相应的统计图形(如直方图),使用正态概率纸,使用统计描述进行观察,利用统计软件(如SPSS)进行检验。有一种观点认为,正态性得不到满足时,方差分析的结论并不会受到太大的影响。也就是说,方差分析对于正态性的要求是稳健的。

(3)方差齐性:在各组间样本含量相差不太大时,方差轻微不齐仅会对方差分析的结论有少许影响。一般而言,只要最大方差/最小方差<3,分析结果都是稳健的。

(4)有时候原始数据并不满足方差分析的要求,这时候除了求助于非参数检验方法外,也可以考虑变量变换:通过对原始数据的数学转换,使其满足或近似满足方差分析的要求。一般认为,通过变量变换若达到方差齐性要求的资料,其正态性问题也会有所改善。常用的变换请参看有关资料。

(5)应当注意的是,在方差分析中,各组在样本含量上的均衡性为分析计算提供极大的便利,也在一定程度上弥补正态性或方差齐性得不到满足时对检验效能所产生的影响。这一点在多因素时体现得尤为明显。因此,在设计时应当注意到均衡性的问题。

第三节 双因素试验的方差分析

一、无重复试验的双因素方差分析

例5-5 为了考察蒸馏水的硫酸铜溶液浓度和pH值对血清中白蛋白与球蛋白化验结果的影响,对蒸馏水的硫酸铜浓度取了3个不同的水平,pH值取了4个不同水平,在不同水平的组合下各做一次试验,其结果见表5-9。请检验硫酸铜浓度和pH值的不同水平对化验结果的影响有无显著性差异。

表5-9　血清中白蛋白与球蛋白化验结果

硫酸铜浓度(A)	pH 值(B)				$T_{i\cdot}=\sum_{j=1}^{4}x_{ij}$	$\sum_{j=1}^{4}x_{ij}^2$	$T_{i\cdot}^2$
	B_1	B_2	B_3	B_4			
A_1	3.5	2.6	2.0	1.4	9.5	24.97	90.25
A_2	2.3	2.0	1.5	0.8	6.6	12.18	43.56
A_3	2.0	2.9	1.2	0.3	6.4	13.94	40.96
$T_{\cdot j}=\sum_{j=1}^{3}x_{ij}$	7.8	7.5	4.70	2.5	$T=\sum_{i=1}^{3}\sum_{j=1}^{4}x_{ij}=22.50$	$\sum_{i=1}^{3}\sum_{j=1}^{4}x_{ij}^2=51.09$	$\sum_{i=1}^{3}T_{i\cdot}^2=174.77$
$\sum_{i=1}^{3}x_{ij}^2$	21.54	19.17	7.69	2.69			
$T_{\cdot j}^2$	60.84	56.25	22.09	6.25	$\sum_{j=1}^{4}T_{\cdot j}^2=145.43$		

　　分析:本例的试验要考虑两个因素,因素 A"硫酸铜的浓度",该因素分为3个水平,记为 A_1,A_2,A_3;因素 B"蒸馏水的 pH 值",该因素分为4个水平,记为 B_1,B_2,B_3,B_4。定量的观察指标为"血清中白蛋白与球蛋白化验结果"。可以认为因素 A,B 之间的一种组合就是一个总体 $X_{ij}(i=1,2,3,j=1,2,3,4)$,$X_{ij}$ 相互独立且 $X_{ij}\sim N(\mu_{ij},\sigma^2)$($i=1,2,3,j=1,2,3,4$)。我们的任务是需要判断因素 A 或因素 B 对试验结果有无显著影响。

　　通过分析,可知本例适用双因素无重复试验的方差分析。

　　一般地,进行双因素方差分析时,将因素 A 分成 r 个水平,因素 B 分成 S 个水平,而对因素 A,B 的每一个水平的一对组合(A_i,B_j)($i=1,2,\cdots r,j=1,2,\cdots,s$),只进行一次试验(无重复试验),则得到了 $r\times s$ 个试验结果 x_{ij},试验结果列成表5-10。双因素方差分析的适用条件同单因素方差分析中的前提条件。

表5-10　双因素无重复试验方差分析试验数据表

因素 A	因素 B						行和 $T_{i\cdot}$	行平均 $\bar{x}_{i\cdot}$
	B_1	B_2	$\cdots$	B_j	$\cdots$	B_s		
A_1	x_{11}	x_{12}	$\cdots$	x_{1j}	$\cdots$	x_{1s}	$T_{1\cdot}$	$\bar{x}_{1\cdot}$
A_2	x_{21}	x_{22}	$\cdots$	x_{2j}	$\cdots$	x_{2s}	$T_{2\cdot}$	$\bar{x}_{2\cdot}$
$\vdots$	$\vdots$	$\vdots$		$\vdots$		$\vdots$	$\vdots$	$\vdots$
A_i	x_{i1}	x_{i2}	$\cdots$	x_{ij}	$\cdots$	x_{is}	$T_{i\cdot}$	$\bar{x}_{i\cdot}$
$\vdots$	$\vdots$	$\vdots$		$\vdots$		$\vdots$	$\vdots$	$\vdots$
A_r	x_{r1}	x_{r2}	$\cdots$	x_{rj}	$\cdots$	x_{rs}	$T_{r\cdot}$	$\bar{x}_{r\cdot}$
列和	$T_{\cdot 1}$	$T_{\cdot 2}$	$\cdots$	$T_{\cdot j}$	$\cdots$	$T_{\cdot s}$	总和 T	
列平均 $\bar{x}_{\cdot j}$	$\bar{x}_{\cdot 1}$	$\bar{x}_{\cdot 2}$	$\cdots$	$\bar{x}_{\cdot j}$	$\cdots$	$\bar{x}_{\cdot s}$		总平均 $\bar{x}$

根据表5-10可得

$$\bar{x}_{i\cdot}=\frac{1}{s}\sum_{j=1}^{s}x_{ij}\quad(i=1,2,\cdots,r)$$

$$\bar{x}_{\cdot j}=\frac{1}{r}\sum_{j=1}^{r}x_{ij}\quad(j=1,2,\cdots,s)$$

$$\bar{x}=\frac{1}{n}\sum_{i=1}^{r}\sum_{j=1}^{s}x_{ij}\quad n=r\times s$$

如果要判断因素 A 的影响是否显著,则要检验假设

$$H_{0A}:\mu_{1A}=\mu_{2A}=\cdots=\mu_{iA}=\cdots=\mu_{rA}$$

类似地,如果要判断因素 B 的影响是否显著,则要检验假设

$$H_{0B}:\mu_{B1}=\mu_{B2}=\cdots=\mu_{Bj}=\cdots=\mu_{Bs}$$

与单因素方差分析的检验方法一样,要将总离差平方和 SS 进行分解,推导如下:

$$\begin{aligned}
SS &= \sum_{i=1}^{r}\sum_{j=1}^{s}(x_{ij}-\overline{x})^2 \\
&= \sum_{i=1}^{r}\sum_{j=1}^{s}\left[(x_{ij}-\overline{x}_{i.}-\overline{x}_{.j}+\overline{x})+(\overline{x}_{i.}-\overline{x})+(\overline{x}_{.j}-\overline{x})\right]^2 \\
&= \sum_{i=1}^{r}\sum_{j=1}^{s}(x_{ij}-\overline{x}_{i.}-\overline{x}_{.j}+\overline{x})^2+\sum_{i=1}^{r}\sum_{j=1}^{s}(x_{i.}-\overline{x})^2+\sum_{i=1}^{r}\sum_{j=1}^{s}(x_{.j}-\overline{x})^2+ \\
&\quad 2\sum_{i=1}^{r}\sum_{j=1}^{s}(x_{ij}-\overline{x}_{i.}-\overline{x}_{.j}+\overline{x})(\overline{x}_{i.}-\overline{x})+2\sum_{i=1}^{r}\sum_{j=1}^{s}(x_{ij}-\overline{x}_{i.}-\overline{x}_{.j}+\overline{x})(\overline{x}_{.j}-\overline{x})+ \\
&\quad 2\sum_{i=1}^{r}\sum_{j=1}^{s}(\overline{x}_{i.}-\overline{x})(\overline{x}_{.j}-\overline{x})
\end{aligned}$$

在上式等号右边中,后三项均为零。设

$$SS_e=\sum_{i=1}^{r}\sum_{j=1}^{s}(x_{ij}-\overline{x}_{i.}-\overline{x}_{.j}+\overline{x})^2$$

$$SS_A=s\sum_{i=1}^{r}(\overline{x}_{i.}-\overline{x})^2$$

$$SS_B=r\sum_{j=1}^{s}(\overline{x}_{.j}-\overline{x})^2$$

则有

$$SS=SS_e+SS_A+SS_B \tag{5-11}$$

如果 H_{0A} 和 H_{0B} 都成立,与单因素的分析类似,可以得到统计量

$$F_A=\frac{S_A^2}{S_e^2}\sim F((r-1),(r-1)(s-1))$$

$$F_B=\frac{S_B^2}{S_e^2}\sim F((s-1),(r-1)(s-1))$$

上述结论列成表 5-11:

表 5-11 方差分析表

方差来源	离差平方和	自由度	方差	F 值	F 临界值
因素 A	$SS_A=s\sum_{i=1}^{r}(\overline{x}_{i.}-\overline{x})^2$	$r-1$	$S_A^2=\dfrac{SS_A}{r-1}$	$F_A=\dfrac{S_A^2}{S_e^2}$	$F_{\alpha}((r-1),(r-1)(s-1))$
因素 B	$SS_B=r\sum_{j=1}^{s}(\overline{x}_{.j}-\overline{x})^2$	$s-1$	$S_B^2=\dfrac{SS_B}{s-1}$	$F_B=\dfrac{S_B^2}{S_e^2}$	$F_{\alpha}((s-1),(r-1)(s-1))$
误差 e	$SS_e=\sum_{i=1}^{r}\sum_{j=1}^{s}(\overline{x}_{ij}-\overline{x}_{i.}-\overline{x}_{.j}+\overline{x})^2$	$(r-1)(s-1)$	$S_e^2=\dfrac{SS_e}{(r-1)(s-1)}$		
总和	$SS=\sum_{i=1}^{r}\sum_{j=1}^{s}(x_{ij}-\overline{x})^2$	$rs-1$			

与单因素方差分析类似,为便于计算,常采用下面化简公式:

设　$T=\sum_{i=1}^{r}\sum_{j=1}^{s}x_{ij}$　则

$$SS=\sum_{i=1}^{r}\sum_{j=1}^{s}x_{ij}^2-\frac{T^2}{r\times s}$$

$$SS_A=\frac{1}{s}\sum_{i=1}^{r}T_{i\cdot}^2-\frac{T^2}{r\times s}$$

$$SS_B=\frac{1}{r}\sum_{j=1}^{s}T_{\cdot j}^2-\frac{T^2}{r\times s}$$

$$SS_e=SS-SS_A-SS_B$$

下面给出例 5-5 的计算结果,例 5-5 的有关数据计算见表 5-9。

本题为双因素无重复试验,$r=3$,$s=4$。则

$$SS=\sum_{i=1}^{3}\sum_{j=1}^{4}x_{ij}^2-\frac{T^2}{3\times 4}=51.09-\frac{(22.5)^2}{12}=8.902\,5$$

$$SS_A=\frac{1}{4}\sum_{i=1}^{3}T_{i\cdot}^2-\frac{T^2}{3\times 4}=\frac{1}{4}\times 174.77-\frac{(22.5)^2}{12}=1.505\,0$$

$$SS_B=\frac{1}{3}\sum_{j=1}^{4}T_{\cdot j}^2-\frac{T^2}{4\times 3}=\frac{1}{3}\times 145.43-\frac{(22.5)^2}{12}=6.289\,2$$

$$SS_e=SS-SS_A-SS_B=8.902\,5-1.505\,0-6.289\,2=1.108\,3$$

列方差分析表见表 5-12。

表 5-12　方差分析表

方差来源	离差平方和	自由度	方差	F 值	F 临界值	结论
硫酸铜浓度 A	1.505 0	2	0.752 5	$F_A=4.126$	$F_{0.05}(2,6)=5.14$	
pH 值 B	6.289 2	3	2.096 4	$F_B=11.459$	$F_{0.01}(3,6)=9.78$	$p<0.01$
误差 e	1.108 3	6	0.184 7			
总和	8.902 5	11				

结论:pH 值的不同水平对化验结果有极显著影响,硫酸铜浓度的不同水平对化验结果无显著影响。

值得注意的是:双因素无重复试验中,方差分析时一般不考虑方差齐性问题。这是因为两个因素的各水平交叉,一共会形成 $r\times s$ 个单元格,我们要检验的就是 $r\times s$ 个单元格的方差是否齐。进行方差齐性检验,每个单元格至少要有 3 个元素(数据点)才可进行。双因素无重复试验中,无法考察因素间交互作用。

二、重复试验的双因素方差分析

例 5-6　3 种施肥方案与 4 种深翻方案配合成 12 种育苗方案,做某树苗育苗试验,获得苗高数据见表 5-13。试分析不同的施肥方案之间是否有显著性差异? 不同的深翻方案之间是否有显著性差异? 施肥方案与深翻方案之间的交互作用是否显著?

前面介绍双因素方差分析时,认为双因素 A 与 B 之间的搭配对结果不会产生影响。但在实际中,不仅各因素单独对指标起作用,有时还必须考虑因素之间的联合作用,即交互作用。如果要考察两个因素 A,B 之间是否存在交互作用的影响,则需要对两个因素各种水平

的组合(A_i,B_j)进行重复试验,比如每个组合都重复试验 t 次($t>1$)。现将试验结果列成记录表,见表5-14。

表 5-13　12 种育苗方案的树苗苗高（cm）

施肥方案(A)	深翻方案(B)			
	B_1	B_2	B_3	B_4
A_1	52,43,39	48,37,29	34,42,38	45,58,42
A_2	41,47,53	50,41,30	36,39,44	44,46,60
A_3	49,38,42	36,48,47	37,40,32	43,56,41

表 5-14　双因素有重复试验方差分析试验数据表

因素 A	因素 B				
	B_1	$\cdots$	B_j	$\cdots$	B_s
A_1	$x_{111},\cdots x_{11t}$	$\cdots$	$x_{1j1},\cdots x_{1jt}$	$\cdots$	$x_{1s1},\cdots,x_{1st}$
$\vdots$					
A_i	$x_{i11},\cdots x_{i1t}$	$\cdots$	$x_{ij1},\cdots,x_{ijt}$	$\cdots$	$x_{is1},\cdots,x_{ist}$
$\vdots$					
A_r	$x_{r11},\cdots,x_{r1t}$		$x_{rj1},\cdots,x_{rjt}$		$x_{rs1},\cdots,x_{rst}$

与单因素方差分析的检验方法类似,要将总离差平方和 SS 进行分解,推导如下：

x_{ijk} 表示对因素 A 的第 i 个水平,因素 B 的第 j 个水平的第 k 次试验结果。设

$$\bar{x}_{ij.}=\frac{1}{t}\sum_{k=1}^{t}x_{ijk},\bar{x}_{i..}=\frac{1}{st}\sum_{j=1}^{s}\sum_{k=1}^{t}x_{ijk},\bar{x}_{.j.}=\frac{1}{rt}\sum_{i=1}^{r}\sum_{k=1}^{t}x_{ijk},\bar{x}=\frac{1}{rst}\sum_{i=1}^{r}\sum_{j=1}^{s}\sum_{k=1}^{t}x_{ijk}$$

于是总离差平方和可以分解为

$$SS=\sum_{i=1}^{r}\sum_{j=1}^{s}\sum_{k=1}^{t}(x_{ijk}-\bar{x})^2$$

$$=\sum_{i=1}^{r}\sum_{j=1}^{s}\sum_{k=1}^{t}((\bar{x}_{i..}-\bar{x})+(\bar{x}_{.j.}-\bar{x})+(\bar{x}_{ij.}-\bar{x}_{i..}-\bar{x}_{.j.}+\bar{x})+(x_{ijk}-\bar{x}_{ij.}))^2$$

由于等式右端中各交叉乘积的和为零,所以有

$$SS=SS_A+SS_B+SS_{A\times B}+SS_e$$

其中

$$SS_A=st\sum_{i=1}^{r}(\bar{x}_{i..}-\bar{x})^2$$

$$SS_B=rt\sum_{j=1}^{s}(\bar{x}_{.j.}-\bar{x})^2$$

$$SS_{A\times B}=t\sum_{i=1}^{r}\sum_{j=1}^{s}(\bar{x}_{ij.}-\bar{x}_{i..}-\bar{x}_{.j.}+\bar{x})^2$$

$$SS_e=\sum_{i=1}^{r}\sum_{j=1}^{s}\sum_{k=1}^{t}(x_{ijk}-\bar{x}_{ij.})^2$$

它们分别表示因素 A、B、A 与 B 的交互作用以及随机误差产生的离差平方和。

双因素重复试验方差分析见表5-15。具体运算建议使用统计软件。

表5-15　方差分析表

方差来源	离差平方和	自由度	方差	F 的值	F 临界值
因素 A	$SS_A = st \sum\limits_{i=1}^{r} (\bar{x}_{i\cdot\cdot} - \bar{x})^2$	$r-1$	$\dfrac{SS_A}{r-1}$	$F_A = \dfrac{rs(t-1)SS_A}{(r-1)SS_e}$	$F_{A\alpha}((r-1),\ rs(t-1))$
因素 B	$SS_B = rt \sum\limits_{j=1}^{s} (\bar{x}_{\cdot j \cdot} - \bar{x})^2$	$s-1$	$\dfrac{SS_B}{s-1}$	$F_B = \dfrac{rs(t-1)SS_B}{(s-1)SS_e}$	$F_{B\alpha}((s-1),\ rs(t-1))$
$A\times B$	$SS_{A\times B} = t \sum\limits_{i=1}^{r} \sum\limits_{j=1}^{s} (\bar{x}_{ij\cdot} - \bar{x}_{i\cdot\cdot} - \bar{x}_{\cdot j\cdot} + \bar{x})^2$	$(r-1)(s-1)$	$\dfrac{SS_{A\times B}}{(r-1)(s-1)}$	$F_{A\times B} = \dfrac{rs(t-1)SS_{A\times B}}{(r-1)(s-1)SS_e}$	$F_{A\times B\alpha}((r-1)(s-1),\ rs(t-1))$
误差	$SS_e = \sum\limits_{i=1}^{r} \sum\limits_{j=1}^{s} \sum\limits_{k=1}^{t} (x_{ijk} - \bar{x}_{ij\cdot})^2$ $= SS - SS_A - SS_B - SS_{A\times B}$	$rs(t-1)$	$\dfrac{SS_e}{rs(t-1)}$		
总和	$SS = \sum\limits_{i=1}^{r} \sum\limits_{j=1}^{s} \sum\limits_{k=1}^{t} (x_{ijk} - \bar{x})^2$	$rst-1$			

例 5-6 的计算结果见表 5-16。

表5-16　方差分析表

方差来源	离差平方和	自由度	方差	F 值	F 临界值	结论
施肥方案 A	29.555 6	2	14.777 8	0.290 6	$F_{0.05}(2,24)=3.40$	
深翻方案 B	562.079 1	3	187.359 7	3.683 7	$F_{0.05}(3,24)=3.01$	$p<0.05$
$A\times B$	76.667 7	6	12.778 0	0.251 2	$F_{0.05}(6,24)=2.51$	
误差 e	1 220.669 8	24	50.861 2			
总和	1 888.972 2	35				

学习小结

1. 学习内容

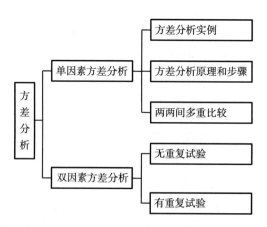

2. 学习方法　单因素方差分析所针对的是多组均值间的比较。它的基本思想是变异分解,即将总变异分解为组间变异和组内变异,再利用 F 分布作出有关的统计推断。

单因素方差分析要求资料满足独立性、正态性、方差齐性的要求。

方差分析拒绝 H_0,说明各总体之间存在显著性差异,但也并不意味着所有水平下的试验结果各不相同,利用多重比较可以判断各组间的关系。

多重比较有多种方法,本书采用的是 q 检验和 S 检验。这些方法的核心问题是如何控制总的第一类错误的大小。

双因素方差分析,若因素 A, B 间交互作用不明显,可以考虑做双因素无重复试验。总离差为 $SS = SS_e + SS_A + SS_B$;若双因素 A, B 间存在明显的交互作用,建议做双因素重复试验。总离差为 $SS = SS_e + SS_A + SS_B + SS_{A \times B}$。

（徐 永）

习题

1. 某药厂采用 4 种不同的方式推销商品,为检验不同方式推销商品的效果是否有显著性差异,现随机抽取样本,得到试验数据见表 5-17,请作出统计决策。

表 5-17　4 种不同推销方式的商品销售量

试验批号	方式一	方式二	方式三	方式四
1	77	95	72	80
2	86	92	77	84
3	80	82	68	79
4	88	91	82	70
5	84	89	75	82

2. 研究者要比较 4 种新型避孕药对雌激素分泌水平的影响。试验对象为相同品系的雌性大鼠,将 23 只大鼠随机分入 4 组,给予相应的药物,两周后通过测量大鼠子宫质量来衡量其雌激素水平,试验数据见表 5-18。问 4 种药物对雌激素水平的影响是否相同?

表 5-18　4 种药物影响下大鼠子宫质量（g）

试验号	药物 1	药物 2	药物 3	药物 4
1	89.8	84.4	65.5	88.4
2	93.8	116.0	79.4	90.2
3	88.4	84.0	65.6	73.2
4	110.2	68.0	70.2	87.7
5	95.6	88.5	82.0	85.6
6	92.3	80.2	68.9	

3. 某农科所试验在水溶液中种植西红柿,采用了 4 种不同的水温和 3 种施肥方法。水温分别 4℃、10℃、16℃和 20℃;3 种施肥方式为 B_1:一开始就给予全部可溶性的肥料,B_2:每两个月给予 1/2 的溶液,B_3:每个月给予 1/4 的溶液。试验结果见表 5-19。问不同水温和施肥的不同方式对西红柿亩产量是否有显著影响?

表5-19　4种水温和3种施肥方法组合后的西红柿亩产量（100kg）

水温（A）	施肥方式（B）		
	B_1	B_2	B_3
A_1　4℃	20	19	21
A_2　10℃	16	15	14
A_3　16℃	9	10	11
A_4　20℃	8	7	6

4. 有3种降低氨基转移酶含量的药物，为了考察它们对甲型肝炎和乙型肝炎患者氨基转移酶降低程度之间的差异是否有统计学意义，收集到表5-20的试验数据，即从两型患者的总体中各随机抽取9例，然后分别随机均分到3个药物组中。假定资料满足参数检验的条件，请作出统计分析。

表5-20　3种药物治疗两种肝炎患者的转氨酶降低值（U/L）

药物种类（A）	肝炎类型（B）	
	甲型 B_1	乙型 B_2
A_1	100,85,90	65,75,100
A_2	120,90,110	45,30,50
A_3	50,60,40	50,60,45

第六章

离散型随机变量的参数估计与检验

学习目标

1. 掌握列联表独立性检验和参照单位法。
2. 熟悉 χ^2 检验的基本思想。
3. 了解总体参数的区间估计和总体率的假设检验。

第四章讨论了连续型变量的参数估计与检验,本章讨论离散型变量的参数估计与检验。

第一节　总体参数的区间估计

在第四章中提到的区间估计方法适用于总体分布服从正态分布的情况,本节讨论总体分布为二项分布和泊松分布的参数的区间估计问题。

一、二项分布参数 p 的置信区间

如第二章所述,二项分布是指在 n 次独立重复试验中,具有某种特征的个体组成的事件 A 发生次数 X,恰好发生 k 次的概率为

$$P\{X=k\} = C_n^k p^k (1-p)^{n-k} \quad (k=1,2,3,\cdots,n)$$

式中 p 为事件 A 发生的概率,也就是具有某种特征的个体发生率,即总体率。一般情况下,总体率往往是未知的,通常用样本率 $\hat{p}=X/n$ 去估计它。

由 $E(X)=np, D(X)=npq$,其中 $q=1-p$,有

$$E(\hat{p}) = E\left(\frac{X}{n}\right) = \frac{1}{n}E(X) = \frac{1}{n} \cdot np = p \tag{6-1}$$

$$D(\hat{p}) = D\left(\frac{X}{n}\right) = \frac{1}{n^2}D(X) = \frac{1}{n^2} \cdot npq = \frac{1}{n}pq \tag{6-2}$$

由式(6-1)可以看出,样本率 $\hat{p}$ 是总体率的无偏估计量,与总体均数的估计一样,除了可用 $\hat{p}$ 估计参数 p 外,还可进行 p 的区间估计。区间估计可分为小样本和大样本两种情形。

（一）小样本情形时 p 的置信区间（查表法）

为求 p 的置信区间,可根据二项分布的分布函数进行精确计算,由于计算工作较复杂,为了免除繁杂的计算,人们制作了二项分布参数 p 的置信区间表（附表 11）。根据 α、n、k 即能在表中查出 p 的 $1-\alpha$ 的置信区间。

例 6-1　在某新药的毒理学研究中,用 10 只小鼠做急性毒性试验,结果有 4 只死亡,试求该药急性致死率的 95% 置信区间。

笔记栏

解　已知 $n=10, k=4, 1-\alpha=0.95$

查附表 11，该药急性致死率的 95% 置信区间为 $(0.122, 0.738)$。

（二）大样本情形时 p 的置信区间（正态近似法）

当样本容量 n 充分大时，近似地有

$$\hat{p} \sim N\left(p, \frac{1}{n}pq\right) \tag{6-3}$$

进而有

$$\frac{\hat{p}-p}{\sqrt{pq/n}} \sim N(0,1) \tag{6-4}$$

因为 n 足够大，可用样本率 $\hat{p}$ 估计总体率 p，所以 $\sqrt{pq/n}$ 可用 $\sqrt{\hat{p}\hat{q}/n}$ 代替，其中 $\hat{q}=1-\hat{p}$ 有

$$\frac{\hat{p}-p}{\sqrt{\hat{p}\hat{q}/n}} \sim N(0,1) \tag{6-5}$$

故 p 的 $1-\alpha$ 置信区间为

$$\hat{p} \pm u_{\alpha/2}\sqrt{\frac{\hat{p}\hat{q}}{n}} \tag{6-6}$$

即

$$\left(\hat{p}-u_{\alpha/2}\sqrt{\frac{\hat{p}\hat{q}}{n}}, \hat{p}+u_{\alpha/2}\sqrt{\frac{\hat{p}\hat{q}}{n}}\right) \tag{6-7}$$

例 6-2　用某种中药治疗皮肤软组织感染患者 200 例，治疗后 160 例痊愈，试估计该药痊愈率的 95% 置信区间。

解　已知 $n=200, \hat{p}=160/200=0.8, \hat{q}=1-\hat{p}=0.2, 1-\alpha=0.95, \alpha=0.05$

查附表 5 得 $\qquad u_{\alpha/2}=u_{0.05/2}=1.96$

由式（6-6）得

$$0.8 \pm 1.96\sqrt{\frac{0.8\times0.2}{200}} \approx 0.8 \pm 0.0554$$

故治愈率的 95% 置信区间为 $(74.46\%, 85.54\%)$。

二、泊松分布参数 λ 的置信区间

设随机变量 X 服从泊松分布，即 $X \sim P(\lambda)$。关于参数 λ 的区间估计，同二项分布参数 p 的区间估计一样，也分为小样本和大样本的两种情形。

（一）小样本情形时 λ 的置信区间（查表法）

小样本时，可由泊松分布的分布函数计算参数 λ 的 $1-\alpha$ 的置信区间。同样，为了免除繁杂的计算，人们制作了泊松分布 λ 的置信区间表（附表 12），根据 α 和 C（C 为 n 个单元的观察数），可以从附表 12 中查得 $n \cdot \lambda$ 的置信区间的下、上限，再分别除以 n，得到总体参数 λ 的置信区间的下、上限。

例 6-3　为检验河水水质，抽取 3 次水样，每次 1ml，经检查共有细菌 20 个，试求该河水每毫升水中所含细菌数的 99% 置信区间。

解　$1-\alpha=0.99 \qquad c=20 \qquad n=3$

查附表 12 得，3ml 水中所含细菌数的 99% 置信区间为

$$(10.35, 34.67)$$

每毫升水中所含细菌数的 99% 置信区间为

$$(3.45, 11.56)$$

（二）大样本情形时 λ 的置信区间

设总体 $X \sim P(\lambda)$，$X_1, X_2, \cdots, X_n$ 是来自总体 X 的一个样本，样本均数 $\overline{X} = \dfrac{1}{n}\sum\limits_{i=1}^{n} X_i$，当 n 充分大时，近似地有 $\overline{X} \sim N(\lambda, \lambda/n)$，进而有

$$\frac{\overline{X} - \lambda}{\sqrt{\lambda/n}} \sim N(0,1) \tag{6-8}$$

由于 $\overline{X}$ 是 λ 的无偏估计量，当样本容量 n 充分大时，常用样本均数 $\overline{X}$ 代替 λ，用 $\sqrt{\overline{X}/n}$ 代替 $\sqrt{\lambda/n}$，因此，近似地有

$$\frac{\overline{X} - \lambda}{\sqrt{\overline{X}/n}} \sim N(0,1) \tag{6-9}$$

在实际工作中，实验数据往往是样本总计数 $X = \sum\limits_{i=1}^{n} X_i$，由于 $\overline{X} = X/n$，因此有

$$\frac{X/n - \lambda}{\sqrt{\overline{X}/n}} \sim N(0,1) \tag{6-10}$$

故参数 λ 的 $1-\alpha$ 置信区间为

$$\frac{X}{n} \pm u_{\alpha/2}\frac{\sqrt{X}}{n} \tag{6-11}$$

或写成

$$\left(\frac{X}{n} - u_{\alpha/2}\frac{\sqrt{X}}{n}, \frac{X}{n} + u_{\alpha/2}\frac{\sqrt{X}}{n} \right) \tag{6-12}$$

进而有总体总计数 $n\lambda$ 的 $1-\alpha$ 置信区间为

$$X \pm u_{\alpha/2}\sqrt{X} \tag{6-13}$$

或写成

$$\left(X - u_{\alpha/2}\sqrt{X}, X + u_{\alpha/2}\sqrt{X} \right) \tag{6-14}$$

例 6-4　用一种计数器测定某放射性标本，10 分钟内获得脉冲数为 16 641，试求每分钟总体脉冲数的 95% 置信区间。

解　$X = \sum\limits_{i=1}^{n} X_i = 16\ 641$　　　$n = 10$　　　$u_{\alpha/2} = u_{0.05/2} = 1.96$

由式 (6-14) 得　　　　$16\ 641 \pm 1.96 \times \sqrt{16\ 641} = 16\ 641 \pm 252.84$

10 分钟总体脉冲数的 95% 置信区间为 $(16\ 388.16, 16\ 893.84)$，故每分钟总体脉冲数的 95% 置信区间为 $(1\ 638.816, 1\ 689.384)$。

第二节　总体率的假设检验

第四章介绍了连续型变量的参数检验问题，离散型变量的参数检验的基本思想和方法与连续型变量有着许多相似之处，尤其是当大样本时，可以将离散型的问题转化为连续型的问题来处理。

一、单个总体率的假设检验

如果 $X \sim B(n,p)$，p 是具有某种特性的个体出现的总体率，但当 n 充分大时，可以用样本率 $\hat{p}$ 去估计总体率 p。如果要研究总体率 p 的值是否等于 p_0，就可用样本资料推断 p 与 p_0 之间的差异是否有统计学意义，需要作检验假设 $H_0 : p = p_0$。

由式(6-4)可知，n 足够大时，可用统计量

$$u = \frac{\hat{p} - p_0}{\sqrt{p_0 q_0 / n}} \tag{6-15}$$

进行检验。

类似连续型变量单个总体均数的 u 检验，可得到单个总体率的 u 检验，结果如表 6-1 所示。

表 6-1　单个总体率的假设检验

	原假设 H_0	备择假设 H_1	检验统计量	统计量的分布	拒绝域
二项分布 大样本时	$p = p_0$	$p \neq p_0$	$u = \dfrac{\hat{p} - p_0}{\sqrt{p_0 q_0 / n}}$	$u \sim N(0,1)$	$\lvert u \rvert \geqslant u_{\alpha/2}$
	$p = p_0$	$p > p_0$			$u \geqslant u_\alpha$
	$p = p_0$	$p < p_0$			$u \leqslant -u_\alpha$

例 6-5　根据以往经验，一般胃溃疡患者 20% 发生胃出血症状，某医院观察 65 岁以上胃溃疡患者 300 例，有 90 例发生胃出血症状，问老年患者是否更容易发生胃出血症状？

解　建立统计假设　$H_0 : p = p_0 = 0.2$；$H_1 : p > 0.2$

计算统计量　根据已知有　$\hat{p} = 90/300 = 0.3$

$$
\begin{aligned}
u &= \frac{\hat{p} - p_0}{\sqrt{p_0 q_0 / n}} \\
&= \frac{0.3 - 0.2}{\sqrt{0.20 \times 0.80 / 300}} \approx 4.330\ 1
\end{aligned}
$$

由 $\alpha = 0.05$，且为右侧检验，查附表 5 得 $u_{0.05} = 1.64$，由 $u = 4.330\ 1 > 1.64$，可知 $P < 0.05$，拒绝 H_0，差异有统计学意义。由 $\hat{p} = 0.3 > 0.2$，可以认为 65 岁以上胃溃疡患者更容易发生胃出血症状。

二、两个总体率的假设检验

现讨论两个离散总体的总体率的假设检验问题。

对于两个总体 $X \sim B(n_1, p_1)$、$Y \sim B(n_2, p_2)$，总体率分别为 p_1 与 p_2，分别抽取容量为 n_1 和 n_2 的样本，样本率 $\hat{p}_1 = m_1/n_1$，$\hat{p}_2 = m_2/n_2$，且 $\hat{p}_1 \neq \hat{p}_2$。现在，根据两样本推断 p_1 与 p_2 的差异是否具有统计学意义，即推断两样本的总体率是否相等，也就是检验假设 $H_0 : p_1 = p_2$；$H_1 : p_1 \neq p_2$。

由式(6-3)可知，n_1 和 n_2 足够大时，近似地有

$$\hat{p}_1 \sim N\left(p_1, \frac{p_1 q_1}{n_1}\right), \quad \hat{p}_2 \sim N\left(p_2, \frac{p_2 q_2}{n_2}\right) \tag{6-16}$$

进而有

$$\frac{(\hat{p}_1 - \hat{p}_2) - (p_1 - p_2)}{\sqrt{\dfrac{p_1 q_1}{n_1} + \dfrac{p_2 q_2}{n_2}}} \sim N(0,1) \tag{6-17}$$

在 $H_0:p_1=p_2=p$ 的假定下,全部数据视为一个总体的样本,用联合样本率作为总体率 p 的估计值,即

$$\hat{p}=\frac{m_1+m_2}{n_1+n_2} \qquad (6\text{-}18)$$

于是得到

$$u=\frac{\hat{p}_1-\hat{p}_2}{\sqrt{\hat{p}\hat{q}\left(\frac{1}{n_1}+\frac{1}{n_2}\right)}}\sim N(0,1) \qquad (6\text{-}19)$$

其中 $\hat{q}=1-\hat{p}$,用 u 作为检验统计量,类似连续型变量两个总体均数的 u 检验,可得到两个总体率的 u 检验,结果如表 6-2 所示。

表 6-2　两个总体率的假设检验

	原假设 H_0	备择假设 H_1	检验统计量	统计量的分布	拒绝域
二项分布 大样本时	$p_1=p_2$	$p_1\neq p_2$	$u=\dfrac{\hat{p}_1-\hat{p}_2}{\sqrt{\hat{p}\hat{q}\left(\frac{1}{n_1}+\frac{1}{n_2}\right)}}$	$u\sim N(0,1)$	$\lvert u\rvert\geq u_{\alpha/2}$
	$p_1=p_2$	$p_1>p_2$			$u\geq u_\alpha$
	$p_1=p_2$	$p_1<p_2$			$u\leq -u_\alpha$

例 6-6　某医生收集到甲、乙两种药物治疗消化道溃疡愈合的资料,甲药治疗 85 例,愈合 64 例;乙药治疗 84 例,愈合 51 例。问两种药物治疗消化道溃疡的愈合率有无差异?

解　建立统计假设　　$H_0:p_1=p_2;H_1:p_1\neq p_2$

计算统计量　　　　由 $n_1=85,m_1=64,n_2=84,m_2=51$,得

$$\hat{p}_1=\frac{64}{85}=0.752\,9$$

$$\hat{p}_2=\frac{51}{84}=0.607\,1$$

由式(6-18)得　　　　$\hat{p}=\dfrac{64+51}{85+84}\approx 0.680\,5$

$$\hat{q}=1-\hat{p}=0.319\,5$$

$$u=\frac{\hat{p}_1-\hat{p}_2}{\sqrt{\hat{p}\hat{q}\left(\frac{1}{n_1}+\frac{1}{n_2}\right)}}$$

$$=\frac{0.752\,9-0.607\,1}{\sqrt{0.680\,5\times 0.319\,5\times\left(\frac{1}{85}+\frac{1}{84}\right)}}\approx 2.032\,4$$

由 $\alpha=0.05$ 查附表 5 得 $u_{\alpha/2}=u_{0.05/2}=1.96$,因 $\lvert u\rvert=2.032\,4>1.96$,可知 $P<0.05$,拒绝 H_0,差异有统计学意义。因为甲药的愈合率为 75.29%,乙药的愈合率为 60.71%,可以认为甲药的愈合率比乙药的愈合率高。

第三节　列联表独立性检验

在实际工作中,常需将试验对象按两个原则(或属性)进行分类,并要考察这些属性是否相互独立。解决这类问题时,先按两属性分类,再将分类后的数据列成表,称为列联表,然后

作检验假设,故这类问题又称为列联表独立性检验。R 行 C 列的列联表称为 $R \times C$ 列联表,比如,例 6-7 中表 6-4 是按"疗法"和"疗效"分类的 2×2 列联表;例 6-8 中表 6-6 是按"疗法"和"证型"分类的 3×3 列联表;例 6-9 中表 6-7 是按"镇痛方法"和"效果"分类的 4×2 列联表。列联表独立性检验一般用 χ^2 检验。

一、2×2 列联表中独立性检验

(一) χ^2 检验的基本思想

2×2 列联表是最简单和最常用的列联表,又称其为四格表,四格表的基本形式见表 6-3。

表 6-3　2×2 列联表的一般形式

属性 X	属性 Y		行总和 $O_{i.}$
	Y_1	Y_2	
X_1	$O_{11}(E_{11})$	$O_{12}(E_{12})$	$O_{1.} = O_{11}+O_{12}$
X_2	$O_{21}(E_{21})$	$O_{22}(E_{22})$	$O_{2.} = O_{21}+O_{22}$
列总和 $O_{.j}$	$O_{.1} = O_{11}+O_{21}$	$O_{.2} = O_{12}+O_{22}$	n

表 6-3 中最基本的数据(也称实际频数)只有 $O_{11}, O_{12}, O_{21}, O_{22}$,其余数据均由这四个数计算而得,这也是称其为四格表的原因。$E_{11}, E_{12}, E_{21}, E_{22}$ 为相应的理论频数,可由式(6-20)计算。

下面通过例 6-7 来具体说明 2×2 列联表检验的基本原理。

例 6-7　某中医院收治 376 例胃脘痛患者,随机分成两组,分别用新研制的中药胃金丹和西药治疗,结果如表 6-4 所示。探讨两种药物疗效有无显著性差异($\alpha = 0.05$)。

表 6-4　两种药物治疗胃脘痛的结果

组别	有效例数	无效例数	合计
胃金丹	271(253.2447)	5(22.7553)	276
西药组	74(91.7553)	26(8.2447)	100
合计	345	31	376

在此例中,胃金丹的有效率 $\hat{p}_1 = 271/276 \approx 0.9819$;西药组的有效率 $\hat{p}_2 = 74/100 \approx 0.7400$。两个样本的有效率存在差异,现需要根据样本数据推断两种疗法的有效率 p_1 和 p_2 是否存在差异,即需检验假设 $H_0: p_1 = p_2$。若 H_0 成立,说明两组疗效相同,也就是"疗法"对"疗效"无影响,即"疗法"与"疗效"两者相互独立。探讨两种药物疗效有无显著性差异,也可以说是探讨疗法与疗效是否独立。

检验假设 $H_0: p_1 = p_2$,若 H_0 成立,则两个样本可以看成来自同一个总体,即两个总体的有效率相同。现假设 H_0 成立,此时,将全部数据视为来自一个总体的样本,联合样本的有效率 $\hat{p} = 345/376 \approx 0.9175532$ 作为该总体有效率的估计值,则两个总体的有效率应与 $\hat{p}$ 相同。

据此,理论上可以得到胃金丹有效人数的理论频数

$$E_{11} = 276 \times \hat{p} = 276 \times \frac{345}{376} \approx 276 \times 0.9175532 = 253.2447$$

同样,可以得到西药组有效人数的理论频数

$$E_{21} = 100 \times \hat{p} = 100 \times \frac{345}{376} \approx 100 \times 0.9175532 = 91.7553$$

同理,可得到总体无效率的估计值,进而计算出 E_{12}、E_{22},结果见表 6-4。

上述计算理论频数的公式可用式(6-20)表示

$$E_{ij} = \frac{O_{i\cdot} \cdot O_{\cdot j}}{n} \tag{6-20}$$

其中, E_{ij} 表示 i 行 j 列的理论频数, $O_{i\cdot}$ 为第 i 行的合计数, $O_{\cdot j}$ 为第 j 列的合计数, n 为总合计数。这个结论在 $R \times C$ 列联表中也成立。

要比较两种用药方法的有效率有无差异,可以比较表6-4中(也适用于表6-5)每个格子的实际频数与理论频数的差异即 $O-E$ 的大小,由于此值受到实际观察例数多少的影响,由此可得到检验统计量

$$\chi^2 = \sum_{i=1}^{R} \sum_{j=1}^{C} \frac{(O_{ij} - E_{ij})^2}{E_{ij}} \quad f = (R-1)(C-1) \tag{6-21}$$

式(6-21)为 χ^2 检验的理论公式,亦称 Pearson χ^2。其中, O_{ij} 和 E_{ij} 分别为 i 行 j 列的实际频数和理论频数, f 为自由度,四格表资料的自由度 $f=1$。

由于式(6-21)中每个格子的理论频数 E,是在假定两组有效率相等(均等于两组合计的有效率)的情况下计算出来的,故 χ^2 值越大,说明两组总体有效率不同的可能性就越大。

(二) 四格表 χ^2 检验的基本步骤

结合例6-7,给出 2×2 列联表 χ^2 检验的基本步骤。

1. 建立统计假设 $H_0 : p_1 = p_2$ 即两种疗法的有效率相同;

$\qquad\qquad\qquad H_1 : p_1 \neq p_2$ 即两种疗法的有效率不同。

2. 计算统计量 首先按式(6-20)计算 E_{ij}。实际计算时,在求得一个格子的理论频数后,其他三个格子的理论频数可根据行或列的合计数与该格子的理论频数求得。例如:求得 $E_{11} = 253.244\ 7$ 后, $E_{12} = 276 - 253.244\ 7 = 22.755\ 3$,与用式(6-20)计算结果相同。

然后计算 χ^2 统计量,将表6-4中的 O 与 E 的值代入基本公式(6-21)得

$$\chi^2 = \frac{(271-253.244\ 7)^2}{253.244\ 7} + \frac{(5-22.755\ 3)^2}{22.755\ 3} + \frac{(74-91.755\ 3)^2}{91.755\ 3} + \frac{(26-8.244\ 7)^2}{8.244\ 7} \approx 56.771\ 3$$

3. 查临界值 由 $\alpha = 0.05$,查附表6得 $\chi^2_{0.05}(1) = 3.841$。

4. 做出统计推断 由 $\chi^2 > \chi^2_{0.05}(1)$,可知 $P < 0.05$,拒绝 H_0,差异有统计学意义。因为胃金丹的有效率为98.19%,西药组的有效率为74%,可以认为胃金丹的有效率比西药组的有效率高。

为了简化计算,省去求理论频数的过程,可将理论公式(6-21)转化为四格表专用公式

$$\chi^2 = \frac{(O_{11}O_{22} - O_{12}O_{21})^2 n}{(O_{11}+O_{12})(O_{21}+O_{22})(O_{11}+O_{21})(O_{12}+O_{22})} \tag{6-22}$$

由式(6-21)和式(6-22)计算的 χ^2 只是近似地服从连续型随机变量 χ^2 分布。当自由度为1,且有理论频数小于5时,这种近似性就差一些。为此,美国统计学家 Yates(1934)提出了一个连续校正公式,校正后的 χ^2 值记为 χ_c^2。

$$\chi_c^2 = \sum_{i=1}^{2} \sum_{j=1}^{2} \frac{(|O_{ij} - E_{ij}| - 0.5)^2}{E_{ij}} \tag{6-23}$$

或其等价形式

$$\chi_c^2 = \frac{(|O_{11}O_{22} - O_{12}O_{21}| - 0.5n)^2 n}{(O_{11}+O_{12})(O_{21}+O_{22})(O_{11}+O_{21})(O_{12}+O_{22})} \tag{6-24}$$

鉴于以上原因,在分析四格表资料时,需根据样本含量 n 和每个格子的理论频数 E 的取值不同而使用不同公式。

(1)当 $n \geq 40$,且 $E \geq 5$ 时,用四格表的理论公式(6-21)或四格表的专用公式(6-22)。

（2）当 $n \geqslant 40$，且有 $1 \leqslant E < 5$ 时，用四格表的校正公式（6-23）或式（6-24）。

（3）当 $n < 40$，或存在 $E < 1$ 时，不能用 χ^2 检验，只能用确切概率法计算概率，即 Fisher 确切概率法（可参考本教材的学习指导或相关书籍）。

二、$R \times C$ 列联表中独立性检验

$R \times C$ 列联表的一般形式见表 6-5。$R \times C$ 列联表的 χ^2 检验用于双向无序表的多个率或多个构成比的比较，以及两个分类变量间的关联性检验。

表 6-5　$R \times C$ 列联表的一般形式

属性	属性				行总和 $O_i.$
	1	2	...	C	
1	$O_{11}(E_{11})$	$O_{12}(E_{12})$	...	$O_{1C}(E_{1C})$	$O_1.$
2	$O_{21}(E_{21})$	$O_{22}(E_{22})$	...	$O_{2C}(E_{2C})$	$O_2.$
⋮	⋮	⋮	⋮	⋮	⋮
R	$O_{R1}(E_{R1})$	$O_{R2}(E_{R2})$	...	$O_{RC}(E_{RC})$	$O_R.$
列总和 $O_{.j}$	$O_{.1}$	$O_{.2}$	...	$O_{.C}$	n

$R \times C$ 列联表 χ^2 检验的基本原理与前面介绍的四格表 χ^2 检验的基本原理相同，经推导可将式（6-21）改为其等价式

$$\chi^2 = n\left(\sum_{i=1}^{R}\sum_{j=1}^{C}\frac{O_{ij}^2}{O_i. O_{.j}} - 1\right) \qquad f = (R-1)(C-1) \qquad (6\text{-}25)$$

此时，要求 $R \times C$ 列联表资料中每个格子的理论频数 $E \geqslant 5$ 或 $1 \leqslant E < 5$ 的格子数不超过总格子数的 $1/5$。当有 $E < 1$ 或 $1 < E < 5$ 的格子数较多时，可采用并行并列、删行删列、增大样本容量等方法使其满足条件，也可用确切概率法计算。

例 6-8　某中医院用 3 种治疗方法治疗 413 例糖尿病患者，资料如表 6-6 所示，为避免不同中医证型对疗效比较的影响，分析 3 种疗法治疗的患者按 3 种中医分型的构成比有无显著性差异（$\alpha = 0.05$）。

表 6-6　三组糖尿病患者证型的构成

疗法	气阴两虚组	阴阳两虚组	血瘀气滞型	合计
中医	34	62	28	124
西医	27	28	20	75
中西医结合	57	105	52	214
合计	118	195	100	413

解　建立统计假设　H_0：构成比无显著性差异；H_1：构成比有显著性差异。

计算统计量。由式（6-25）有

$$\chi^2 = 413\left(\frac{34^2}{124 \times 118} + \frac{62^2}{124 \times 195} + \frac{28^2}{124 \times 100} + \cdots + \frac{52^2}{214 \times 100} - 1\right) \approx 4.020\,5$$

$$f = (R-1)(C-1) = (3-1) \times (3-1) = 4$$

由 $\alpha = 0.05$ 查附表 6 得 $\chi^2_{0.05}(4) = 9.488$。因 $\chi^2 < \chi^2_{0.05}(4)$，可知 $P > 0.05$，接受 H_0，差异无统计学意义。所以，不能认为 3 种疗法治疗的患者按 3 种中医分型的构成比有显著性差异。

例 6-9　某医院以 400 例待产妇为观察对象，将其分为 4 组，每组 100 例，分别给予不同

的镇痛处理,观察的镇痛效果见表6-7。问4种镇痛方法的效果有无差异($\alpha = 0.05$)?

表6-7　4种镇痛方法的效果比较

镇痛方法	例数	有效	无效
颈麻	100	41	59
注药	100	94	6
置栓	100	89	11
对照	100	27	73
合计	400	251	149

解　建立统计假设　$H_0: p_1 = p_2 = p_3 = p_4$ 即4种镇痛方法的有效率相同;H_1:4种镇痛方法的有效率不全相同。

计算统计量。由式(6-25)有

$$\chi^2 = 400\left(\frac{41^2}{100 \times 251} + \frac{94^2}{100 \times 251} + \frac{89^2}{100 \times 251} + \frac{27^2}{100 \times 251} + \frac{59^2}{100 \times 149} + \right.$$

$$\left. \frac{6^2}{100 \times 149} + \frac{11^2}{100 \times 149} + \frac{73^2}{100 \times 149} - 1 \right) \approx 146.175$$

$$f = (R-1)(C-1) = (4-1) \times (2-1) = 3$$

由 $\alpha = 0.05$ 查附表6得 $\chi^2_{0.05}(3) = 7.815$。因 $\chi^2 > \chi^2_{0.05}(3)$,可知 $P < 0.05$,拒绝 H_0,差异有统计学意义,即4种镇痛方法的有效率不全相同。

三、有关列联表资料的分类及统计方法

列联表资料可分为双向无序,单向有序,双向有序且属性相同和双向有序且属性不同4种类型。

1. 双向无序列联表　是指两个分类变量,皆为无序分类变量,如表6-4、表6-6所示。对于该类资料可用 $R \times C$ 列联表的 χ^2 检验。

2. 单向有序列联表　有两种形式:一种是列联表中的分组变量(如年龄)是有序的,而属性变量(如传染病的类型)是无序的。其研究目的通常是分析不同年龄组各种传染病的构成情况,此种资料用 $R \times C$ 列联表的 χ^2 检验进行分析。另一种是列联表中的分组变量(如疗法)为无序的,而属性变量(如疗效按等级分组)是有序的,其研究目的是比较不同疗法的疗效,此种资料宜用秩和检验进行分析,或用 Ridit 分析进行分析。

3. 双向有序且属性相同列联表　是指表中的两分类变量皆为有序且属性相同,如用两种检测方法同时对同一批样品的测定结果。其研究目的是了解两变量观测结果是否一致,此时宜用一致性检验(或称 Kappa 检验)(可参考相关书籍)。

4. 双向有序且属性不同列联表　是指表中两分类变量均为有序,但属性不同,如年龄与冠状动脉的关系。对于该类资料,可根据研究目的的不同选用不同的检验方法。①研究目的是分析不同年龄组患者疗效之间有无差别时,可把它视为单向有序列联表资料;②研究目的是分析两有序分类变量间是否存在相关关系,宜用等级相关分析等(可参考相关书籍);③研究目的是分析两有序分类变量间是否存在线性变化趋势,宜用有序分组资料的线性趋势检验(可参考相关书籍)。

第四节　参照单位法（Ridit 分析）

对于等级资料的两组或多组比较,可以用秩和检验进行分析,若各组样本容量均充分大时,还可以使用 Ridit 分析,即参照单位法进行分析。

一、Ridit 分析原理

Ridit 分析简称 R 检验,其基本思想是先确定一个参照组作为特定总体,参照组一般选样本容量明显大于其他组或该组为通常选用的传统方法或各比较组的合并组,其他样本组称为对比组。然后,用选定的参照组计算各等级组的 Ridit 值 R,用 R 值计算各对比组的平均 Ridit 值,记为 $\bar{R}_\text{比}$,进行比较。

设参照组分为如表 6-8 所示的 k 个等级,其中 m_i 为第 i 个等级的频数,总频数记为 $n = \sum_{i=1}^{k} m_i$,f_i 为第 i 个等级的频率。

表6-8　参照组等级

等级	频数	频率
1	m_1	f_1
2	m_2	f_2
⋮	⋮	⋮
k	m_k	f_k
合计	n	1

设第 i 个等级 R 值为 R_i,且定义

$$R_i = f_1 + f_2 + \cdots + f_{i-1} + \frac{1}{2}f_i \qquad i = 1, 2, \cdots, k \tag{6-26}$$

可以证明,随机变量 R 值服从均匀分布,概率密度函数 $f(x) = 1(0 \leq x \leq 1)$;$R$ 值的均数 $\bar{R} = 0.5$,方差为 $\sigma_R^2 = \frac{1}{12}$。各对比组的 $\bar{R}_\text{比}$ 按各等级频数与相应参照组 R 值的加权平均计算,即

$$\bar{R}_\text{比} = \frac{\sum_{i=1}^{k} m_{\text{比}i} R_i}{n_\text{比}} \tag{6-27}$$

其中,$m_{\text{比}i}$ 为对比组第 i 个等级的频数,$n_\text{比}$ 为该对比组样本容量(或总频数)。

如果等级是由"劣"到"优"排序,则 $\bar{R}_\text{比}$ 越大越好;反之,越小越好。但不能单纯以各组 $\bar{R}_\text{比}$ 值的大小来判断各组差异,需利用置信区间或统计检验方法进行判断。

当 n 足够大时,$\bar{R}$ 近似服从正态分布,即 $\bar{R} \sim N\left(\mu_R, \frac{1}{12n}\right)$,总体均数 μ_R 的置信度 $1-\alpha$ 的置信区间为

$$\bar{R} \pm u_{\alpha/2} \frac{1}{\sqrt{12n}} \tag{6-28}$$

如果 R 值是按照某一组为参照组计算的,参照组 $\bar{R}$ 值为 0.5。若对比组的置信区间含

有 0.5,说明该组与参照组无显著性差异;反之,则有显著性差异;根据 0.5 偏于置信区间的左侧或右侧,同时结合等级优劣顺序具体判断。

如果 R 值是按照合计组计算的,可以通过两个对比组的置信区间有无重叠进行差异比较。若有较多重叠,说明两组间等级无显著性差异;若无重叠,说明有差异;若两组间重叠较少,宜采用假设检验进行精确比较。

进行假设检验时,各对比组与参照组比较、两个对比组进行比较、多个对比组进行比较的统计量分别为

$$u = (\bar{R}-0.5)\sqrt{12n} \tag{6-29}$$

$$u = \frac{\bar{R}_1 - \bar{R}_2}{\sqrt{\frac{1}{12}\left(\frac{1}{n_1}+\frac{1}{n_2}\right)}} \tag{6-30}$$

$$\chi^2 = 12\sum_{i=1}^{k} n_i (\bar{R}_i - 0.5)^2 \qquad f=k-1 \tag{6-31}$$

二、样本与总体比较的 Ridit 分析

在进行两组比较时,如果遇到某一组的频数明显大于另外一组,或者该组为通常选用的传统方法,则选该组作为参照组。

例 6-10　某医生用两种疗法治疗溃疡病,疗效见表 6-9。问两种疗法的疗效有无差异?

表 6-9　两种疗法的效果

疗法	疗效				合计
	无效	好转	显效	治愈	
甲法	13	20	11	10	54
乙法	14	59	193	314	580

解

1. 选定参照组,计算参照组的 R 值。

由于乙法的频数明显大于甲法,故选乙法作为参照组。先将参照组的频数计算成频率,再按照公式(6-26)计算出各等级的 R 值。计算结果见表 6-10。

表 6-10　参照组各等级 R 值计算表

等级 k	参照组频数 m_i	频率 f_i	R_i
无效	14	0.024 1	0.012 1
好转	59	0.101 7	0.075 0
显效	193	0.332 8	0.292 2
治愈	314	0.541 4	0.729 3
合计	580	1.000	

2. 计算对比组的 $\bar{R}_{比}$ 值　由式(6-27)计算得

$$\bar{R}_{甲} = \frac{13\times0.012\ 1+20\times0.075\ 0+11\times0.292\ 2+10\times0.729\ 3}{54} \approx 0.225\ 3$$

3. 计算对比组总体的置信区间　由 $\alpha=0.05$,查附表 5 得 $u_{0.05/2}=1.96$

由式(6-28)有　$0.225\ 3\pm1.96\frac{1}{\sqrt{12\times54}} \approx 0.225\ 3\pm0.077\ 0$

可得甲法的 95% 置信区间为 $(0.148\,3,0.302\,3)$。

4. 做出统计推断　甲法的 95% 置信区间不包括 0.5，按 $\alpha=0.05$ 水准，可以认为甲法与乙法的疗效有显著性差异。由于 0.5 在 $(0.148\,3,0.302\,2)$ 右侧，且等级是由"劣"到"优"排序，说明乙法比甲法有效。

三、两样本比较的 Ridit 分析

在进行两组比较时，如果遇到两组的总频数没有明显区别，也不存在传统参照之分，可用此方法，它是把两组等级频数进行合计后构成参照组。

例 6-11　用两种药物治疗冠心病，观察心电图的改善情况，疗效见表 6-11 中第 1、第 2、第 3 列。问两种方法的疗效是否存在差异？

表 6-11　两种药物的效果比较

等级(1)	药物 1(2)	药物 2(3)	合计(4)	频率 f_i(5)	R_i(6)
加重	1	5	6	0.055 0	0.027 5
无效	18	35	53	0.486 2	0.298 1
改善	26	9	35	0.321 1	0.701 8
显效	10	5	15	0.137 6	0.931 1
合计	55	54	109	1.000	

解

1. 选定参照组，计算参照组的 R 值。

两组等级的频数合计后构成参照组，见表 6-11 中第 4 列。先将参照组的频数计算成频率，再按照公式(6-26)计算出各等级的 R 值。

2. 计算对比组的 $\overline{R}_{\text{比}}$ 值　由式(6-27)得

$$\overline{R}_1=\frac{1\times0.027\,5+18\times0.298\,1+26\times0.701\,8+10\times0.931\,1}{55}\approx0.599\,1$$

$$\overline{R}_2=\frac{5\times0.027\,5+35\times0.298\,1+9\times0.701\,8+5\times0.931\,1}{54}\approx0.398\,9$$

3. 计算对比组总体的置信区间　由 $\alpha=0.05$，查附表 5 得 $u_{0.025}=1.96$。
由式(6-28)得两组总体的 95% 置信区间为

药物 1 组：$0.599\,1\pm1.96\dfrac{1}{\sqrt{12\times55}}\approx0.599\,1\pm0.076\,3$，即 $(0.522\,8,0.675\,4)$

药物 2 组：$0.398\,9\pm1.96\dfrac{1}{\sqrt{12\times54}}\approx0.398\,9\pm0.077\,0$，即 $(0.321\,9,0.475\,9)$

4. 作出推断　因为两组的置信区间没有重叠，说明两种疗法的疗效有差异。又因为 $\overline{R}_1>\overline{R}_2$，且等级是由"劣"到"优"排序，所以药物 1 的疗效优于药物 2 的疗效。

另外，在进行多组比较时，即多样本比较的 Ridit 分析，可参照上述两种方法进行。若遇到某一组的样本容量明显大于其他组，或者该组为通常选用的传统方法，可用样本与总体比较的 Ridit 分析，选该组作为参照组；若遇到各组的样本容量没有明显区别，也不存在传统参照之分，则与两个样本比较的 Ridit 分析相类似，亦可采用各等级下各组频数的合计构造参照组。当参照组确定后，参照组的 R 值、对比组的 $\overline{R}_{\text{比}}$ 值、对比组总体的置信区间及推断结论的方法等，均与前面所述相同。

学习小结

1. 学习内容

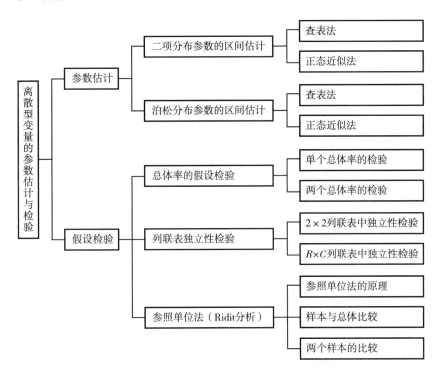

2. 学习方法 本章要结合连续型变量的参数估计与检验,明确离散型变量的参数估计与检验的基本思想和方法。注意 χ^2 检验在列联表独立性检验中的原理及特点, Ridit 分析原理及适用范围。

(缪素芬 魏国强)

习题

1. 简述 χ^2 检验的基本思想。

2. 简述四格表 χ^2 检验的主要步骤,并说明什么情况下用校正公式。

3. 简述 Ridit 分析原理。

4. 给 15 只同品系的动物分别注射某种药物,结果有 3 只死亡,试求总体死亡率的 95% 置信区间。

5. 为研究某药物的疗效,随机抽取 200 名患者进行试验,结果 180 人有效,试估计该药总体有效率的 95% 置信区间。

6. 为检验某河水质的优劣,取 10ml 水样进行检查,观察到某种细菌 25 个,试求此河每毫升水中所含此种细菌数的 95% 置信区间。

7. 用一种计数器测定某放射性标本,每隔 7.5 秒测量一次,10 分钟获得脉冲数为 16 784,试求每分钟脉冲数的 95% 置信区间。

8. 随机调查某地区从事传染病防治工作的人员 150 名,作乙型肝炎的血清检查,结果发现其中 35 人阳性,已知该地区其他工作人员的阳性率为 17%,试问传染病防治人员的阳性率是否显著高于其他人员？

9. 抽查某库房保存的两批首乌注射液,第一批随机抽 240 支,发现 15 支变质;第二批随机抽 180 支,发现 14 支变质。试问第一批首乌注射液的变质率是否低于第二批?

10. 某院利用中草药制成止血粉 A、B 两种,分别作犬股动脉全断大出血止血试验。用 A 种止血粉处理了 70 只犬,用 B 种止血粉处理了 60 只犬,结果见表 6-12。试判断止血效果与止血粉种类是否有关?

表6-12 两种止血粉的试验结果

止血粉	成功	未成功	合计
A	40	30	70
B	10	50	60
合计	50	80	130

11. 在某单位进行冠心病普查,研究冠心病与眼底动脉硬化的关系,其资料如表 6-13 所示。问冠心病与眼底动脉硬化级别是否有关?

表6-13 某单位冠心病与眼底动脉硬化普查结果

眼底动脉硬化级别	冠心病诊断结果			合计
	正常	可疑	冠心病	
无	340	11	6	357
Ⅰ	73	13	6	92
Ⅱ	97	18	18	133
Ⅲ	11	9	6	26
合计	521	51	36	608

12. 某院用三种方剂治疗某病,疗效见表 6-14。问三种方剂的疗效有无差异?

表6-14 三种方剂的治疗结果

疗效	糖衣片	黄酮片	复方组
无效	48	5	13
好转	184	16	36
显效	77	18	11
控制	52	19	17
合计	361	58	77

◇◇◇ 第七章 ◇◇◇

非参数检验

1. 掌握配对设计的秩和检验、完全随机设计的秩和检验、配伍组设计的秩和检验。
2. 熟悉非参数检验的思想方法。
3. 了解多组间的两两比较。

假设检验的统计方法,从其统计假设的角度可分为两类:参数检验与非参数检验。凡是以特定的总体分布为前提,对未知的总体参数作出推断的假设检验方法统称为参数检验,前面章节介绍的 u 检验、t 检验和方差分析都是参数检验。它们的共同特点是总体分布正态,并满足某些总体参数的假定条件。然而,在实践中我们常常会遇到一些资料的总体分布并不明确,或者总体参数的假设条件不成立,不能使用参数检验。这一类问题的检验应该采用统计学中的另一类方法,即非参数检验。非参数检验不以特定的总体分布为前提,也不针对决定总体分布的几个参数做推断,故又称任意分布检验。

非参数检验对总体分布没有任何限制,它具有广泛的应用性。对偏态分布资料、总体分布类型不明的资料、离散程度悬殊的资料、个别数据偏离过大或数据的某一端无确定数值的资料都能适用,尤其适用于等级资料。资料符合参数检验的条件时,应首选参数检验,否则会导致检验效能降低。不过可以证明,一些重要的非参数统计方法与相应的参数统计方法相比,检验效能的损失很小。

秩和检验是在非参数检验中占有重要地位且检验效能较高的一种方法。所谓秩,实际上就是将数据按从小到大进行排序,给出 1,2,3,…排列序号或等级的一种编码。

第一节 配对符号秩和检验

符号秩和检验可用来推断配对资料差值的总体中位数是否为 0 和推断样本中位数与总体中位数是否相等。

一、配对比较的符号秩和检验

Wilcoxon 符号秩和检验可用来推断配对资料差值的总体中位数是否为 0,H_0:差值总体中位数 $M_d=0$。

为了计算检验统计量 T 值,我们首先对配对资料求配对差值;其次,依差值的绝对值从小到大编秩,再给差值冠以正、负号。编秩时如遇差值等于 0,可舍去不计,同时样本容量相应减少;如遇绝对值相等的差值,符号相同可顺次编秩或取平均秩,符号相反必须取平均秩次。最后分别求出正、负秩次之和,正秩和以 T_+ 表示,负秩和的绝对值以 T_- 表示,T_+ 及 T_- 之和应等于 $n(n+1)/2$。可任取 T_+(或 T_-)作为检验统计量 T,为查表方便,一般取绝对值较小者为 T。

当 $n \le 5$ 时,不能得出拒绝 H_0 的结论,或者当 $5 < n \le 25$ 时,查 T 界值表(附表15),得出 P 值。若检验统计量 T 值在上、下界值范围内,其 P 值大于该表上方相应概率水平;若 T 值在上、下界值范围外,其 P 值小于该表上方相应概率水平。

随着 n 的增大,T 的分布逐渐逼近均数为 $n(n+1)/4$、方差为 $n(n+1)(2n+1)/24$ 的正态分布。$n > 25$ 时,T 分布已较好地近似正态分布,故可用连续的 u 检验近似,即

$$u = \frac{\left| T - n(n+1)/4 \right| - 0.5}{\sqrt{n(n+1)(2n+1)/24}} \tag{7-1}$$

在相同差值太多时,或者 T 值在界值接近,用式(7-1)计算的 u 值偏小,应改用校正公式(7-2),即

$$u_c = \frac{\left| T - n(n+1)/4 \right| - 0.5}{\sqrt{\dfrac{n(n+1)(2n+1)}{24} - \dfrac{\sum (t_j^3 - t_j)}{48}}} \tag{7-2}$$

式(7-2)中,t_j 为第 j 个相同秩次的个数。

例7-1　某卫生工程技术员搜集了12个不同地点在37℃下42小时前后污水所产生的硫化氢含量,数据见表7-1的第(1)、(2)行,问污水在42小时前后所产生的硫化氢是否有所不同?

表7-1　污水的无氧发酵在37℃下42h前后产生的硫化氢含量(ppm)

(1)42h前	210	221	218	228	220	227	223	224	192	243	241	190
(2)42h后	202	224	218	238	222	236	228	230	166	240	241	202
(3)差值	8	-3	0	-10	-2	-9	-5	-6	26	3	0	-12
(4)秩次	6	-2.5	—	-8	-1	-7	-4	-5	10	2.5	—	-9

解　本例为小样本的配对资料,对配对差值经正态性检验得 $P < 0.05$,即差值不服从正态分布,不宜选用配对 t 检验,所以选用 Wilcoxon 符号秩和检验。

1. 建立检验假设　H_0:差值总体中位数 $M_d = 0$;H_1:差值总体中位数 $M_d \ne 0$。

2. 计算检验统计量 T 值　计算配对资料的差值,见表7-1的第(3)行。编秩结果见表7-1的第(4)行。$T_- = 36.5$,$T_+ = 18.5$,它们的和为55,样本容量为 $n = 12 - 2 = 10$,$10(10+1)/2 = 55$,可见 T_+ 和 T_- 计算无误。取 $T = 18.5$。

3. 推断　由 $n = 10$,$T = 18.5$,查配对比较符号秩和检验用 T 界值表(附表15),得到双侧 0.05 对应的范围(8,47),$T = 18.5$ 落在此范围内,得 $P > 0.05$。按 $\alpha = 0.05$ 水准,不拒绝 H_0,检验差异无统计学意义,故不能认为污水在 42 小时前后所产生的硫化氢含量有差别。

二、样本中位数与总体中位数比较的符号秩和检验

符号秩和检验也可用来推断样本中位数与总体中位数是否相等。H_0:总体中位数等于已知中位数。

例7-2　已知某地正常人尿氟含量的中位数为 45.30μmol/L,现从该地某厂随机抽取12名工人,测得尿氟含量(μmol/L)数值见表7-2第(1)列,问该厂工人的尿氟含量是否高于当地正常人。

表7-2 某厂12名工人尿氟含量中位数的符号秩和检验的计算

尿氟含量 （1）	（1）－45.30 （2）	秩次 （3）
44.21	−1.09	−1.5
45.30	0	−
46.39	1.09	1.5
49.47	4.17	3
51.05	5.75	4
53.16	7.86	5
53.26	7.96	6
54.37	9.07	7
57.16	11.85	8
67.37	22.07	9
71.05	25.75	10
87.37	42.07	11

解 表7-2第（2）列为样本各观察值与已知总体中位数的差值，对差值做正态性检验得 $P<0.05$，即差值不服从正态分布，不宜选用单样本 t 检验，所以选用 Wilcoxon 符号秩和检验。

1. 建立检验假设 H_0：总体中位数等于45.30，即该厂工人的尿氟含量与当地正常人相同；H_1：总体中位数大于45.30，即该厂工人的尿氟含量高于当地正常人。

2. 计算检验统计量 T 值 计算尿氟含量与已知总体中位数45.30的差值，见表7-2第（2）列。编秩结果见表7-2的第（3）列，$T_+=64.5$，$T_-=1.5$。可取 $T=1.5$。

3. 推断 由 $n=11$，$T=1.5$，查配对比较符号秩和检验用 T 界值表（附表15），得到单侧0.05对应的范围（13，53），$T=1.5$ 落在此范围外，得 $P<0.05$。按照 $\alpha=0.05$ 水准拒绝 H_0，检验差异有统计学意义，可以认为该厂工人的尿氟含量高于当地正常人。

第二节 完全随机设计两样本比较的秩和检验
（Wilcoxon 两样本比较秩和检验）

F. Wilcoxon 于1945年提出的秩和检验方法用于两个总体分布位置的比较。它在应用上有很大意义，同时，也正是由于它的提出，极大地推动了秩方法的发展。

一、两组连续型变量的秩和检验

Wilcoxon 两样本比较秩和检验可用于两个总体分布位置的比较问题。H_0：两总体分布相同。

资料编秩时，将两组数据由小到大统一编秩，遇相同数值在同一组内，可顺次编秩，也可取平均秩；当相同数值出现在不同组时，则必须取平均秩次。分别求出两组秩次之和后，取样本容量较小组的秩和作为检验统计量 T，若样本容量相同，可任取一组的秩和作为检验统计量 T。

当 $n_1 \le 10$ 且 $n_2-n_1 \le 10$ 时，查 T 界值表（附表16），得出 P 值。若检验统计量 T 值在上、

下界值范围内,其 P 值大于相应概率水平;若 T 值在上、下界值范围外,其 P 值小于相应概率水平。

当 $n_1 > 10$ 或 $n_2 - n_1 > 10$ 时,T 的分布接近均数为 $n_1(N+1)/2$、方差为 $n_1 n_2(N+1)/12$ 的正态分布。故可按式(7-3)计算 u 值

$$u = \frac{|T - n_1(N+1)/2| - 0.5}{\sqrt{n_1 n_2(N+1)/12}}$$ (7-3)

式(7-3)中,$N = n_1 + n_2$,0.5 为连续性校正系数。

当相同秩次太多时,用式(7-3)计算的 u 值偏小,应改用校正式(7-4),即

$$u_c = \frac{u}{\sqrt{C}}$$ (7-4)

式(7-4)中,C 为校正系数,计算公式为 $C = 1 - \sum (t_j^3 - t_j)/(N^3 - N)$,$t_j$ 为第 j 个相同秩次的个数。

例 7-3 对 10 例肺癌患者和 12 例硅沉着病 0 期工人用 X 线片测量肺门横径右侧距 RD 值(cm),结果见表 7-3。问肺癌患者的 RD 值是否高于硅沉着病 0 期工人的 RD 值。

表 7-3 肺癌患者和硅沉着病 0 期工人的 RD 值(cm)比较

肺癌患者		硅沉着病 0 期工人	
RD 值	**秩次**	**RD 值**	**秩次**
2.78	1	3.23	2.5
3.23	2.5	3.50	4
4.20	7	4.04	5
4.87	14	4.15	6
5.12	17	4.28	8
6.21	18	4.34	9
7.18	19	4.47	10
8.05	20	4.64	11
8.56	21	4.75	12
9.60	22	4.82	13
		4.95	15
		5.10	16
$n_1 = 10$	$T_1 = 141.5$	$n_2 = 12$	$T_2 = 111.5$

解 本例两样本资料经正态性检验均有 $P > 0.05$,经方差齐性检验,$P < 0.05$,推断两总体方差不齐,使用 Wilcoxon 两样本比较秩和检验。

1. 建立检验假设 H_0:肺癌患者和硅沉着病 0 期工人 RD 值的总体分布位置相同;H_1:肺癌患者的 RD 值高于硅沉着病 0 期工人的 RD 值。

2. 计算检验统计量 T 值 $n_1 = 10$,$n_2 = 12$,$T_1 = 141.5$,$T_2 = 111.5$,取 $T = T_1 = 141.5$。

3. 推断 由 $n_1 = 10$,$n_2 - n_1 = 2$,$T = 141.5$,查两样本比较秩和检验用 T 界值表(附表 16),得到单侧 0.05 对应的范围(89,141),$T = 141.5$ 落在此范围外,得 $P < 0.05$。按 $\alpha = 0.05$ 水准拒绝 H_0,检验差异有统计学意义,可以认为肺癌患者的 RD 值高于硅沉着病 0 期工人的 RD 值。

二、两组离散型变量的秩和检验

例7-4 某药治疗老年性慢性支气管炎患者403例,疗效见表7-4。问该药对两型支气管炎治疗效果是否不同?

表7-4 某药治疗两型老年性慢性支气管炎疗效比较

疗效 (1)	喘息型 (2)	单纯型 (3)	合计 (4)	秩次范围 (5)	平均秩次 (6)	秩和	
						喘息型 (7)=(2)×(6)	单纯型 (8)=(3)×(6)
治愈	23	60	83	1~83	42	966	2 520
显效	83	98	181	84~264	174	14 442	17 052
好转	65	51	116	265~380	322.5	20 962.5	16 447.5
无效	11	12	23	381~403	392	4 312	4 704
合计	$n_1=182$	$n_2=221$	403			$T_1=40\ 682.5$	$T_2=40\ 723.5$

解 本例为两组等级资料,选用 Wilcoxon 两样本比较秩和检验。

1. 建立检验假设 H_0:两组疗效相同;H_1:两组疗效不同。

2. 计算检验统计量 T 值

(1)编秩:先计算各等级的合计人数,见表7-4第(4)列;再确定各等级的秩次范围,见表7-4第(5)列;并计算其平均秩次,见表7-4第(6)列。

(2)求秩和:以各等级的平均秩次分别乘以两组相应等级的例数,再求和即得到各组的秩和。

(3)确定检验统计量:本例取 $T=T_1=40\ 682.5$。

本例 $n_1=182$,需用 u 检验,又因该等级资料的相同秩次过多,需进行校正:

$$u=\frac{\left|40\ 682.5-182(403+1)/2\right|-0.5}{\sqrt{(182)(221)(403+1)/12}}=3.366\ 9$$

$$C=1-\frac{\sum(t_j^3-t_j)}{(N^3-N)}=1-\frac{8\ 074\ 188}{65\ 450\ 424}=0.876\ 6$$

$$u_c=u/\sqrt{C}=3.366\ 9/\sqrt{0.876\ 6}=3.596\ 1$$

查附表5得 $u_{\frac{0.05}{2}}=1.96$,$u_c>1.96$,$P<0.05$。按 $\alpha=0.05$ 水准拒绝 H_0,检验差异有统计学意义,认为该药对两型支气管炎治疗效果不同。

第三节 完全随机设计多个样本比较的秩和检验 (Kruskal-Wallis H 检验)

Kruskal-Wallis H 检验用于推断多个总体分布有无差别。

一、多组连续型变量的秩和检验

H 检验可用于推断多个总体分布有无差别。H_0:多个总体分布相同。

资料编秩时,将多组数据由小到大统一编秩,遇相同数值在同一组内,可顺次编秩,也可取平均秩;当相同数值出现在不同组时,则必须取平均秩次。分别求出每组秩次之和,检验

统计量为 H：

$$H = \frac{12}{N(N+1)}\left(\sum \frac{T_i^2}{n_i}\right) - 3(N+1) \tag{7-5}$$

式 7-5 中，T_i 为各组的秩和，n_i 为各组例数，$N = \sum n_i (i = 1,2,3,\cdots,k, k$ 为样本组数）。

若各样本相同秩次较多时，应用校正公式 H_c：

$$H_c = H/C \tag{7-6}$$

其中，$C = 1 - \sum (t_j^3 - t_j)/(N^3 - N)$，$t_j$ 为第 j 个相同秩次的个数。

当组数 $k = 3$，且各组例数 $n_i \leq 5$ 时，可查 H 界值表（附表 17）得到 P 值。

当组数或各组例数超出 H 界值表时，H 近似服从自由度 $f = k-1$ 的 χ^2 分布，查 χ^2 界值表，确定 P 值，进行相应的 χ^2 检验。

例 7-5　某医院外科用 3 种手术方法治疗肝癌患者 15 例，每组 5 例，每例术后生存月数如表 7-5 所示，试问 3 种不同手术方法治疗肝癌的效果有无不同？

表 7-5　3 种手术方法治疗肝癌患者的术后生存月数

甲法		乙法		丙法	
月数（1）	秩次（2）	月数（3）	秩次（4）	月数（5）	秩次（6）
3	4	9	13	1	1
7	10	12	15	2	2.5
7	10	11	14	6	7.5
6	7.5	8	12	4	5
2	2.5	5	6	7	10
T_i	34		60		26
n_i	5		5		5

解

1. 建立检验假设　H_0：三个总体分布相同；H_1：三个总体分布不全相同。

2. 计算检验统计量 H 值　三组秩次之和分别为：$T_1 = 34, T_2 = 60, T_3 = 26$。

$$H = \frac{12}{15(15+1)}\left(\frac{34^2}{5} + \frac{60^2}{5} + \frac{26^2}{5}\right) - 3(15+1) = 6.32$$

3. 推断　以 $N = 15$，$n_1 = n_2 = n_3 = 5$，查 H 界值表（附表 17）得临界值 $H_{0.05} = 5.78$，$H > 5.78$，得 $P < 0.05$。按 $\alpha = 0.05$ 水准，拒绝 H_0，检验差异有统计学意义，可认为 3 种手术方法术后生存月数不全相同。

二、多组离散型变量的秩和检验

例 7-6　某医院测得针刺不同穴位的镇痛效果的数据如表 7-6 所示，试分析针刺不同穴位的镇痛效果有无差别。

表 7-6　针刺不同穴位的镇痛效果

镇痛效果	各穴位频数			合计	秩次范围	平均秩次	秩和		
（1）	（2）	（3）	（4）	（5）	（6）	（7）	（8）	（9）	（10）
+	38	53	47	138	1~138	69.5	2 641	3 683.5	3 266.5
++	44	29	23	96	139~234	186.5	8 206	5 408.5	4 289.5

续表

镇痛 效果	各穴位频数			合计	秩次范围	平均 秩次	秩和		
(1)	(2)	(3)	(4)	(5)	(6)	(7)	(8)	(9)	(10)
+++	12	28	19	59	235~293	264	3 168	7 392	5 016
++++	24	16	33	73	294~366	330	7 920	5 280	10 890
合计	118 (n_1)	126 (n_2)	122 (n_3)	366 (N)			21 935 (T_1)	21 764 (T_2)	23 462 (T_3)

解 本例为多组等级资料,选用 Kruskal-Wallis H 检验。

1. 建立检验假设 H_0:三组总体分布相同;H_1:三组总体分布不全相同。

2. 计算检验统计量 H 值

(1)编秩、求秩和:同例 7-4。

(2)计算检验统计量 H 值

$$H = \frac{12}{366(366+1)}\left(\frac{21\,935^2}{118}+\frac{21\,764^2}{126}+\frac{23\,462^2}{122}\right)-3(366+1)=2.212\,1$$

$$C = 1-\sum(t_j^3-t_j)/(N^3-N)$$

$$= 1-\left[(138^3-138)+(96^3-96)+(59^3-59)+(73^3-73)\right]/(366^3-366)$$

$$= 0.916\,234$$

$$H_c = H/C = 2.212\,1/0.916\,234 = 2.414\,3$$

本例 $k=3$,$n_i \geq 5$,查 χ^2 分布的临界值表(附表 6),$f=3-1=2$,$\chi^2_{0.05}(2)=5.991$,$H_c <$ 5.991,得 $P>0.05$。按 $\alpha=0.05$ 水准,不拒绝 H_0,检验差异无统计学意义,即针刺不同穴位的镇痛效果无差别。

第四节 配伍组设计多个样本比较的秩和检验（Friedman 秩和检验）

Friedman 秩和检验用于推断配伍组设计多个处理组总体分布有无差别。该检验零假设是 H_0:多个总体分布相同。

资料编秩时,先将各配伍组内数据由小到大编秩,相同数值者取平均秩次,然后分别求出各处理组的秩和。

检验统计量 M 为:

$$M = \sum(T_i-\overline{T})^2 = \sum T_i^2 - \frac{(\sum T_i)^2}{k} \tag{7-7}$$

式(7-7)中,$\overline{T}=\dfrac{\sum T_i}{k}=\dfrac{b(k+1)}{2}$,$T_i$ 为各组的秩和,k 为处理组数,b 为配伍组数。

查 M 界值表(附表 18),M 大于或等于表中数值则差别有统计意义。

当 b,k 超出 M 界值表时,近似服从自由度 $f=k-1$ 的 χ^2 分布,查 χ^2 界值表,确定 P 值,做出统计推断。

$$\chi^2 = \frac{12M}{bk(k+1)} = \frac{12}{bk(k+1)}\sum T_i^2-3b(k+1) \tag{7-8}$$

例 7-7 观察 10 例烧伤患者手术前和手术后各阶段血浆白蛋白(mg%)的动态变化,测定结果如表 7-7 所示,试检验在手术前后不同阶段的血浆白蛋白含量差别有无统计学意义。

表 7-7 手术前后不同阶段血浆白蛋白含量(mg%)

患者	术前	秩次	2 小时	秩次	24 小时	秩次
1	4.45	3	3.00	2	2.10	1
2	2.80	3	2.60	2	2.30	1
3	3.20	3	3.00	2	2.80	1
4	3.05	2.5	3.05	2.5	2.45	1
5	3.15	3	2.71	2	2.15	1
6	3.15	3	2.65	2	2.15	1
7	3.00	3	2.50	2	2.15	1
8	3.35	3	3.20	2	2.45	1
9	3.15	3	2.40	1	2.50	2
10	2.55	2	3.15	3	1.90	1
b		10		10		10
T_i		28.5		20.5		11

解

1. 建立检验假设 H_0:烧伤患者手术前后不同阶段的血浆白蛋白含量总体分布相同;H_1:烧伤患者手术前后不同阶段的血浆白蛋白含量总体分布不全相同。

2. 计算检验统计量 M 值 3 组秩次之和分别为:$T_1=28.5$,$T_2=20.5$,$T_3=11$。统计量 M 值为:

$$M=\Sigma\ (\ T_i-\overline{T})^2=(28.5-20)^2+(20.5-20)^2+(11-20)^2=153.5$$

3. 推断 由 $k=3$,$b=10$,查 M 界值表(附表 18),$M_{0.05}=62$,$M>M_{0.05}$,得 $P<0.05$。按 $\alpha=0.05$ 水准,拒绝 H_0,检验差异有统计学意义,可认为烧伤患者手术前后不同阶段的血浆白蛋白含量总体分布不全相同。

第五节 两两比较的秩和检验

一、完全随机设计多个样本间的多重比较

经多个独立样本比较的 Kruskal-Wallis H 检验得出拒绝原假设的结论时,只能得出总体分布的位置不全相同的结论,要进一步了解哪两个总体分布位置相同,哪两个总体分布位置不同,还要作两两比较。两两比较的方法有很多,我们介绍扩展的 t 检验法。

$$t=\frac{|\ \overline{T}_A-\overline{T}_B\ |}{\sqrt{\dfrac{N(N+1)(N-1-H)}{12(N-k)}\left(\dfrac{1}{n_A}+\dfrac{1}{n_B}\right)}}\tag{7-9}$$

式(7-9)中,自由度 $f=N-k$,$\overline{T}_A$、$\overline{T}_B$ 和 n_A、n_B 分别为任两个对比组(A,B)的平均秩和与样本含量,$\overline{T}_A=T_A/n_A$,$\overline{T}_B=T_B/n_B$,k 为处理组数,N 为各处理组的总例数,H 为秩和检验中算得的统计量 H 值或 H_c 值。

例 **7-8** 对例 7-5 资料做三个样本间的多重比较。

解

1. 建立检验假设 H_0:3 个处理组中任两个总体的分布相同;H_1:3 个处理组中任两个总体的分布不同。

2. 计算统计量 t 值 $\overline{T}_1=34/5=6.8,\overline{T}_2=60/5=12,\overline{T}_3=26/5=5.2$

如 1 组与 2 组比较,$t=\dfrac{|6.8-12|}{\sqrt{\dfrac{15(15+1)(15-1-6.3885)}{12(15-3)}\left(\dfrac{1}{5}+\dfrac{1}{5}\right)}}=2.3084$

3. 推断 列出多重比较分析表(表 7-8),以 $df=n-k$ 和各对比组的 t 值,查 t 分布的临界值表(附表 7)得 P 值。

表 7-8 例 7-5 资料三样本间多重比较分析表

对比组 A 与 B	n_A	n_B	$\|\overline{T}_A-\overline{T}_B\|$	t	$t_{\alpha/2}(f)$	P
1 与 2	5	5	5.2	2.3084	$t_{0.05/2}(12)=2.1788$	<0.05
1 与 3	5	5	1.6	0.7103	$t_{0.05/2}(12)=2.1788$	>0.05
2 与 3	5	5	6.8	3.0187	$t_{0.05/2}(12)=2.1788$	<0.05

按 $\alpha=0.05$ 水准,第 1 种方法与第 2 种方法、第 2 种方法与第 3 种方法比较,拒绝 H_0;而第 1 种方法与第 3 种方法比较不拒绝 H_0,故可认为 3 种不同手术方法治疗肝癌的术后生存月数的差别主要在第 2 种方法与其他两种方法之间,而第 1 种方法与第 3 种方法的术后生存月数尚不能认为有差别。

二、配伍组设计多个样本间两两比较

当配伍组设计资料的秩和检验拒绝 H_0,接受 H_1 时,需进一步作组间的多重比较,其检验统计量为 q。

$$q=\frac{T_A-T_B}{S_{T_A-T_B}}=\frac{T_A-T_B}{\sqrt{bk(k+1)/12}} \tag{7-10}$$

其中,k 为处理组数,b 为配伍组数,T_A、T_B 分别为对比组的秩和,$S_{T_A-T_B}$ 是 T_A-T_B 的标准误。

例 **7-9** 对例 7-7 资料做多个样本间的多重比较。

解

1. 建立检验假设 H_0:3 个处理组中任两个总体的分布相同;H_1:3 个处理组中任两个总体的分布不同。

2. 计算统计量 q 值 将各处理组的秩和 T_i 由大到小排序编组次结果见表 7-9。

表 7-9 表 7-7 资料按秩和大小排序编组次

秩和按大小顺序排列	28.5	20.5	11
组名	术前	2 小时	24 小时
秩和编秩(组次)	1	2	3

$T_1=28.5,T_2=20.5,T_3=11,S_{T_A-T_B}=\sqrt{10\times3\times(3+1)/12}=3.1623$

如 1 组与 2 组比较,$q=\dfrac{28.5-20.5}{3.162}=2.5298$

3. 推断 列出多重比较计算表(表 7-10),根据误差自由度为 18[$f=(b-1)(k-1)$]和两对比组范围内包含的组数 a,查 q 界值表(附表 9),得 P 值,按所取检验水准作出推断。

表 7-10 例 7-7 资料多重比较

对比组 A 与 B	两秩和之差 T_A-T_B	组数 a	检验统计量 $q=(2)/3.1623$	q 界值	P 值
(1)	(2)	(3)	(4)	(5)	(6)
1 与 2	8	2	2.5298	$q_{0.05(18,2)}=2.97$	>0.05
1 与 3	17.5	3	5.5339	$q_{0.01(18,3)}=4.67$	<0.01
2 与 3	9.5	2	3.0041	$q_{0.05(18,2)}=2.97$	<0.05

按 $\alpha=0.05$ 水准,手术前与术后 24 小时、术后 2 小时与术后 24 小时比较拒绝 H_0,可以认为手术前与术后 24 小时、术后 2 小时与术后 24 小时血浆白蛋白含量差别有统计学意义。

学习小结

1. 学习内容

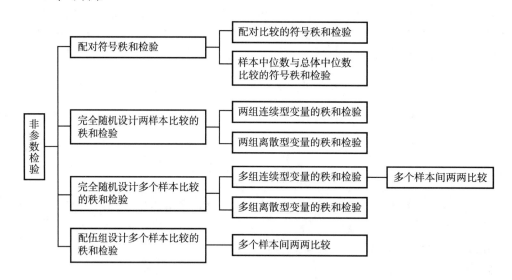

2. 学习方法 采取比较法,找出非参数检验与参数检验的差异点和共同点。参数检验以特定的总体分布为前提,对未知的总体参数作出推断,非参数检验对总体分布没有任何限制。

(陈永成 周 婷)

习题

1. 为研究长跑运动对增强普通高校学生的心功能效果,对某校 15 名男生进行试验,经过 5 个月的长跑锻炼后看其晨脉是否减少。锻炼前后的晨脉数据如表 7-11 所示,试问锻炼前后的晨脉次数有无差异?

表 7-11　某校 15 名男生长跑锻炼前后晨脉次数变化（单位：次/min）

锻炼前	70	76	56	63	63	56	58	60	65	65	75	66	56	59	70
锻炼后	48	54	60	64	48	55	54	45	51	48	56	48	64	50	54

2. 某医师在某地某工厂随机抽取 11 名工人,测得尿铅含量（μmol/L）为:0.78,2.48, 2.54,2.68,2.73,3.01,3.13,3.54,4.38,4.47,11.27。已知该地正常人尿铅含量的中位数为 2.5μmol/L,问该厂工人的尿铅含量是否高于当地正常人?

3. 测得铅作业与非铅作业工人的血铅值（μmol/L）,见表 7-12,请问两组工人的血铅值 有无差别?

表 7-12　铅作业与非铅作业工人的血铅测定值（μmol/L）

组别	血铅测定值									
铅作业	0.82	0.87	0.97	1.21	1.64	2.08	2.13			
非铅作业	0.24	0.24	0.29	0.33	0.44	0.58	0.63	0.72	0.87	1.01

4. 为探讨健脾宁肠汤对溃疡性结肠炎患者的疗效,将 81 例患者随机分为两组,治疗组 给予健脾宁肠汤治疗,对照组给予 SASP 口服治疗,两组综合疗效数据如表 7-13 所示,试分 析两种疗法的疗效是否有差别。

表 7-13　两种方法治疗溃疡性结肠炎的综合疗效（例）

分类	显效	有效	无效	合计
健脾宁肠汤	18	16	7	41
SASP 口服	12	19	9	40
合计	30	35	16	81

5. 对 30 只小鼠接种不同菌型伤寒杆菌,接种后的存活天数如表 7-14 所示。试判定接 种不同的伤寒杆菌后存活天数是否不同。

表 7-14　小鼠接种三种不同菌型伤寒杆菌存活日数

存活日数（9D）	存活日数（11C）	存活日数（DSC1）
2	5	3
2	5	5
2	6	6
3	6	6
4	6	6
4	7	7
4	8	7
5	10	9
7	12	10
7		11
		11

6. 某医院在研究胎盘过早剥离者的出血情况时,将妊娠时间分为早、中、晚 3 个阶段,用来分析不同妊娠阶段时胎盘过早剥离的失血量(ml),资料见表 7-15。问妊娠妇女在不同阶段时胎盘过早剥离的出血量有无差别?

表 7-15 三个妊娠阶段胎盘过早剥离的失血量(ml)的比较

失血量	例数			
	早期	中期	晚期	合计
较少	23	47	51	121
中等	4	29	19	52
较多	6	23	22	51
合计	33	99	92	224

7. 不同种系雌性大鼠注射不同剂量雌激素后子宫重量(g)见表 7-16,试分析大鼠注射不同剂量雌激素后子宫重量的差别有无统计学意义。

表 7-16 不同种系雌性大鼠注射不同剂量雌激素后子宫重量(g)

种系	雌激素注射剂量		
	0.2μg/100g	0.4μg/100g	0.8μg/100g
甲	106	116	145
乙	68	42	115
丙	70	111	133
丁	42	87	63

第八章

相关与回归

学习目标

1. 掌握相关系数的概念、计算方法及其显著性检验法；掌握一元线性回归方程的建立方法和检验方法，掌握使用概率单位法估计 LD_{50}。

2. 熟悉散点图、预测和控制的应用。

3. 了解多元线性回归和一元非线性回归，以及半数致死量的计算原理。

在医药科学研究中，常常要分析变量间的关系，如血药浓度与时间、人的身高与体重、年龄与血压、药物剂量与疗效等。变量间的关系有确定性关系（函数关系）和非确定性关系（随机性关系）。确定性关系就是我们熟悉的函数关系，如圆的面积与半径之间的关系；具有非确定性关系的变量间的关系是不确定的。例如人的年龄与血压的关系，一般来说，随着年龄的增长，血压也增高，表明两者之间确实存在着某种关系，但显然这种关系不是函数关系。因为相同年龄的人血压有高有低，不能由年龄精确地推算出其血压值。这类非确定性的关系称为相关关系，把存在相关关系的变量称为相关变量。相关与回归分析就是研究变量间相关关系的常用统计分析方法，统计分析的目的在于根据统计数据确定变量之间的关系形式及关联程度，并探索其内在的数量规律。

第一节　线　性　相　关

一、散点图

研究成对出现的两个变量 X 和 Y 的相关关系，最简单、最直观的方法就是图像法。对两个变量 X 和 Y 进行观测，得到一组样本观测值

$$(x_1,y_1),(x_2,y_2),\cdots,(x_n,y_n)$$

以 X 为横轴，Y 为纵轴，将这些数据作为点的坐标描绘在直角坐标系中，所得的图形称为变量 X 与 Y 的散点图。当散点图中的点形成直线趋势时，表明变量 X 和 Y 之间存在一定的线性关系，称 X 与 Y 线性相关，否则称为非线性相关（图 8-1）。

散点图的作用是能使我们直观地看出两变量间有无关系。图 8-1 给出了几种典型的散点图，其中图 8-1（1）散点呈椭圆形分布，两变量 X 和 Y 变化趋势是同向的，称为正相关；图 8-1（3）中的 X 和 Y 间呈反向变化，称为负相关；图 8-1（2）的散点完全在一条直线上且 X 和 Y 呈同向变化，称为完全正相关；图 8-1（4）中的 X 和 Y 呈反向变化，称为完全负相关；图 8-1（5）—（8）中，两变量间不存在线性关系（毫无联系或可能存在一定程度的曲线联系），称为

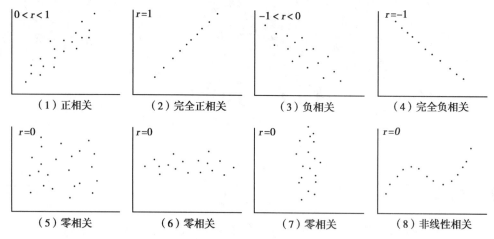

图 8-1　几种典型的散点图

零相关。

散点图仅能粗略地描述变量间的关系,如果要精确地描述两变量间的线性关系,应进行相关分析,相关分析即用相关系数来描述两变量间的线性关系。

二、相关系数的概念

相关系数是用来定量地描述两变量间线性相关程度的常用指标。一般不加前缀说明的相关系数都是皮尔逊(Pearson)相关系数,还有斯皮尔曼(Spearman)等级相关系数等。

(一)总体相关系数

如果变量 X、Y 的方差 DX、DY 存在,且 $EX=\mu_x$,$EY=\mu_y$,则定义

$$\rho = \frac{E(X-\mu_x)(Y-\mu_y)}{\sqrt{DX \cdot DY}} \tag{8-1}$$

为总体相关系数,其中 $E(X-\mu_x)(Y-\mu_y)$ 称为 X 和 Y 的协方差。

总体相关系数是反映两个随机变量之间线性相关程度的一个重要参数,它不受 X 与 Y 度量单位的影响,取值介于-1 和 1 之间,即 $-1 \leqslant \rho \leqslant 1$。当 $|\rho|=1$ 时,X 与 Y 完全相关;$\rho>0$ 时,X 与 Y 为正相关;$\rho<0$ 时,X 与 Y 为负相关。如果 X 和 Y 独立,则 $\rho=0$,反之不一定成立,即当 $\rho=0$ 时,并不能说明两随机变量是独立的,这时称两变量非线性相关。

(二)样本相关系数

对于变量 X 和 Y 的一组样本观测值 (x_1,y_1),(x_2,y_2),$\cdots$,(x_n,y_n),定义

$$r = \frac{l_{xy}}{\sqrt{l_{xx} \cdot l_{yy}}} \tag{8-2}$$

为 X 和 Y 的样本相关系数或 Pearson 相关系数,其中

$$l_{xy} = \sum_{i=1}^{n}(x_i - \bar{x})(y_i - \bar{y}) = \sum_{i=1}^{n}x_iy_i - \frac{1}{n}\left(\sum_{i=1}^{n}x_i\right)\left(\sum_{i=1}^{n}y_i\right)$$

$$l_{xx} = \sum_{i=1}^{n}(x_i - \bar{x})^2 = \sum_{i=1}^{n}x_i^2 - \frac{1}{n}\left(\sum_{i=1}^{n}x_i\right)^2$$

$$l_{yy} = \sum_{i=1}^{n}(y_i - \bar{y})^2 = \sum_{i=1}^{n}y_i^2 - \frac{1}{n}\left(\sum_{i=1}^{n}y_i\right)^2$$

而

$$\bar{x} = \frac{1}{n}\sum_{i=1}^{n}x_i, \bar{y} = \frac{1}{n}\sum_{i=1}^{n}y_i$$

样本相关系数 r 是总体相关系数 ρ 的样本估计。实际应用中,总体相关系数作为理论值,一般是无法获知的。通常可根据样本观测值来计算样本相关系数 r,再用 r 来估计或判断两个变量之间线性相关的密切程度。以后所说的相关系数主要是指样本相关系数。

容易证明相关系数 r 的值介于 -1 和 1 之间,即 $|r| \leqslant 1$,由图 8-1 可以看到 $|r|$ 越大,越接近于 1,表明 X 和 Y 之间的线性关系越密切;反之,$|r|$ 越小,越接近于 0,表明 X 和 Y 的线性关系越不密切。

需要指出的是,相关系数 r 的绝对值只表示 X 和 Y 之间的线性密切程度,$|r|$ 很小时,甚至等于 0 时,并不说明 X 和 Y 之间就不存在其他的非线性关系,如图 8-1(8) 所示,虽然 $r=0$,但从图上可以看到 X 和 Y 之间有着明显的曲线关系。样本相关系数是统计量,通常含有抽样误差。因此,为了作出具有可靠性的推断,需要做显著性检验。

三、相关系数的检验

在对变量 X 和 Y 进行相关分析时,只有其总体相关系数 $\rho=0$ 时,才能断定两变量间无相关关系。实际应用中,用样本相关系数 r 来表示两变量的线性相关性,r 的值随样本的不同而不同,即使由样本算出的 $|r|$ 值较大时,也不能否定 $\rho=0$,这就需要进行假设检验,以鉴别 ρ 是否等于 0。

在变量 X 和 Y 都服从正态分布的条件下,r 有确定的概率分布,对此不作进一步的讨论,只给出相应的检验方法。

1. 检验 $H_0: \rho=0$ 的 r 检验步骤

(1)建立原假设 $H_0: \rho=0$;备择假设 $H_1: \rho \neq 0$。

(2)计算样本相关系数 r。

(3)对于给定的显著水平 α,按自由度 $f=n-2$ 查相关系数临界值表(附表 13)得临界值 $r_{\alpha/2}(n-2)$,则有

$$P(|r| \geqslant r_{\alpha/2}(n-2)) = \alpha$$

(4)统计推断:当 $|r| \geqslant r_{\alpha/2}(n-2)$ 时,$P \leqslant \alpha$,拒绝原假设 H_0,即可认为两变量间的线性相关关系显著;反之,则不能拒绝原假设,即相关关系不显著。

例 8-1 用显微定量法测二陈丸中茯苓浓度 x 与镜检菌丝数目 y,数据如表 8-1 所示,试计算相关系数 r,并检验 x 与 y 间线性相关关系的显著性($\alpha=0.01$)。

表 8-1 茯苓浓度 x(mg/ml)与镜检菌丝数 y 的相关系数计算表

浓度(x)	镜检数(y)	xy	x^2	y^2
2.07	60	124.2	4.284 9	3 600
4.14	142	587.88	17.139 6	20 164
6.21	203	1 260.63	38.564 1	41 209
8.28	269	2 227.32	68.558 4	72 361
10.34	309	3 195.06	106.915 6	95 481
31.04	983	7 395.09	235.462 6	232 815

解 (1)绘制散点图,如图 8-2 所示,x 与 y 之间有线性趋势。

(2)计算相关系数 r,利用表 8-1,计算 xy,x^2,y^2,并求和。

$$\bar{x}=6.208, \bar{y}=196.6$$

$$l_{xx}=235.462\ 6-\frac{1}{5} \times 31.04^2=42.766\ 3$$

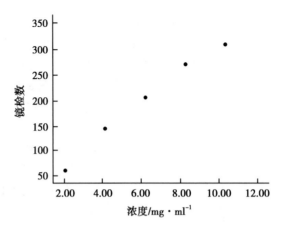

图 8-2 茯苓浓度 x 与镜检菌丝数 y 散点图

$$l_{yy} = 232\ 815 - \frac{1}{5} \times 983^2 = 39\ 557.2$$

$$l_{xy} = 7\ 395.09 - \frac{1}{5} \times 31.04 \times 983 = 1\ 292.626$$

$$r = \frac{1\ 292.626}{\sqrt{42.766\ 3 \times 39\ 557.2}} = 0.993\ 8$$

（3）检验：$H_0 : \rho = 0 , H_1 : \rho \neq 0$。

对于给定的 $\alpha = 0.01$，自由度 $f = 5 - 2 = 3$，查附表 13，得 r 界值 $r_{0.01/2}(3) = 0.959$。因为 $|r| = 0.993\ 8 > 0.959 = r_{0.01/2}(3)$，则 $P < 0.01$，故拒绝 H_0，即认为 x 与 y 间线性相关关系显著。

2. 检验 $H_0 : \rho = 0$ 的 t 检验

可以证明在 $H_0 : \rho = 0$ 为真的条件下，统计量

$$t = \frac{|r - 0|}{\sqrt{\dfrac{1 - r^2}{n - 2}}} \sim t(n - 2) \tag{8-3}$$

根据前面 t 检验的方法，即可进行 $H_0 : \rho = 0$ 的假设检验。

例 8-2　用 t 检验法检验例 8-1 中 x 与 y 间线性相关关系的显著性（$\alpha = 0.01$）。

解　检验 $H_0 : \rho = 0 , H_1 : \rho \neq 0$

由例 8-1 知 $r = 0.993\ 8$，代入式（8-3）得

$$t = \frac{0.993\ 8}{\sqrt{\dfrac{1 - 0.993\ 8^2}{5 - 2}}} = 15.481\ 9$$

对于给定的 $\alpha = 0.01$，自由度 $f = 5 - 2 = 3$，查附表 7，得 t 界值 $t_{0.01/2}(3) = 5.841$。因为 $|t| = 15.481\ 9 > 5.841 = t_{0.01/2}(3)$，则 $P < 0.01$，故拒绝 H_0，即认为 x 与 y 间线性相关关系有显著意义。

第二节　线性回归

相关变量间的关系一般分为两种，一种是依存关系，即一个变量的变化受另一个或几个变量的影响，如子女的身高受父母身高的影响；另一种是平行关系，即两个或两个以上变量

之间共同受到另外因素的影响,如人的身高和体重之间的关系,兄弟身高之间的关系等都属于平行关系。

有依存关系的变量在统计学上采用回归分析进行研究。在回归分析中,将受其他变量影响的变量称为因变量,记为 Y;将影响因变量的变量称为自变量,记为 X。研究一个自变量与一个因变量的回归分析称为一元回归分析;研究多个自变量与一个因变量的回归分析称为多元回归分析。回归分析的任务是从变量的观测数据出发,来确定这些变量之间的经验公式(回归方程),定量地反映它们之间的依存关系,利用所建立的回归方程,由自变量来预测、控制因变量。

一、一元线性回归模型

在回归分析中,一元线性回归(直线回归)模型是描述两个变量之间依存关系的最简单的线性回归模型,故又称简单线性回归模型。该模型假定因变量 Y 只受一个自变量 X 的影响,模型为:

$$y_i = \alpha + \beta x_i + \varepsilon_i, i = 1, 2, \cdots, n \tag{8-4}$$

其中,α, β(称为总体回归系数)为不依赖于 X 的未知参数,ε_i 为随机误差且 $\varepsilon_i \sim N(0, \sigma^2)$。

正态分布前提下,自变量 X 取确定值时,对应的因变量 Y 的值是不确定的,而是形成了一个分布,其总体均数 μ_y 与自变量 X 之间的回归方程为:

$$\mu_y = \alpha + \beta x \tag{8-5}$$

通常情况下,总体回归方程无法获得,只能通过样本数据建立样本直线回归方程

$$\hat{y} = a + bx \tag{8-6}$$

式(8-6)中,a 和 b 分别是总体参数 α, β 的估计值,而 $\hat{y}$ 就是 μ_y 的估计值。a 称为截距,即 $X = 0$ 时,$\hat{y} = a$,若 $a > 0$,表示回归直线与纵轴的交点在原点的上方;若 $a < 0$,表示回归直线与纵轴的交点在原点的下方;若 $a = 0$,则回归直线通过原点。b 称为回归系数,是回归直线的斜率,表示 X 每改变一个单位时,Y 平均变化值的估计值。若 $b > 0$,表示 Y 随 X 增大而增大;若 $b < 0$,表示 Y 随 X 增大而减小;若 $b = 0$,表示回归直线与 X 轴平行,即 X 与 Y 无直线关系。

二、线性回归方程

根据样本实测值计算 a 和 b 的过程就是求回归方程的过程。设 X、Y 的一组样本观测值为 $(x_1, y_1), (x_2, y_2), \cdots, (x_n, y_n)$,回归估计值 $\hat{y}_i = a + bx_i (i = 1, 2, \cdots, n)$ 与实测值 y_i 的偏差 $y_i - \hat{y}_i$ 称为剩余误差或残差,其平方和称为剩余平方和或残差平方和,记为

$$Q = \sum_{i=1}^{n} (y_i - \hat{y}_i)^2 = \sum_{i=1}^{n} (y_i - a - bx_i)^2$$

Q 的意义很明显,它等于各实测点到回归直线 $\hat{y} = a + bx$ 的纵向距离的平方和,反映了各实测点关于回归直线的偏离情况。怎样选择 a 和 b 的值,使偏差平方和最小,这就是通常所说的最小离差平方和原则,又称最小二乘法原则。

根据微积分学知识,Q 有极小值的必要条件是

$$\begin{cases} \dfrac{\partial Q}{\partial a} = -2 \sum_{i=1}^{n} (y_i - a - bx_i) = 0 \\ \dfrac{\partial Q}{\partial b} = -2 \sum_{i=1}^{n} x_i (y_i - a - bx_i) = 0 \end{cases}$$

于是得到关于 a 和 b 的线性方程组

$$\begin{cases} na + b\sum_{i=1}^{n} x_i = \sum_{i=1}^{n} y_i \\ a\sum_{i=1}^{n} x_i + b\sum_{i=1}^{n} x_i^2 = \sum_{i=1}^{n} x_i y_i \end{cases}$$

这个方程组通常称为线性回归的正规方程。解此方程组得 α、β 的估计值 a、b

$$\begin{cases} b = \dfrac{\sum_{i=1}^{n} x_i y_i - \dfrac{1}{n}\left(\sum_{i=1}^{n} x_i\right)\left(\sum_{i=1}^{n} y_i\right)}{\sum_{i=1}^{n} x_i^2 - \dfrac{1}{n}\left(\sum_{i=1}^{n} x_i\right)^2} = \dfrac{l_{xy}}{l_{xx}} \\ a = \bar{y} - b\bar{x} \end{cases} \tag{8-7}$$

由此得线性回归方程

$$\hat{y} = a + bx$$

例 8-3 求例 8-1 中镜检菌丝数目 y 关于茯苓浓度 x 的回归方程。

解 由例 8-1 知 $\bar{x} = 6.208$，$\bar{y} = 196.6$，$l_{xx} = 42.766\,3$，$l_{yy} = 39\,557.2$，$l_{xy} = 1\,292.626$，所以

$$b = \frac{l_{xy}}{l_{xx}} = \frac{1\,292.626}{42.766\,3} = 30.225\,3$$

$$a = \bar{y} - b\bar{x} = 196.6 - 30.225\,3 \times 6.208 = 8.961\,3$$

y 关于 x 的回归方程为 $\hat{y} = 8.961\,3 + 30.225\,3x$。

三、回归方程的显著性检验

从任一组样本值 (x_1, y_1)，(x_2, y_2)，$\cdots$，(x_n, y_n) 出发，无论 Y 与 X 之间的关系如何，应用式 (8-7) 总可以求得 Y 关于 X 的回归方程。然而，这并非表明 Y 与 X 之间确实存在线性关系。判断 Y 与 X 之间是否有线性关系，需要检验回归方程是否有显著性，对于一元线性回归方程，可以使用 t 检验或方差分析的方法。下面只介绍方差分析的 F 检验。

（一）离差平方和的分解

如图 8-3 所示，点 $P(x_i, y_i)$ 的纵坐标被回归直线、均数 $\bar{y}$ 截成 3 段，这 3 段的代数和为

$$y_i = \bar{y}_i + (\hat{y}_i - \bar{y}_i) + (y_i - \hat{y}_i)$$

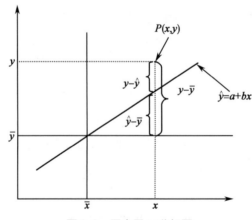

图 8-3 因变量 Y 分解图

移项得

$$y_i - \bar{y}_i = (\hat{y}_i - \bar{y}_i) + (y_i - \hat{y}_i)$$

因变量 Y 的全部 n 个观察值 $y_1, y_2, \cdots, y_n$ 的波动大小用 Y 的总离差平方和 l_{yy} 表示,它可分解为两部分

$$l_{yy} = \sum_{i=1}^{n} (y_i - \bar{y})^2 = \sum_{i=1}^{n} \left[(y_i - \hat{y}_i) + (\hat{y}_i - \bar{y}) \right]^2$$

$$= \sum_{i=1}^{n} (y_i - \hat{y}_i)^2 + 2\sum_{i=1}^{n} (y_i - \hat{y}_i)(\hat{y}_i - \bar{y}) + \sum_{i=1}^{n} (\hat{y}_i - \bar{y})^2$$

因为 $\hat{y}_i = a + bx_i, a = \bar{y} - b\bar{x}$,所以

$$\sum_{i=1}^{n} (y_i - \hat{y}_i)(\hat{y}_i - \bar{y}) = \sum_{i=1}^{n} \left[(y_i - a - bx_i)(a + bx_i - a - b\bar{x}) \right]$$

$$= \sum_{i=1}^{n} \left[(y_i - a - bx_i)(bx_i - b\bar{x}) \right] = 0$$

故

$$l_{yy} = \sum_{i=1}^{n} (y_i - \hat{y}_i)^2 + \sum_{i=1}^{n} (\hat{y}_i - \bar{y})^2 \tag{8-8}$$

令

$$U = \sum_{i=1}^{n} (\hat{y}_i - \bar{y})^2, Q = \sum_{i=1}^{n} (y_i - \hat{y}_i)^2$$

于是回归分析总离差平方和分解公式为

$$l_{yy} = Q + U \tag{8-9}$$

$U = \sum_{i=1}^{n} (\hat{y}_i - \bar{y})^2$ 反映了 X 对 Y 的线性影响,称为回归平方和。而 $Q = \sum_{i=1}^{n} (y_i - \hat{y}_i)^2$ 反映了 Y 的变异中,扣除 X 对 Y 的线性影响后,其他因素(包括 X 对 Y 的非线性影响、随机误差等)对 Y 的影响,称为剩余平方和或残差平方和。因此,U 越大,Q 就越小,表明 Y 对 X 的线性关系就越显著。

为了简化计算,常用下列公式:

$$U = \sum_{i=1}^{n} (\hat{y}_i - \bar{y})^2 = b^2 l_{xx} = b l_{xy} \tag{8-10}$$

$$Q = l_{yy} - U \tag{8-11}$$

（二）回归方程的显著性检验

假设 $H_0 : \beta = 0, H_1 : \beta \neq 0$,在 H_0 成立的条件下,可以证明统计量

$$F = \frac{U/1}{Q/(n-2)} \sim F(1, n-2) \tag{8-12}$$

服从自由度为 $f_1 = 1, f_2 = n-2$ 的 F 分布。对于给定的显著水平 α,查 F 分布表可得临界值 $F_\alpha(1, n-2)$,当 $F \geq F_\alpha(1, n-2)$ 时,$P \leq \alpha$,拒绝 H_0,即认为 X 与 Y 间的线性关系有显著性;$F < F_\alpha(1, n-2)$ 时,$P > \alpha$,不拒绝 H_0,认为 X 与 Y 间的线性关系无显著性。该回归方程显著性的检验采用 F 检验统计量,故称 F 检验法。

实际计算时,F 检验法一般用下列回归显著性检验的方差分析表(表 8-2)来表示。

表 8-2　回归显著性检验的方差分析表

方差来源	离差平方和	自由度	均方	F 值	显著性
回归	U	1	$U/1$	$F = \dfrac{U/1}{Q/(n-2)}$	$P \leq \alpha$（有显著性）
剩余（残差）	Q	$n-2$	$Q/(n-2)$		$P > \alpha$（无显著性）
总和	$l_{yy} = U + Q$	$n-1$			

例 8-4　试检验例 8-3 中回归方程 $\hat{y}=8.961\ 3+30.225\ 3x$ 的显著性（$\alpha=0.01$）。

解　假设 $H_0:\beta=0,H_1:\beta\neq0$

由例 8-1 知

$$l_{xx}=42.766\ 3,l_{yy}=39\ 557.2$$

所以

$$U=b^2l_{xx}=30.225\ 3^2\times42.766\ 3=39\ 069.955\ 7$$

$$Q=l_{yy}-U=39\ 557.2-39\ 069.955\ 7=487.244\ 3$$

$$F=\frac{U/1}{Q/(n-2)}=\frac{39\ 069.955\ 7/1}{487.244\ 3/3}=240.556\ 7$$

对于给定的 $\alpha=0.01$，以自由度 $f_1=1,f_2=5-2=3$，查附表 8 得 F 界值 $F_{0.01}(1,3)=34.12$。

因为 $F=240.556\ 7>F_{0.01}(1,3)$，则 $P<0.01$，故拒绝 H_0，即认为 x 与 y 间线性关系有显著意义。例 8-4 的方差分析计算表见表 8-3。

表 8-3　例 8-4 的方差分析计算表

方差来源	离差平方和	自由度	均方	F 值	显著性
回归	39 069.955 7	1	39 069.955 7	240.556 7	$P<0.01$（有显著性）
剩余（残差）	487.244 3	3	162.414 8		
总和	39 557.2	4			

这与例 8-1 中相关系数显著性检验结论是一致的。一般而言，相关的显著性检验与回归的显著性检验是等价的，并且有

$$F=\frac{U/1}{Q/(n-2)}=\frac{(n-2)bl_{xy}}{l_{yy}-bl_{xy}}=\frac{(n-2)r^2}{1-r^2}=t^2 \qquad (8\text{-}13)$$

所以二者任选其一即可。

（三）相关与回归分析时的注意事项

1. 无论是做相关还是做回归分析都要有实际意义，不能把毫无关联的两种现象随意进行相关或回归分析，忽视事物现象间的内在联系和规律。另外，即使两个变量间存在相关或回归关系时，也不一定是因果关系，必须结合专业知识作出合理解释，得出正确的结论。

2. 相关系数的计算只适用于两个变量都服从正态分布的资料，表示两个变量之间的互依关系；而在回归分析中，因变量是随机变量，且应服从正态分布，自变量可以是随机变量也可以是给定的变量，回归反映两个变量之间的依存关系。

3. 如果对同一资料同时进行相关分析与回归分析，得到的相关系数 r 与回归方程中回归系数 b 的符号是相同的。相关系数 r 的平方（r^2 称为决定系数）与回归平方和 U 的关系为 $r^2=\dfrac{U}{l_{yy}}$，r^2 恰好是回归平方和在总离差平方和中所占的比重。相关系数 r 的绝对值越大，回归效果越好，即相关与回归可以相互解释。

四、预测与控制

回归方程的主要应用是预测与控制。所谓预测就是对于给定的 x_0，求出其相应的 y_0 的点预测值，或 y_0 的预测区间。控制是预测的反问题，即指定 Y 的一个取值区间 (y_1,y_2)，求 X 的值应控制在什么范围内？例如求得较高温度下药品有效期关于温度的回归方程后，推算室温下该药品的有效期就是一个预测问题；又如，求得了死亡率关于剂量的回归方程后，需要推算死亡率为 50% 时的剂量 LD_{50} 则是一个控制问题。

（一）预测

若变量 Y 与 X 之间的线性关系显著,则根据已给的试验数据 $(x_i, y_i)(i=1,2,\cdots,n)$,求出的经验回归方程

$$\hat{y} = a + bx$$

就大致反映了变量 Y 与 X 之间的变化规律,对于给定的 $X = x_0, y_0$ 的点预测值,即为 $X = x_0$ 处的回归值

$$\hat{y}_0 = a + bx_0$$

由于变量 Y 与 X 之间的关系是不确定的,用回归值 $\hat{y}_0$ 作为 y_0 的预测值虽然具体,但难以体现其估计的精确度与可靠性。在实际观测中,更多的是配以一定估计精度(置信度)的预测区间,y_0 的置信度为 $1-\alpha$ 的预测区间为

$$\hat{y}_0 \pm \delta(x_0) \tag{8-14}$$

$$\delta(x_0) = t_{\alpha/2} \cdot S \sqrt{1 + \frac{1}{n} + \frac{(x_0 - \bar{x})^2}{l_{xx}}} \tag{8-15}$$

其中 $\hat{y}_0 = a + bx_0, S^2 = \dfrac{Q}{n-2}$。

当 x 偏离 $\bar{x}$ 不远,n 又较大时,式(8-15)中根号内的值近似等于1,此时预测区间近似地为

$$\hat{y}_0 \pm u_{\alpha/2} \cdot S \tag{8-16}$$

若在回归直线 $L: \hat{y} = a + bx$ 的上、下两侧分别作与回归直线平行的直线

$$L_1: \hat{y} = a - 1.96S + bx$$
$$L_2: \hat{y} = a + 1.96S + bx$$

则可以预料在所有可能出现的试验点 $(x_i, y_i)(i=1,2,\cdots,n)$ 中,约有95%的试验点落在这两条直线之间的带形区域内。预测精度与样本含量 n 和 x_0 有关,n 越大,x_0 越接近 $\bar{x}$,则预测精度越高。

例 8-5 由例 8-3 得镜检菌丝数 y 关于茯苓浓度 x 的线性回归方程为 $\hat{y} = 8.9613 + 30.2253x, S = 12.7442, n = 5$,求 $x_0 = 5.50$ 时,y_0 的预测区间($\alpha = 0.05$)。

解 茯苓浓度 $x_0 = 5.50$ 时,镜检菌丝数 y 的预测值为

$$\hat{y}_0 = 8.9613 + 30.2253 \times 5.50 = 175.2005$$

又

$$\sqrt{1 + \frac{1}{n} + \frac{(x_0 - \bar{x})^2}{l_{xx}}} = \sqrt{1 + \frac{1}{5} + \frac{(5.50 - 6.208)^2}{42.7663}} = 1.1008$$

对于给定的 $\alpha = 0.05$,自由度 $f = 5 - 2 = 3$,查附表7,得 t 界值 $t_{0.05/2}(3) = 3.182$。

故 y_0 的95%预测区间为

$$175.2005 \pm 3.182 \times 12.7442 \times 1.1008 = (130.5608, 219.8402)$$

（二）控制

控制是预测的反问题,即要研究因变量 Y 在给定的区间 $(y_1\ y_2)$ 内取值时,X 应控制在什么范围内。也就是以置信度为 $1-\alpha$,求出相应的 x_1, x_2,使得 $x_1 < x < x_2$ 时,X 所对应的 Y 值落在 $(y_1\ y_2)$ 内。

为此,解方程组

$$\begin{cases} y_1 = a + bx_1 - \delta(x_1) \\ y_2 = a + bx_2 + \delta(x_2) \end{cases} \tag{8-17}$$

可求得控制下线 x_1 和控制上限 x_2，式中 $\delta(x)$ 由式(8-15)给出。但解方程组(8-17)相当复杂，当 n 较大时通常用下面的方程组代替：

$$\begin{cases} y_1 = a + bx_1 - u_{\alpha/2} \cdot S \\ y_2 = a + bx_2 + u_{\alpha/2} \cdot S \end{cases} \tag{8-18}$$

例 8-6 已知 $\hat{y} = 3.01 + 1.599x$，$S = 0.526$，$n = 240$，求 y 落在区间 $(4.1, 6.5)$ 内时 x 的控制区间 $(\alpha = 0.05)$。

解 由于 n 很大，可用近似公式(8-18)。因此有

$$4.1 = 3.01 + 1.599\, x_1 - 1.96 \times 0.526$$

$$6.5 = 3.01 + 1.599\, x_2 + 1.96 \times 0.526$$

可解得 $x_1 = 1.3264$，$x_2 = 1.5379$，求得控制区间为 $(1.3264, 1.5379)$。

第三节　多元线性回归与一元非线性回归

一、多元线性回归

在很多实际应用中，影响因变量 Y 的因素不止一个。例如，某原料药的收率高低受多种因素的影响；某种疾病发病率的高低也与很多因素有关。因此，需要研究一个因变量与多个自变量间的关系，这就是多元回归问题。多元线性回归就是研究一个因变量与多个自变量间线性依存关系的统计方法，是一元线性回归的直接推广，其原理、方法与一元线性回归基本相同。

1. 多元线性回归方程的建立　设 Y 为因变量，$X_1, X_2, \cdots, X_m$ 为 m 个自变量，且因变量与自变量之间存在线性关系，则 Y 与自变量 $X_1, X_2, \cdots, X_m$ 之间的线性回归模型为

$$y = \beta_0 + \beta_1 x_1 + \beta_2 x_2 + \cdots + \beta_m x_m + \varepsilon, \quad \varepsilon \sim N(0, \sigma^2) \tag{8-19}$$

其中，β_0 为常数项，$\beta_1, \beta_2, \cdots, \beta_m$ 称为偏回归系数，表示在其他自变量固定不变的条件下，X_i（$i = 1, 2, \cdots, m$）增加或减少 1 个单位时，引起因变量 Y 的平均变化量，ε 是除去 m 个自变量对 Y 的线性影响后的随机误差，也称为残差。

多元线性回归分析是利用样本数据建立因变量与多个自变量之间的线性关系式

$$\hat{y} = b_0 + b_1 x_1 + b_2 x_2 + \cdots + b_m x_m \tag{8-20}$$

称为多元线性回归方程。其中，常数项 b_0 为 β_0 的估计值，$b_1, b_2, \cdots, b_m$ 为样本偏回归系数，是 $\beta_1, \beta_2, \cdots, \beta_m$ 的估计值，可由样本观测值利用最小二乘法求得。

利用最小二乘法求解多元线性回归方程的主要步骤为：

（1）设自变量 $X_1, X_2, \cdots, X_m$ 以及因变量 Y 的样本观测值分别为 $x_{1k}, x_{2k}, \cdots, x_{mk}$ 和 y_k（$k = 1, 2, \cdots, n$），计算

$$\bar{x}_i = \frac{1}{n} \sum_{k=1}^{n} x_{ik} \quad i = 1, 2, \cdots, m \qquad \bar{y} = \frac{1}{n} \sum_{k=1}^{n} y_k$$

$$l_{ij} = \sum_{k=1}^{n} (x_{ik} - \bar{x}_i)(x_{jk} - \bar{x}_j) \quad i, j = 1, 2, \cdots, m$$

$$l_{iy} = \sum_{k=1}^{n} (x_{ik} - \bar{x}_i)(y_k - \bar{y}) \quad i = 1, 2, \cdots, m \tag{8-21}$$

（2）最小二乘法原则：就是使得求出的回归方程最能代表样本点的线性趋势，即使剩余

平方和 $Q = \sum_{k=1}^{n} (y_k - \hat{y}_k)^2 = \sum_{k=1}^{n} [y_k - (b_0 + b_1 x_{1k} + b_2 x_{2k} + \cdots + b_m x_{mk})]^2$ 最小,用微积分知识对 $b_1, b_2, \cdots, b_m$ 求偏导数,得下列正规方程组:

$$\begin{cases} l_{11} b_1 + l_{12} b_2 + \cdots + l_{1m} b_m = l_{1y} \\ l_{21} b_1 + l_{22} b_2 + \cdots + l_{2m} b_m = l_{2y} \\ \cdots\cdots\cdots\cdots\cdots\cdots\cdots\cdots\cdots\cdots \\ l_{m1} b_1 + l_{m2} b_2 + \cdots + l_{mm} b_m = l_{my} \end{cases} \tag{8-22}$$

解方程组,可求得 $b_1, \cdots, b_m$。

(3)将 $b_1, \cdots, b_m$ 代入

$$b_0 = \bar{y} - (b_1 \bar{x}_1 + b_2 \bar{x}_2 + \cdots + b_m \bar{x}_m) \tag{8-23}$$

即求得 b_0,于是得到线性回归方程

$$\hat{y} = b_0 + b_1 x_1 + b_2 x_2 + \cdots + b_m x_m$$

2. 多元线性回归方程的检验 与一元回归情形类似,上述讨论是在 Y 与 $X_1, X_2, \cdots, X_m$ 之间具有线性关系的前提下进行的。但是在实际应用中,所求回归方程是否有显著意义,则需对 Y 与 $X_1, X_2, \cdots, X_m$ 之间是否存在线性关系进行显著性检验。

与一元回归类似,多元线性回归方程的显著性检验也是用方差分析法进行。其基本思想也是将 Y 的变异即总的离差平方和分解成回归平方和与剩余平方和。其主要步骤为:

(1)建立检验假设 $H_0: \beta_1 = \beta_2 = \cdots = \beta_m = 0; H_1: \beta_1, \beta_2, \cdots, \beta_m$ 不全为 0

(2)计算检验统计量 F 值

$$F = \frac{U/m}{Q/(n-m-1)} \sim F(m, n-m-1)$$

总离差平方和:$l_{yy} = \sum_{k=1}^{n} (y_k - \bar{y})^2 = (n-1) S_y^2$

回归平方和:$U = \sum_{k=1}^{n} (\hat{y}_k - \bar{y})^2 = b_1 l_{1y} + b_2 l_{2y} + \cdots + b_m l_{my}$

剩余平方和:$Q = \sum_{k=1}^{n} (y_k - \hat{y}_k)^2 = l_{yy} - U$

根据 F 分布,由检验统计量 F 与自由度确定 P 值,即可得到相应的统计结论。

二、一元非线性回归

在实际问题中,变量间的回归关系并非都是线性的。如血药浓度随时间的变化关系;动物死亡率与给药剂量的关系等均呈曲线关系。可用来表示两变量间关系的曲线种类很多,但许多曲线类型都可以通过变量变换转换化成直线(曲线直线化)形式,先利用线性回归的方法配合线性回归方程,然后再还原成曲线回归方程。

非线性回归分析的基本任务是通过两个相关变量 X 与 Y 的实际观测数据建立曲线回归方程,以揭示 X 与 Y 间的曲线联系形式。

非线性回归分析的基本步骤为:

1. 确定曲线类型,绘制散点图,根据图形和专业知识选取曲线类型。

2. 曲线直线化,按曲线类型,对 x 或 y 进行变量转换。

3. 建立直线化的直线回归方程,作假设检验。

4. 将变量还原,写出用原变量表达的曲线方程。

非线性回归分析最困难和首要的工作是确定变量 Y 与 X 间曲线关系的类型。通常通过两个途径来确定:①利用有关专业知识,根据已知的理论规律和实践经验。例如,血药浓度随时间的变化呈指数函数关系;动物死亡率与给药剂量的关系呈 S 形曲线等。②可利用散点图,观察实测点的分布趋势与哪一类已知的函数曲线最接近,然后再选用该函数关系式来拟合实测点。表 8-4 给出了几个常见的非线性回归模型对应的线性化变换。

表8-4 常见非线性回归模型的线性变化表

曲线方程	变量变换	变换后的线性方程
双曲线 $1/y = a + b/x$	$y' = 1/y, x' = 1/x$	$y' = a + bx'$
幂函数 $y = ax^b$	$y' = \ln y, a' = \ln a, x' = \ln x$	$y' = a' + bx'$
指数函数 $y = ae^{bx}$	$y' = \ln y, a' = \ln a$	$y' = a' + bx$
对数函数 $y = a + b\ln x$	$x' = \ln x$	$y = a + bx'$
S 形曲线 $y = \dfrac{1}{a + be^{-x}}$	$y' = 1/y, x' = e^{-x}$	$y' = a + bx'$

例 8-7 给体重为 20g 的小鼠静脉输注西索米星 0.32mg 后,测得一些时间后的血药浓度 c 如表 8-5、图 8-4 所示。试求血药浓度 c 对时间 t 的回归方程。

表8-5 药物浓度-时间数据表

编号	1	2	3	4	5	6	7	8
时间(t)/min	20	40	60	80	100	120	140	160
血药浓度(c)/$\mu g \cdot ml^{-1}$	32.75	16.50	9.20	5.00	2.82	1.37	0.76	0.53

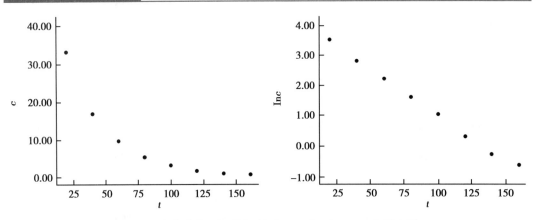

图 8-4 血药浓度 c 与时间 t 的 (t, c), $(t, \ln c)$ 散点图

解 (1)选定曲线类型:根据散点图及经验知,曲线为负指数函数类型,选择方程

$$c = c_0 e^{-kt}$$

(2)曲线直线化:对上式两边取自然对数,得

$$\ln c = \ln c_0 - kt$$

令 $y = \ln c, a = \ln c_0, b = -k$,可得

$$y = a + bt$$

这样便把曲线回归转化为线性回归问题。

(3)线性回归分析:中间计算结果见表 8-6。

表 8-6　指数曲线回归计算表

编号	t	c	$y=\ln c$	ty	t^2	y^2
1	20	32.75	3.488 9	69.778	400	12.172 4
2	40	16.50	2.803 4	112.136	1 600	7.859 1
3	60	9.20	2.219 2	133.152	3 600	4.924 8
4	80	5.00	1.609 4	128.752	6 400	2.572 8
5	100	2.82	1.036 7	103.67	10 000	1.074 7
6	120	1.37	0.314 8	37.776	14 400	0.099 1
7	140	0.76	−0.274 4	−38.416	19 600	0.075 3
8	160	0.53	−0.634 9	−101.584	25 600	0.403 1
合计	720		10.563 1	445.264	81 600	29.181 3

利用表 8-6 的计算数据,可得

$$l_{tt}=81\ 600-\frac{720^2}{8}=16\ 800$$

$$l_{yy}=29.181\ 3-\frac{10.563\ 1^2}{8}=15.233\ 9$$

$$l_{ty}=445.264-\frac{720\times10.563\ 1}{8}=-505.415\ 0$$

$$b=\frac{l_{ty}}{l_{tt}}=\frac{-505.415\ 0}{16\ 800}=-0.030\ 1$$

$$a=\frac{1}{8}\big[10.563\ 1-(-0.030\ 1\times720)\big]=4.029\ 4$$

于是回归方程为

$$\ln\hat{c}=4.029\ 4-0.030\ 1t$$

(4)将变量还原

$$c_0=e^a=e^{4.029\ 4}=56.227\ 2,k=-b=0.030\ 1$$

所求指数曲线回归方程为

$$\hat{c}=c_0e^{-kt}=56.227\ 2e^{-0.030\ 1t}$$

第四节　概率单位法计算半数致死量

一、半数致死量的意义

在医药学的研究中,常常需要预定半数致死量(或半数有效量)。

在对一组动物做毒性实验时,由于个体差异,每个动物对毒性药物的反应不尽相同。药物剂量小,动物可能不死,随着药物剂量的逐渐增加,动物开始有死亡。能使一只动物死亡的最小剂量,称为最小致死量。剂量增加到一定程度,动物将会全部死亡。使该组实验动物恰好死亡一半的药物剂量称为半数致死量(LD_{50})。把一组中毒动物恰好救活一半,或把一组感染某病的动物恰好治愈一半的药物剂量,称为半数有效量(ED_{50})。

半数致死量(LD_{50})[或半数有效量(ED_{50})]的测定及数据分析方法很多,作为线性回归的运用,我们将着重叙述概率单位法。

例 **8-8**　把三价糖酸锑钾的不同剂量注入小鼠,存活与死亡数据如表 8-7 所示,绘制剂量 D 与死亡率 P 的 (D,P),$(\lg D, P)$ 散点图。

表 8-7　给小鼠注射不同剂量三价糖酸锑钾的死亡率

剂量(D)/mg · 20g^{-1}	2.0	2.5	3.0	3.5	4.0	5.0
存活只数	12	7	4	2	1	0
死亡只数	1	3	7	11	16	17
死亡率(P)/%	7.7	30.0	63.6	84.5	94.1	100.0

解　绘制剂量 D 与死亡率 P 的 (D,P),$(\lg D,P)$ 散点图,如图 8-5 所示。

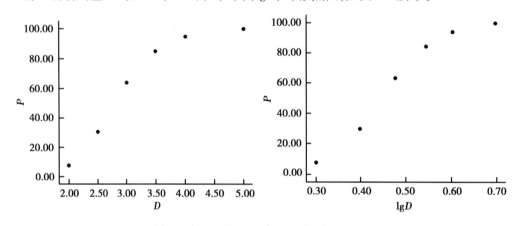

图 8-5　剂量 D 与死亡率 P 的 (D,P),$(\lg D,P)$ 散点图

一般地,以剂量为横轴、死亡率为纵轴作图,得到死亡率 P 关于剂量 D 的分布函数图,称为剂量-死亡率曲线。该曲线是一条不对称的 S 形曲线(剂量与死亡率不是正态分布关系)。如将剂量作对数变换,则 $(\lg D,P)$ 散点图呈现为对称的 S 形,即对数剂量-死亡率曲线为一条对称的 S 形曲线(死亡率关于对数剂量呈正态分布关系),对称中心在死亡率 $P=50\%$ 处。曲线的两端伸延较缓,表示低剂量(接近 0%)或高剂量(接近 100%)的改变引起死亡率的变化很小,而曲线中段斜度较大,表示药物剂量稍有变动,死亡率有明显差别。因此,用半数致死量 LD_{50} 作为衡量药物毒力大小的指标既稳定又能减小误差。

二、概率单位法计算半数致死量

设药物剂量为 D,令 $Y=\lg D$,则 Y 近似地服从正态分布 $N(\mu,\sigma^2)$,死亡率 P 为其分布函数 $F(Y)$ 的近似值。由此可知 $\dfrac{y-\mu}{\sigma}\sim N(0,1)$,分布函数 $F(y)=\Phi\left(\dfrac{y-\mu}{\sigma}\right)$,即

$$\frac{y-\mu}{\sigma}=\Phi^{-1}(P) \tag{8-24}$$

$\Phi^{-1}(P)$ 的值可由已知的死亡率 P 反查标准正态分布函数表得到。由于其值可正可负,为了避免出现负值,Bliss 提出将 $\Phi^{-1}(P)$ 值加 5,称为概率单位,记为 x,即

$$x=\Phi^{-1}(P)+5=\frac{y-\mu}{\sigma}+5 \tag{8-25}$$

故对数剂量 $Y=\lg D$ 与概率单位 x 呈线性关系,即

$$y=\lg(D)=\mu+\sigma(x-5)=(\mu-5\sigma)+\sigma x \tag{8-26}$$

为使用方便,可查附表 14,进行百分率与概率单位转换。由于 $P=0$ 或 $P=100\%$ 时的数据受个体差异影响太大,应在计算时删除。用整理后的 $(x, \lg D)$ 数据,建立样本的直线回归方程

$$\hat{y} = \lg \hat{D} = a + bx$$

当 $P=50\%$ 时,相应的概率单位 $x_0=5$,代入上式就得到 $\lg LD_{50}$ 的一个估计值 $\hat{y}_0$,即

$$\hat{y}_0 = \lg LD_{50} = a + 5b \tag{8-27}$$

$\lg LD_{50}$ 的 $1-\alpha$ 预测区间为

$$\hat{y}_0 \pm t_{\alpha/2} \cdot S \sqrt{\frac{1}{n} + \frac{(5-\bar{x})^2}{l_{xx}}} \tag{8-28}$$

其中,n 为剂量组个数,$S^2 = \dfrac{1}{n-2}(l_{yy} - bl_{xy})$,相应地可以得到 LD_{50} 的估计值和预测区间

$$LD_{50} = \lg^{-1}(a+5b) \tag{8-29}$$

$$\lg^{-1}\left(\hat{y}_0 \pm t_{\alpha/2} \cdot S \sqrt{\frac{1}{n} + \frac{(5-\bar{x})^2}{l_{xx}}}\right) \tag{8-30}$$

例 8-9 把三价糖酸锑钾的不同剂量注入小鼠,存活与死亡数据如表 8-7 所示,求 LD_{50} 及其 95% 预测区间。

表 8-8 LD_{50} 计算表

剂量 $(D)/mg \cdot 20g^{-1}$ (1)	动物数		死亡率/% $F(D)=P$ (4)	对数剂量 $y=\lg D$ (5)	概率单位 $x=\Phi^{-1}(P)+5$ (6)
	存活(2)	死亡(3)			
2.0	12	1	7.7	0.301 0	3.574 5
2.5	7	3	30.0	0.397 9	4.475 6
3.0	4	7	63.6	0.477 1	5.347 8
3.5	2	11	84.6	0.544 1	6.019 4
4.0	1	16	94.1	0.602 1	6.563 2
5.0		17	100.0		

解 删除 $P=0$,或 $P=100\%$ 的数据,由死亡率 P 查附表 14 得相应概率单位,计算对数剂量 $y=\lg D$,见表 8-8。

用整理后的 (x, y) 数据作直线回归计算,由于

$$\bar{x} = 5.196\ 1, \sum x = 25.980\ 5, \bar{y} = 0.464\ 4, \sum y = 2.322\ 2$$
$$l_{xx} = 5.791\ 2, l_{yy} = 0.056\ 6, l_{xy} = 0.571\ 9$$

所以

$$b = 0.098\ 8, a = -0.048\ 6, S = 0.006\ 3$$

回归方程为

$$\hat{y} = -0.048\ 6 + 0.098\ 8x$$

当 $x=5$ 时,$\hat{y} = -0.048\ 6 + 0.098\ 8 \times 5 = 0.445\ 4$,即

$$LD_{50} = \lg^{-1} 0.445\ 4 = 2.788\ 7$$

对于给定的 $\alpha=0.05$ 和自由度 $f=5-2=3$,查 t 分布的临界值表(附表 7),$t_{0.05/2}(3) = 3.182$,得到 LD_{50} 的 95% 预测区间为

$$\lg^{-1}\left(0.445\ 4 \pm 3.182 \times 0.006\ 3 \sqrt{\frac{1}{5} + \frac{(5-5.196\ 1)^2}{5.791\ 2}}\right) = (2.728\ 9, 2.847\ 8)$$

学习小结

1. 学习内容

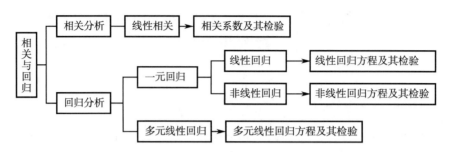

2. 学习方法 采取比较法,明确线性相关描述变量间的相关方向及密切程度,线性回归反映变量间的依存关系,在进行线性相关与线性回归分析之前,应先绘制散点图,看是否有线性趋势;线性回归分析是根据最小二乘法原则进行参数估计。

（杨文国 董 丹）

习题

1. 什么叫线性回归分析? 回归截距、回归系数与回归估计值 $\hat{y}$ 的统计意义是什么?

2. 什么是线性相关分析? 相关系数的意义是什么? 如何计算?

3. 相关系数与回归系数的关系如何?

4. 如何确定两个变量间的曲线类型? 可直线化的曲线回归分析的基本步骤是什么?

5. 用双波长薄层扫描仪对紫草含量进行测定,得其浓度 c 与测得积分值 h 的数据如表 8-9 所示,试计算相关系数 r,并检验 c 与 h 间线性相关关系的显著性($\alpha=0.01$)。

表8-9 紫草浓度 c 与积分值 h 的对应数据表

浓度(c)/mg · 100ml^{-1}	5	10	15	20	25	30
积分值(h)	15.2	31.7	46.7	58.9	76.9	82.8

6. 用光电比色计检验尿汞时,测得尿汞含量 x(mg/L)与消光系数读数 y 的数据如表 8-10 所示。

(1)计算相关系数,并检验其显著性。

(2)建立 y 关于 x 的回归方程。

(3)若测得尿汞含量为 5(mg/L)时,求预测值 y_0 及其 95% 预测区间。

表8-10 尿汞含量 x 与消光系数 y 的数据对应表

含量(x)/mg · L^{-1}	2	4	6	8	10
读数(y)	64	138	205	285	320

7. 将某药物注射于小鼠体内,得死亡结果见表 8-11,求 LD_{50} 的估计值和估计区间($\alpha=0.05$)。

表 8-11　某药物不同浓度与小鼠的死亡数据对应表

剂量(D)/mg·kg^{-1}	30	36	43.2	51.8	62.2	74.6	89.5	107.4
注射鼠数	20	20	20	20	20	20	20	20
死亡鼠数	0	2	5	9	12	16	18	20

8. 单磷酸阿糖腺苷粉剂在 90℃（±5℃）恒温液中测得的一些残存百分量 c 的数据如表 8-12 所示。试确定回归方程 $c=c_0\mathrm{e}^{-kt}$。

表 8-12　不同时间下单磷酸阿糖腺苷粉剂的残存百分量

时间(t)/h	0	22	24	48	72	96	120	144
残存量(c)/%	100	97.34	95.73	90.80	85.69	80.99	76.25	69.21

ER-8-2

习题参考答案

ER-9-1

PPT 课件

◆◆◆　第九章　◆◆◆

正交试验设计

　　试验设计是数理统计学的一个分支,是进行科学研究的重要工具。试验设计是指对试验事先作出周密的设想与合理安排,以便达到预期的目的。在医药科研与药物生产中会遇到大量多因素、多水平的试验,若进行全面试验,则试验的规模将很大,往往因试验条件的限制而难以实施。正交试验设计就是安排多因素试验,寻求最优水平组合的一种高效率试验设计方法。

第一节　基　本　概　念

一、因素、水平、指标

(一)因素

　　在试验过程中,影响试验结果的条件叫做因素(因子),常用大写字母 $A, B, C, \cdots$ 表示。例如,根据长期实践得知,从延胡索中提取生物碱的关键条件是所用酸的种类、渗漉液乙醇的浓度以及乙醇的用量。如果掌握得不好,往往影响生物碱盐的收率和质量。这里,酸的种类、乙醇浓度和用量,就是要考察的因素,可分别表示为 A, B, C。在试验中能够人为地加以控制和调节的因素统称为可控因素,如温度、时间、转速等。由于试验条件的限制,暂时还不能够人为地加以控制和调节的因素统称为不可控因素。

　　在医药学研究中,我们常常通过人为控制因素来研究试验的不同条件对试验结果的影响。根据所考察的试验因素的多少,试验可分为单因素试验、双因素试验及多因素试验。

　　1. 单因素试验　单因素试验是指整个试验中只考察一个试验因素的变化对试验指标影响情况的试验。

　　2. 双因素试验　考察两个因素的试验称为双因素试验。

　　3. 多因素试验　考察三个或三个以上试验因素的试验称为多因素试验。

　　(二)水平

　　在正交试验法中,因素变化的各种状态和条件称为因素的水平。如果一个因素在试验中取 k 个不同状态,就称该因素有 k 个不同水平。因素 A 的 k 个水平常用 $A_1, A_2, \cdots A_k$ 表示。

如上例酸的种类(A)来说,是用盐酸好还是硫酸好?盐酸和硫酸就是因素酸的种类(A)的两个水平,分别表示为A_1和A_2;又如,在渗漉时用60%的乙醇好还是45%的好?这60%和45%便是因素乙醇浓度(B)的两个水平,分别记为B_1和B_2。本例因素水平的选择情况,可归纳为因素水平表(表9-1)。

表9-1　从延胡索中提取生物碱试验的因素水平表

水平	因素		
	酸的种类(A)	乙醇浓度(B)	乙醇用量(C)
1	盐酸(A_1)	60%(B_1)	5倍量(C_1)
2	硫酸(A_2)	45%(B_2)	8倍量(C_2)

水平的选取也是试验设计的主要内容之一,因素的水平选取是否恰当,将直接影响试验的质量。水平数太小有可能代表不了事物的本来面貌,太大则试验次数就要大大增加。重要因素的水平数可以多取一些,各水平间的距离要定得恰当。

总之,每个因素究竟应确定几个水平,数量因素水平间的距离应定多大,都没有硬性规定,只能根据试验目的、允许的条件及实践经验分析确定。

例 9-1　为提高某化工产品的转化率,选择了3个有关的因素进行条件试验,反应温度(A),反应时间(B),用碱量(C),并确定了它们的试验范围:

A:80~90℃

B:90~150min

C:5%~7%

试验目的是搞清楚因素A、B、C对转化率的影响,即温度、时间及用碱量各为多少才能使转化率提高,试制订试验方案。

这里,如果对因素A、B、C在试验范围内分别选取3个水平,可这样选取:

A:$A_1=80℃$,$A_2=85℃$,$A_3=90℃$

B:$B_1=90min$,$B_2=120min$,$B_3=150min$

C:$C_1=5\%$,$C_2=6\%$,$C_3=7\%$

(三)指标

衡量试验结果好坏的标准叫做试验指标,它是一个随机变量。为了方便起见,常用Y表示,产品的质量、成本、产量、收率等都可以作为衡量试验效果的指标。由于试验研究的内容和对象不同,其指标也有各种各样。从评定方法来讲,有定量指标和定性指标之分。能够用数量表示的试验指标称为定量指标,如重量、尺寸、速度、温度、性能、寿命、硬度、强度等;不能够用数量表示的试验指标称为定性指标,如颜色、外观、味道等。从指标数量而言,把只有一个指标的试验称为单指标试验;有两个或两个以上指标的试验,称为多指标试验。

指标的选择与评定,也是关系试验成败的重要问题。在选择指标时,应注意:

1. 每个指标唯一表示一种特性,某一试验过程中不能用多个指标重复表示同一种特性。

2. 试验指标应尽可能采用计量特性值。

3. 在正交试验中,凡遇到定性指标,总是用评定等级或打分的方法将其化为定量指标去处理。

二、正交表

对于例9-1中的问题,第一种试验设计方案是全面试验法。全面试验法是指对所选用的试验因素的所有水平组合全部实施一次以上的试验,如表9-2所示。

表 9-2　3 因素 3 水平全面试验方案

		C_1	C_2	C_3
	B_1	$A_1B_1C_1$	$A_1B_1C_2$	$A_1B_1C_3$
A_1	B_2	$A_1B_2C_1$	$A_1B_2C_2$	$A_1B_2C_3$
	B_3	$A_1B_3C_1$	$A_1B_3C_2$	$A_1B_3C_3$
	B_1	$A_2B_1C_1$	$A_2B_1C_2$	$A_2B_1C_3$
A_2	B_2	$A_2B_2C_1$	$A_2B_2C_2$	$A_2B_2C_3$
	B_3	$A_2B_3C_1$	$A_2B_3C_2$	$A_2B_3C_3$
	B_1	$A_3B_1C_1$	$A_3B_1C_2$	$A_3B_1C_3$
A_3	B_2	$A_3B_2C_1$	$A_3B_2C_2$	$A_3B_2C_3$
	B_3	$A_3B_3C_1$	$A_3B_3C_2$	$A_3B_3C_3$

　　全面试验又称全面析因试验,其优点是能够对各因素与试验指标之间的关系剖析得比较清楚。全面试验的主要不足是:试验次数太多,费时、费力,当因素水平比较多时,试验无法完成。本例是三因素三水平,全面试验的次数是 $3^3=27$ 次,4 因素 3 水平的全面试验次数为 $3^4=81$,5 因素 3 水平的全面试验的次数为 $3^5=243$,这在科学试验中是有可能做不到的。

　　第二种方案是简单比较法。对于例 9-1 中的问题可从 27 次试验中选取一部分试验,若将 A 和 B 分别固定在 A_1 和 B_1 水平上,与 C 的 3 个水平进行搭配 $A_1B_1C_1$、$A_1B_1C_2$、$A_1B_1C_3$,做完这 3 次试验后,若 $A_1B_1C_2$ 最优,则取定 C_2 这个水平;让 A_1 和 C_2 固定,再分别与 B 因素的 3 个水平搭配 $A_1B_1C_2$、$A_1B_2C_2$、$A_1B_3C_2$,这 3 次试验做完以后,若 $A_1B_3C_2$ 最优,取定 B_3、C_2 这两个水平;再做两次试验 $A_2B_3C_2$、$A_3B_3C_2$,然后与 $A_1B_3C_2$ 一起比较,若 $A_3B_3C_2$ 最优,则可断言 $A_3B_3C_2$ 是我们要选取的最佳水平组合。

　　与第一方案相比,第二方案的优点是试验次数少,只需做 9 次试验,但第二方案的试验结果是不可靠的。这是因为:①考察的因素水平仅局限于局部区域,在改变 C 值(或 B 值,或 A 值)的 3 次试验中,说 C_2(或 B_3,或 A_3)水平最好是有条件的。在 $A \neq A_1$,$B \neq B_1$ 时,C_2 水平不是最好的可能性是有的。②在第二方案中,数据点分布的均匀性是毫无保障的。③第二方案只是对单个试验数据进行数值上的简单比较,不能排除试验数据误差的干扰,因此无法确定最佳分析条件的精度。

　　第三方案是用正交试验设计法。正交试验设计就是以人们的实践经验为基础,利用规格化的表——正交表,科学地安排试验和分析试验数据的方法。它是从全面试验点中挑选出有代表性的部分试验点来进行试验,如图 9-1 所示。

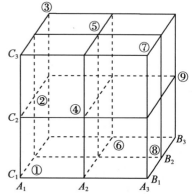

图 9-1　正交试验法安排试验

　　标有试验号的 9 个"○",就是从 27 个试验点中挑选出来的 9 个试验点。即:

$$A_1\begin{cases}B_1C_1\\B_2C_2\\B_3C_3\end{cases} \quad A_2\begin{cases}B_1C_2\\B_2C_3\\B_3C_1\end{cases} \quad A_3\begin{cases}B_1C_3\\B_2C_1\\B_3C_2\end{cases}$$

　　上述选择,保证了 A 因素的每个水平与 B 因素、C 因素的各个水平在试验中各搭配一次。从图 9-1 中可以看到,9 个试验点在选优区中分布是均衡的,在立方体的每个平面上,都恰是 3 个试验点;在立方体的每条线上也恰有一个试验点。9 个试验点均衡地分布于整个立方体内,有很强的代表性,能够比较全面地反映选优区内的基本情况。下面介绍正交试验的工具——正交表,见附表 19。

（一）等水平数的正交表

各列水平数均相同的正交表,也称单一水平正交表。这类正交表名称的写法举例如下:

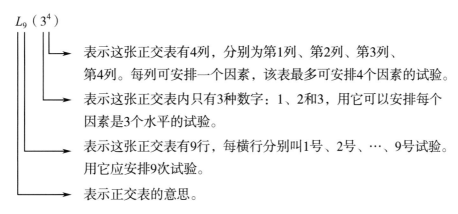

$L_9(3^4)$

表示这张正交表有4列,分别为第1列、第2列、第3列、第4列。每列可安排一个因素,该表最多可安排4个因素的试验。

表示这张正交表内只有3种数字:1、2和3,用它可以安排每个因素是3个水平的试验。

表示这张正交表有9行,每横行分别叫1号、2号、…、9号试验。用它应安排9次试验。

表示正交表的意思。

由此看来,$L_9(3^4)$是一张安排 4 因素 3 水平做 9 次试验的正交表,见表 9-3。

又如 $L_4(2^3)$ 是一张 3 因素 2 水平 4 次试验的正交表,见表 9-4。

表9-3 $L_9(3^4)$

试验号	列号			
	1	2	3	4
1	1	1	1	1
2	1	2	2	2
3	1	3	3	3
4	2	1	2	3
5	2	2	3	1
6	2	3	1	2
7	3	1	3	2
8	3	2	1	3
9	3	3	2	1

表9-4 $L_4(2^3)$

试验号	列号		
	1	2	3
1	1	1	1
2	1	2	2
3	2	1	2
4	2	2	1

（二）不等水平正交表

各列水平数不相同的正交表,叫不等水平正交表,又叫混合水平正交表,下面就是一个不等水平正交表名称的写法:

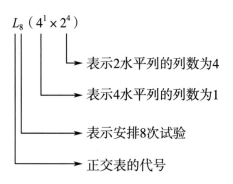

$$L_8(4^1 \times 2^4)$$

→ 表示2水平列的列数为4

→ 表示4水平列的列数为1

→ 表示安排8次试验

→ 正交表的代号

$L_8(4^1 \times 2^4)$ 常简写为 $L_8(4 \times 2^4)$。此不等水平正交表含有1个4水平列,4个2水平列,共有 $1+4=5$ 列。

正交表具有正交性:

1. 任何一列,各水平出现的次数都相等。例如 $L_4(2^3)$ 中每列的不同数码是1和2,各出现2次,说明水平整齐可比。

2. 任意两列的同行数码构成的有序数对包含了该水平下所有可能的搭配,并且每种数对出现的次数一样多。如 $L_4(2^3)$ 中第1、2两列构成的有序数对是:(1,1),(1,2),(2,1),(2,2),各出现一次;第1、3两列或第2、3两列,也是如此。这表明正交表中各因素间水平的搭配非常均衡。

(三)选择正交表的基本原则

一般都是先确定试验的因素、水平和交互作用,后选择适用的正交表。

1. 若各因素都是2水平,就选用 $L_*(2^*)$ 表;若各因素都是3水平,就选用 $L_*(3^*)$ 表;若各因素的水平数不相同,就选择适当的混合水平表;若无正好适用的正交表可选,简便且可行的办法是适当修改原定的水平数。

2. 若条件许可,应尽量选用大表,让存在影响的因素和交互作用各占适当的列。某因素或某交互作用的影响是否真的存在,留到方差分析进行显著性检验时再做结论。这样既可以减少试验的工作量,又不至于漏掉重要的信息。

(四)交互作用

在多因素试验中,不仅因素对指标有影响,而且因素之间的联合搭配也对指标产生影响。通常,把因素间的联合搭配对试验指标产生的影响作用称为交互作用。例如在药物研究和生产中,常会遇到某一因素水平下试验结果的好坏程度依赖于其他因素水平的选取。

第二节 用正交表安排试验

在中药提取和药物生产过程中,总希望要做到数量多、时间快、质量好、消耗少地完成试验。尤其在考察的条件(即因素,如温度、时间、浓度、pH值、次数、粒径、溶剂量、方法等)较多,并且每个条件又有若干等级(即所谓的水平)的情况下,怎样合理地用正交表安排试验是很值得研究的一个问题。

一、等水平试验

例9-2 某中药厂生产一种试剂,产率较低,希望通过试验探索好的生产工艺以提高产率。考察的因素与水平如表9-5所示。

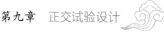

表9-5　某中药厂试剂生产效率因素表

水平	因素		
	A 反应温度/℃	B 反应时间/h	C 搅拌速度
1	30	1	快
2	40	1.5	中
3	50	2	慢

（一）选表

选表就是选择一个合适的正交表,选表一般按下列步骤进行。

1. 根据水平数确定表的类型　本例为 3 水平,所以只能选择 3 水平正交表。

2. 根据自由度原则确定表的大小　因素的自由度、试验的自由度和正交表的自由度计算如下:

例 9-2 中有 3 个 3 水平因素,若不考察交互作用,则各因素的自由度为:$f_A = f_B = f_C =$ 水平数 $-1 = 2$;整个试验的自由度为:$f_{试验} = \sum f_因 = f_A + f_B + f_C = 6$;正交表的自由度:$f_表 =$ 试验次数 -1。选表的原则是满足 $f_{试验} \leqslant f_表$,本例由于 $f_{试验} = 6$ 小于正交表 $L_9(3^4)$ 的自由度 $f_表 = 9 - 1 = 8$,故可以选用 $L_9(3^4)$。

确定表的大小的目的就是使因素和交互作用(如果考虑)分别放到正交表的单独列上,避免在下步进行表头设计时出现因素和交互作用放不下而产生的混杂现象。

（二）表头设计

正交表选好后,就可以进行表头设计。所谓表头设计,就是把挑选出的因素和要考察的交互作用分别排入正交表的表头适当的列上。此例不考察交互作用,可将反应温度 A、反应时间 B 和搅拌速度 C 依次安排在 $L_9(3^4)$ 的第 1、2、3 列上,第 4 列为空列,见表 9-6。

表9-6　$L_9(3^4)$ 表头设计

列号	1	2	3	4
因素	A	B	C	空

（三）列出试验方案

把正交表中安排各因素的每个列(不包含欲考察的交互作用列)中的每个数字依次换成该因素的实际水平,就得到一个正交试验方案,如表 9-7 所示。按照试验方案进行试验就会得到如表 9-7 最后一列所示的试验结果。

表9-7　正交试验方案及其直观分析

试验号	反应温度(A)/℃ 1	反应时间(B)/h 2	搅拌速度(C) 3	空列 4	试验结果 产率(Y)/%
1	1(30)	1(1)	1(快)	1	82
2	1	2(1.5)	2(中)	2	81
3	1	3(2)	3(慢)	3	76
4	2(40)	1	2	3	80
5	2	2	3	1	85
6	2	3	1	2	82
7	3(50)	1	3	2	64
8	3	2	1	3	72
9	3	3	2	1	64

续表

试验号	反应温度(A)/℃	反应时间(B)/h	搅拌速度(C)	空列	试验结果
	1	2	3	4	产率(Y)/%
I_j	239	226	236		
II_j	247	238	225		
III_j	200	222	225		
$\overline{I_j}$	79.7	75.3	78.7		
$\overline{II_j}$	82.3	79.3	75.0		
$\overline{III_j}$	66.7	74.0	75.0		
极差 R_j	15.6	5.3	3.7		

（四）对试验结果进行统计分析，选出最佳试验方案

直观分析法也叫做极差分析法，下面以例 9-2 说明直观分析法分析试验数据的步骤和方法：

1. 计算第 j 列上第 i 个水平的试验结果平均值　以第 1 列 A 因素为例，用 I_1、$\overline{I_1}$ 分别表示第 1 列 1 水平对应的试验结果的和及平均值。

$$I_1 = Y_1 + Y_2 + Y_3 = 82 + 81 + 76 = 239 \qquad \overline{I_1} = \frac{1}{3}(Y_1 + Y_2 + Y_3) = 79.7$$

$$II_1 = Y_4 + Y_5 + Y_6 = 80 + 85 + 82 = 247 \qquad \overline{II_1} = \frac{1}{3}(Y_4 + Y_5 + Y_6) = 82.3$$

$$III_1 = Y_7 + Y_8 + Y_9 = 64 + 72 + 64 = 200 \qquad \overline{III_1} = \frac{1}{3}(Y_7 + Y_8 + Y_9) = 66.7$$

类似地可以计算出其他列的值（表 9-7）。

2. 计算第 j 列的极差　每一列的极差等于该列平均值中最大值与平均值中最小值之差，用 R_j 来表示第 j 列的极差。例如第 1 列的极差为 $R_1 = 82.3 - 66.7 = 15.6$。

3. 选择最优生产条件　极差的意义是：R_j 越大，说明该因素的水平变化对试验指标的影响越大，即该因素越重要；反之，R_j 越小，该因素越不重要。由此可以根据 R_j 的大小顺序排出因素的主次。在例 9-2 中，由于 $R_1 > R_2 > R_3$，因此 A, B, C 的主次顺序为 $A \to B \to C$。

根据正交表的整齐可比性，因为 $\overline{I_1}, \overline{II_1}, \overline{III_1}$ 之间的差别仅仅是由 A_1, A_2, A_3 引起的，而与 B, C 取什么水平无关（B、C 整体上可以看成是相同的），因此可以通过比较 $\overline{I_1}, \overline{II_1}, \overline{III_1}$ 的大小来确定 A 的最佳水平。本例由于试验指标是产率越大越好，$\overline{II_1} = 82.6$ 最大，说明 A 取 A_2 水平最好。类似地，可以确定 B 的最佳水平为 B_2，C 的最佳水平为 C_1，由此得最优配方为 $A_2B_2C_1$，即温度控制在 40℃、反应时间为 1.5 小时、搅拌速度慢。由于试验方案 $A_2B_2C_1$ 是原来的 9 次试验中没有做过的，这说明用正交表安排试验，虽然只做了全面试验中的一部分，但由于分析时分析的是每个因素的每个水平，因此好的试验方案是不会漏掉的。由于此方案没有进行试验，可通过几次验证性试验来验证结果的正确性。由此可见，用正交表安排试验确实具有很强的代表性。

二、不等水平试验

在医药科研和生产实践中，常会遇到因素的水平数不相等的情况。对于不等水平的正交试验，下面介绍两种方法。

（一）直接套表法

例 9-3　为了考察从麻黄草中提取麻黄碱的最佳工艺条件，确定试验因素和水平如

表 9-8 所示。

表 9-8　麻黄草中提取麻黄碱试验的因素水平表

水平	因素			
	溶剂用量/倍	溶剂种类	浸煮时间/h	pH 值
	A	B	C	D
1	4	0.1% 盐酸	2	8
2	6	水	1	12
3	8			
4	10			

本例是不等水平的试验,1 个四水平因素,3 个二水平因素,可以直接从混合水平表中选用正交表 $L_8(4\times2^4)$。在做表头设计时,把 A 因素排在具有四水平的第 1 列,B、C、D 依次放在第 2、3、4 列,即得试验方案(表 9-9)。

表 9-9　麻黄草中提取麻黄碱的试验方案表

试验号	列号				
	1	2	3	4	5
	因素				
	A	B	C	D	
1	1(4 倍量)	1(盐酸)	1(2h)	1(pH 值 8)	1
2	1	2(水)	2(1h)	2(pH 值 12)	2
3	2(6 倍量)	1	1	2	2
4	2	2	2	1	1
5	3(8 倍量)	1	2	1	2
6	3	2	1	2	1
7	4(10 倍量)	1	2	2	1
8	4	2	1	1	2

(二)拟水平法

在正交设计中,某个或某些试验因素的水平个数是自然形成的,只有确定的个数,不能随意选取水平数,或有的因素由于受某种条件的限制,不能多取水平,而又没有现成的混合型正交表可用,这时可采用拟水平设计法。所谓拟水平设计法是把水平少的因素虚拟一个或几个水平,使之与正交表相应列的水平数相等。

例 9-4　在高效液相色谱法测定食品中胡萝卜素的研究中,欲通过正交试验选择柱色谱法净化条件,试验指标为胡萝卜素回收率,不考虑交互作用,试验因素水平表见表 9-10。

表 9-10　高效液相色谱法测定胡萝卜素试验因素水平表

试验号	活化温度 A /℃	柱高 B /cm	过柱体积 C /ml
1	100	8	15
2	120	12	20
3	140		25

试验方案设计:A、C 均为三水平,而因素 B 由于受试验条件的限制,只能取二水平,可选 $L_{18}(2 \times 3^7)$ 表安排试验,但试验次数太多。若 B 取三水平,就可直接用 $L_9(3^4)$ 表安排试验。为此虚拟一个水平,把因素 B 凑足三个水平。根据试验的需要选取重点要考察的那个水平进行虚拟另一水平,虚拟结果相当于把 $L_9(3^4)$ 表作了改造(表 9-11)。

第 2 列 1→1,2→2,3→2

拟水平列:第 2 列如表第 2 列 2′。

表 9-11 高效液相色谱法测定胡萝卜素的试验方案表

| 试验号 | 因素(列号) | | | | | 试验结果 |
| | A | B | | C | | |
	1	2	2′	3	4	
1	1	1	1	1	1	90.5
2	1	2	2	2	2	90
3	1	3	2	3	3	95
4	2	1	1	2	3	85
5	2	2	2	3	1	92
6	2	3	2	1	2	75
7	3	1	1	3	2	100
8	3	2	2	1	3	80
9	3	3	2	2	1	90

第三节 有交互作用的试验设计

在多因素试验中,因素间的联合搭配对试验指标产生的影响作用称为交互作用。在试验设计中,表示 A、B 间的交互作用记作 $A \times B$,称为 1 级交互作用;表示因素 A、B、C 之间的交互作用记作 $A \times B \times C$,称为 2 级交互作用;以此类推,还有 3 级、4 级交互作用等。

一、交互作用的试验设计

1. 交互作用的处理原则 试验设计中,交互作用一律当作因素看待,这是处理交互作用问题的总原则。因素不能任意安排,必须查交互作用表安放。一般而言,k 水平正交表任何两列的交互作用要占用 k-1 列。应先安排涉及交互作用多的因素,并且不能使不同的因素或交互作用同处一列。

2. 有交互作用的试验表头设计 表头设计时,各因素及其交互作用不能任意安排,必须严格按交互作用列表进行安排。这是有交互作用正交试验设计时关键的一步。在表头设计中,为了避免混杂,对那些主要因素,重点要考察的因素,涉及交互作用较多的因素,应该优先安排;次要因素,不涉及交互作用的因素后安排。

所谓混杂,就是指在正交表的同列中,安排了两个或两个以上的因素或交互作用,这样,就无法区分同一列中这些不同因素或交互作用对试验指标的影响效果。如三因素(A、B、C)二水平的正交试验,如果还要考察交互作用 $A \times B$、$A \times C$、$B \times C$ 是否存在,就要改用 $L_8(2^7)$,在表头设计时先查 $L_8(2^7)$ 的交互作用表,见表 9-12。

表9-12 $L_8(2^7)$ 交互作用表

列号	1	2	3	4	5	6	7
1	(1)	3	2	5	4	7	6
2		(2)	1	6	7	4	5
3			(3)	7	6	5	4
4				(4)	1	2	3
5					(5)	3	2
6						(6)	1

如果 A 安排在列1，B 安排在列2，那么 $A×B$ 安排位置就从表9-12中的(1)横着向右看，(2)竖着向上看，它们的交叉点是3，表示 $A×B$ 要安排在列3。同理，B 安排在列2，C 安排在列4，$B×C$ 就安排在列6，$A×C$ 安排在列5。最后的表头设计见表9-13。

表9-13 $L_8(2^7)$ 表头设计

因子	A	B	$A×B$	C	$A×C$	$B×C$	D
列号	1	2	3	4	5	6	7

二、等水平

例9-5 乙酰胺苯磺化反应试验，因素水平见表9-14。

试验目的：希望提高乙酰胺苯的收率。

表9-14 乙酰胺苯磺化反应试验因素和水平表

水平	因素			
	反应温度(A)/℃	反应时间(B)/h	硫酸浓度(C)/%	操作方法(D)
1	$A_1=50$	$B_1=1$	$C_1=17$	$D_1=$搅拌
2	$A_2=70$	$B_2=2$	$C_2=27$	$D_2=$不搅拌

考虑到反应温度与反应时间可能会有交互作用，反应温度与硫酸浓度也可能有交互作用，两者可分别用代号 $A×B$ 和 $A×C$ 表示。试选择合适的正交表，并进行表头设计。

因为4个因素均为2水平，2个交互作用需占2列，为方差分析应至少留一个空白列作为误差列，所以可选择正交表 $L_8(2^7)$。如果将 A 因素放在第1列，B 因素放在第2列，查表9-12可知，第1列与第2列的交互作用列是第3列，于是将 A 与 B 的交互作用 $A×B$ 放在第3列。这样第3列不能再安排其他因素，以免出现"混杂"。然后将 C 放在第4列，查表9-12可知，$A×C$ 应放在第5列，D 因素放第6列或第7列均可，这里放第7列，第6列为空列，如此可得表头设计，见表9-15。

由表中最后一行可知，极差 $R_3=R_4=4.75$ 最大，其余依次是 $R_1=2.75$，$R_2=R_7=2.25$，最小是 $R_5=0.75$。所以，在本试验范围内，各因素和交互作用对试验指标的影响是交互作用 $A×B$ 及因素 C 最大，其次是因素 A，再次要的是因素 B、D，交互作用 $A×C$ 的影响比"其他"因素的影响还小，可以认为是误差引起的，交互作用 $A×C$ 不必考虑。

为了确定最优试验方案，根据表9-15结果，列出下面因素 A 与 B 的交互作用分析二元表，见表9-16。

笔记栏

表9-15　$L_8(2^7)$ 正交表应用计算表

列号	1	2	3	4	5	6	7	
因素	反应温度	反应时间		硫酸浓度				收率（Y_i）/%
符号	A	B	$A×B$	C	$A×C$	空	D	
试验号								
1	1(50)	1(1)	1	1(17)	1	1	1（搅拌）	$Y_1=65$
2	1	1	1	2(27)	2	2	2（不搅拌）	$Y_2=74$
3	1	2(2)	2	1	1	2	2	$Y_3=71$
4	1	2	2	2	2	1	1	$Y_4=73$
5	2(70)	1	2	1	2	1	2	$Y_5=70$
6	2	1	2	2	1	2	1	$Y_6=73$
7	2	2	1	1	2	2	1	$Y_7=62$
8	2	2	1	2	1	1	2	$Y_8=67$
I_j	283	282	268	268	276		273	
II_j	272	273	287	287	279		282	
k_j	4	4	4	4	4		4	
$\overline{I}_j$	70.75	70.50	67.00	67.00	69.00		68.25	
$\overline{II}_j$	68.00	68.25	71.75	71.75	69.75		70.50	
极差 R_j	2.75	2.25	4.75	4.75	0.75		2.25	

表9-16　二元表

因素 A	因素 B	
	B_1	B_2
A_1	$\dfrac{65+74}{2}=69.5$	$\dfrac{71+73}{2}=72$
A_2	$\dfrac{70+73}{2}=71.5$	$\dfrac{62+67}{2}=64.5$

比较 A、B 各水平的4种搭配，以 A_1B_2 的平均收率最高。于是，当有交互作用 $A×B$ 存在时，最佳试验方案应为 $A_1B_2C_2D_2$。这个试验方案在所安排的8次试验中是没有的。这说明用正交表安排试验，虽然只做了全面试验的一部分，但也不会漏掉最佳的试验方案，可安排几次试验加以验证。

三、不等水平

例 9-6　为考察从麻黄草中提取麻黄碱的较优工艺条件，确定试验因素和水平如表 9-17 所示。试验指标为麻黄碱收率。

表9-17　麻黄草中提取麻黄碱试验因素水平表

水平	因素			
	溶剂用量/倍	溶剂种类	浸煮时间/h	pH 值
	A	B	C	D
1	4	0.1%盐酸	2	8
2	6	水	1	12
3	8			
4	10			

还需考察交互作用 $A \times B$、$A \times C$ 及 $B \times C$。如何选取正交表？如何进行表头设计和分析试验结果？

由于 $f_A = 4-1 = 3$，$f_B = f_C = f_D = 1$，$f_{B \times C} = f_B \times f_C = 1$，$f_{A \times B} = f_{A \times C} = 3$，所以 $f_{试} = 13$，故选取 $L_{16}(4 \times 2^{12})$ 比较合适。以 $L_{16}(4 \times 2^{12})$ 为列来说明由等水平正交表改造成不等水平正交表的过程。在 $L_{16}(2^{15})$ 表中取出第 1、2 两列。其横行组成的有序数对共有四种：$(1,1)$，$(1,2)$，$(2,1)$，$(2,2)$，各重复 4 次。按下述原则把每个数对换成一个新数码：$(1,1) \rightarrow 1$，$(1,2) \rightarrow 2$，$(2,1) \rightarrow 3$，$(2,2) \rightarrow 4$，这样就把表中第 1、2 两列合并为新的一列，由于第 1、2 两列的交互作用反映在第 3 列，所以把第 3 列删去，便得到第 1 列是 4 水平，其余 12 列是 2 水平的混合正交表 $L_{16}(4 \times 2^{12})$。其表头对照见表 9-18。

表 9-18　$L_{16}(4 \times 2^{12})$ 表头对照表

$L_{16}(2^{15})$ 列号	1	2	3	4	5	6	7	8	9	10	11	12	13	14	15
$L_{16}(4 \times 2^{12})$ 列号		1		2	3	4	5	6	7	8	9	10	11	12	13

知道了 $L_{16}(4 \times 2^{12})$ 的构成，即可进行表头设计。如把 A 放第 1 列，B 放第 2 列，由上面对照表看出，它们实际上是 $L_{16}(2^{15})$ 中的第 1、2、3 列和第 4 列，由 $L_{16}(2^{15})$ 表的交互作用表可知，$A \times B$ 应排在第 5、6、7 列上，即 $L_{16}(4 \times 2^{12})$ 的第 3、4、5 列；因素 C 放在 $L_{16}(4 \times 2^{12})$ 的第 6 列，即 $L_{16}(2^{15})$ 的第 8 列，则 $A \times C$ 应放在 $L_{16}(2^{15})$ 的第 9、10、11 列，也就是 $L_{16}(4 \times 2^{12})$ 的第 7、8、9 列；$B \times C$ 应放在 $L_{16}(2^{15})$ 的第 12 列，即 $L_{16}(4 \times 2^{12})$ 的第 10 列，D 可放在 $L_{16}(4 \times 2^{12})$ 的第 11 列。总之，混合表中交互作用的安排，要根据原正交表的交互作用表来确定。本例的试验设计与试验结果如表 9-19 所示。

表 9-19　麻黄草中提取麻黄碱试验设计与试验结果

试验号	\multicolumn{13}{c}{$L_{16}(2^{15})$ 列号}	试验结果
	123	4	5	6	7	8	9	10	11	12	13	14	15	
	\multicolumn{13}{c}{$L_{16}(4 \times 2^{12})$ 列号}	
	1	2	3	4	5	6	7	8	9	10	11	12	13	收率 Y_i
	\multicolumn{13}{c}{因素}	
	A	B		$A \times B$		C		$A \times C$		$B \times C$	D			
1	1	1	1	1	1	1	1	1	1	1	1	1	1	61
2	1	1	1	1	1	2	2	2	2	2	2	2	2	83
3	1	2	2	2	2	1	1	1	1	2	2	2	2	35
4	1	2	2	2	2	2	2	2	2	1	1	1	1	48
5	2	1	2	1	2	1	2	1	2	1	2	1	2	60
6	2	1	2	1	2	2	1	2	1	2	1	2	1	71
7	2	2	1	2	1	1	2	2	1	2	2	1	1	58
8	2	2	1	2	1	2	1	1	2	1	1	2	2	61
9	3	1	2	2	1	2	2	1	2	2	1	1	2	53
10	3	1	2	2	1	1	1	2	2	2	2	1	2	80
11	3	2	2	2	1	1	2	1	2	2	1	2	60	

续表

试验号	L16(2^15)列号													试验结果
	123	4	5	6	7	8	9	10	11	12	13	14	15	
	L16(4×2^12)列号													收率 Y_i
	1	2	3	4	5	6	7	8	9	10	11	12	13	
因素	A	B		A×B		C		A×C		B×C	D			
12	3	2	1	2	1	2	1	2	1	1	2	1	2	86
13	4	1	2	2	1	2	1	2	2	1	1	2	2	68
14	4	1	2	2	1	2	1	1	2	2	1	1	2	67
15	4	2	1	1	2	1	2	2	1	2	1	1	2	57
16	4	2	1	1	2	2	1	1	2	1	2	2	1	80
I_j	227	543	558	533	544	452	527	488	519	517	494			
II_j	250	485	470	495	484	576	501	540	509	511	534			
III_j	279													
IV_j	272													
$\overline{I}_j$	56.75	67.88	69.75	66.63	68	56.5	65.88	61	64.88	64.63	61.75			
$\overline{II}_j$	62.5	60.63	58.75	61.88	60.5	72	62.63	67.5	63.63	63.88	66.75			
$\overline{III}_j$	69.75													
$\overline{IV}_j$	68													
R_j	13	7.25	11	4.75	7.5	15.5	3.25	6.5	1.25	0.75	5			
R'_j	11.7	14.56		15.56		31.13		7.37		1.51	10.04			

表中最后两行是极差,关于极差,这里有两点需要说明:

1. 由于交互作用 $A×B$ 和 $A×C$ 各占 3 列,所以它们的极差应分别取其所占列极差的平均值。

如

$$R_{A×B}=\frac{1}{3}×(R_3+R_4+R_5)=\frac{1}{3}×(11+4.75+7.5)=7.75$$

同理

$$R_{A×C}=\frac{1}{3}×(R_7+R_8+R_9)=3.67$$

2. 由于各因素水平数不尽相同,所以需对极差 R 值加以修正。这是因为水平数多的因素一般比水平数少的极差大。其修正公式为

$$R'=\sqrt{r}\,dR$$

其中 r 为该因素各水平重复数,d 为修正系数,由表9-20查到。

如

$$R'_A=\sqrt{4}×0.45×13=11.7$$

$$R'_{A×B}=\sqrt{8}×0.71×7.75=15.56$$

表 9-20　R 值修正系数表

水平数	2	3	4	5	6	7	8	9	10
d	0.71	0.52	0.45	0.40	0.37	0.36	0.34	0.32	0.31

余类推。本例各因素 R 的修正值 R' 附在表中最末行。

比较 R' 大小，得到因素及交互作用的主次顺序为：

主————————→次

C，$A×B$，B，A，D，$A×C$，$B×C$

C 是主要因素，应取 C_2，$A×B$ 也很重要，超过了 A、B 单独作用，由二元表 9-21 看出，A 和 B 的最好搭配是 A_3B_2，故 A 取 A_3，B 取 B_2；而 D 取 D_2 较好。这样得到最佳方案为 $A_3B_2C_2D_2$。即用 8 倍量的水，浸煮 1 小时，调 pH 值为 12。

表 9-21　二元表

因素 B	因素 A			
	A_1	A_2	A_3	A_4
B_1	$\dfrac{144}{2}$	$\dfrac{131}{2}$	$\dfrac{133}{2}$	$\dfrac{135}{2}$
B_2	$\dfrac{83}{2}$	$\dfrac{119}{2}$	$\dfrac{146}{2}$	$\dfrac{137}{2}$

第四节　多指标试验

试验指标多于一个的试验称为多指标试验。在多指标试验设计中，各指标的最优方案之间可能存在一定的矛盾，如何兼顾各个指标，找出使每个指标都尽可能好的生产方案呢？也就是说，应如何分析多指标试验的结果呢？下面介绍两种常用方法。

一、综合加权评分法

综合加权评分法的基本思想是：兼顾各项指标，综合起来评出分数，以各号试验得分的多少评价试验结果的好坏，即化多指标为单指标进行分析。其做法可先把各号试验的每个指标分别转换为分数，然后根据各项指标的重要程度，综合加权评分。

例 9-7　正交试验优选某药物提取工艺：考虑到醇回流工艺与醇浓度、加醇数量、提取时间、提取次数等因素有关，设计了四因素三水平正交试验，见表 9-22 和表 9-23，试验指标为三个且越大越好，试分析最佳试验方案。

表 9-22　某药物提取工艺因素水平表

水平	乙醇浓度(A)/%	加乙醇(B)/倍	时间(C)/h·次$^{-1}$	提取次数(D)
1	50	4	1	1
2	70	6	2	2
3	90	8	3	3

表9-23　某药物提取工艺正交试验及结果

序号	因素				川芎荧光成分(Y_1)	阿魏酸(Y_2)	黄芪甲苷(Y_3)	综合评分
	A	B	C	D				
1	1	1	1	1	1.6(39.2)	105(57.7)	1.49(31.8)	42.9
2	1	2	2	2	3.25(79.7)	140(76.9)	3.2(68.4)	75
3	1	3	3	3	3.48(85.3)	154(84.6)	3.83(81.8)	83.9
4	2	1	2	3	3.06(75.0)	181(99.5)	4.46(95.3)	89.9
5	2	2	3	1	2.71(66.4)	165(90.7)	3.52(75.2)	77.4
6	2	3	1	2	3.78(92.6)	179(98.4)	3.19(68.2)	86.4
7	3	1	3	2	3.91(95.8)	182(100.0)	4.12(88.0)	94.6
8	3	2	1	3	4.08(100.0)	139(76.4)	4.68(100.0)	92.1
9	3	3	2	1	2.42(59.3)	123(67.6)	3.96(84.6)	70.5
综合加权评分　I_j	201.8	227.4	221.4	190.8				
II_j	253.7	244.5	235.4	256				
III_j	257.2	240.8	255.9	265.9				
R_j	$\dfrac{55.4}{3}$	$\dfrac{17.1}{3}$	$\dfrac{34.5}{3}$	$\dfrac{75.1}{3}$				

综合加权评分法具体计算方法如下：

1. 将各试验指标转化为分数　分别把三项指标中最好的试验结果定为100分，三个试验指标均为越大越好。选出各指标的最大值，分别用 $\dfrac{Y_1}{4.08}\times100$、$\dfrac{Y_2}{182}\times100$、$\dfrac{Y_3}{4.68}\times100$ 为三个指标进行评分。如川芎荧光成分 Y_1 指标第1号试验评分为 $\dfrac{1.6}{4.08}\times100=39.2$，各试验指标的评分结果详见表9-23括号中数。

2. 加权求和　根据研究目的，三个试验指标同等重要，权重系数均为 $\dfrac{1}{3}$。

3. 综合评分公式　$y=\dfrac{100}{3}\left(\dfrac{Y_1}{4.08}+\dfrac{Y_2}{182}+\dfrac{Y_3}{4.68}\right)$，由此计算1号试验结果的综合评分为 $y=\dfrac{100}{3}\left(\dfrac{1.6}{4.08}+\dfrac{105}{182}+\dfrac{1.49}{4.68}\right)=42.9$。其余类推，各号试验的评分见表9-23最后一列。

按单指标（综合评分）做直观分析，由综合加权评分栏中极差看出，主要因素是 D、A、C，次要因素是 B，较优工艺条件为 $A_3C_3D_3$，因素 B 可根据生产条件任取一水平。提取工艺选择为药材加4倍量90%乙醇回流提取3次，3h/次。

如何把每个指标转化为分数，还有许多种方法，应根据具体问题选取；关于权重系数的确定应根据专业知识具体问题具体分析。

二、综合平衡法

前面所介绍的加权评分法是采用先综合后分析的方法，当然也可采用先分析后综合的方法处理，即先分别对每项指标进行分析，然后将各项指标分析的结果进行综合平衡，最后归纳出结论，这就是综合平衡法。

例 **9-8** 用正交试验法优选复方鱼腥草提取工艺条件,因素水平见表 9-24,试验设计见表 9-25。试验指标为黄芩苷含量和出膏率,试分析最佳试验条件。

表9-24 复方鱼腥草提取工艺因素水平表

水平	加水量(A)/倍	煎煮次数(B)/次	煎煮时间(C)/h
1	11	1	1.5
2	13	2	2.0
3	15	3	2.5

表9-25 复方鱼腥草提取工艺正交试验及结果

试验号		A	B	C	空	出膏率/%	黄芩苷含量/%
1		1	1	1	1	20.36	4.03
2		1	2	2	2	27.34	6.88
3		1	3	3	3	32.12	6.98
4		2	1	2	3	22.68	5.36
5		2	2	3	1	31.44	6.92
6		2	3	1	2	26.01	6.63
7		3	1	3	2	25.94	4.05
8		3	2	1	3	24.12	5.06
9		3	3	2	1	28.04	5.96
出膏率	I_j	79.82	68.98	70.49			
	II_j	80.13	82.9	78.06			
	III_j	78.1	86.17	89.5			
	R_j	2.03/3	17.19/3	18.56/3			
黄芩苷含量	I_j	17.89	13.44	15.72			
	II_j	18.91	18.86	18.2			
	III_j	15.07	19.57	17.95			
	R_j	3.84/3	6.13/3	2.48/3			

1. 出膏率分析 由表 9-25 出膏率栏中的极差 R_j 可知,影响出膏率的主要因素是 C、B,次要因素是 A。较优的方案是 C_3B_3,因素 A 可根据情况任意选择一水平。

2. 黄芩苷含量分析 由表 9-25 下边黄芩苷含量栏中的极差 R_j 可知,影响黄芩苷含量的主要因素是 B、A,次要因素是 C。较优的方案是 B_3A_2,因素 C 可根据情况任意选择一水平。

3. 综合平衡分析 A 因素在出膏率是次要因素,可任选,在黄芩苷含量中是主要因素,选 A_2,所以 A 选 A_2;B 因素在出膏率和黄芩苷含量中都选 B_3,所以 B 选 B_3;C 因素在出膏率中是主要因素,选 C_3,在黄芩苷含量中是次要因素,可任选,所以 C 选 C_3。综合方案是 $A_2B_3C_3$,即加水量为 13 倍,煎煮次数是 3 次,煎煮时间是 2.5 小时。

第五节 试验结果的方差分析法

直观分析法简单直观,计算量较少,便于普及与推广,但它不能区别试验结果的差异是由因素水平的改变引起的,还是由试验误差的随机波动引起的。而方差分析方法可以多引出一个结论:各列对试验指标的影响是否显著? 在什么水平上显著? 在数理统计中,这是一个很重要的问题。显著性检验强调试验误差在分析每列对指标影响中所起的作用,如果某列对指标的影响不显著,那么,讨论试验指标随它的变化趋势是毫无意义的。因为在某列对指标的影响不显著时,即使从表中的数据可以看出该列水平变化时,对应的试验指标的数值也在以某种"规律"发生变化,但那很可能是由于试验误差所致,将它作为客观规律是不可靠的。有了各列的显著性检验之后,最后应将影响不显著的列与原来的"误差列"合并起来,组成新的"误差列",重新检验各列的显著性。

一、方差分析的基本步骤与格式

对于正交试验多因素的方差分析,其基本思想是将数据的总变异分解成因素引起的变异和误差引起的变异两部分,即总离均差平方和等于各列因素离均差平方和加上误差离均差平方和,即 $SS_{总}=SS_{因素}+SS_{误差}$,$f_{总}=f_{因素}+f_{误差}$。构造 F 统计量,作 F 检验,即可判断因素作用是否显著。

若用正交表 $L_n(k^m)$ 安排试验,每个试验方案重复进行 r 次,总试验次数为 $n\times r$,试验结果为 $Y_{ij}(i=1,\cdots,n;j=1,\cdots,r)$,试验结果的总离均差平方和记为

$$SS_{总}=\sum_{i=1}^{n}\sum_{j=1}^{r}(Y_{ij}-\overline{Y})^2=\sum_{i=1}^{n}\sum_{j=1}^{r}Y_{ij}^2-\frac{1}{n\cdot r}\left(\sum_{i=1}^{n}\sum_{j=1}^{r}Y_{ij}\right)^2=b-\frac{a^2}{n\cdot r},f_{总}=nr-1$$

其中
$$\overline{Y}=\frac{1}{n\cdot r}\sum_{i=1}^{n}\sum_{j=1}^{r}Y_{ij}$$

无重复试验时 $SS_{总}=\sum_{i=1}^{n}(Y_i-\overline{Y})^2=\sum_{i=1}^{n}Y_i^2-\frac{1}{n}\left(\sum_{i=1}^{n}Y_i\right)^2$,$f_{总}=n-1$

第 j 列因素的离均差平方和为

$$SS_j=\frac{I^2+II^2+\cdots}{r\cdot n/k}-\frac{a^2}{n\cdot r}=\frac{I^2+II^2+\cdots}{r\cdot n/k}-c,f_{列}=n/k-1$$

2 或 3 水平时,每一列的离均差平方和计算可简化为

$$SS_j=\frac{(I-II)^2}{n\cdot r},SS_j=\frac{I^2+II^2+III^2}{r\cdot n/3}-\frac{a^2}{n\cdot r}$$

正交表上空白列的离均差平方和不是由任何因素或交互作用引起的,因此应是误差引起的。故可以把所有空白列的离均差平方和及自由度相加,构成第 1 类误差(或称模型误差),记为 SS_{e_1}。非空白列的离均差平方和比第 1 类误差小时,表明该因素或交互作用对试验结果没有影响或影响甚微,可以认为该列的离均差平方和主要是试验误差引起的。为了提高分析精度,常把平方和小于第 1 类误差的各列合并到第 1 类误差中,相应自由度也一起合并。由总平方和减去各号试验的差异可以算得第 2 类误差(或称重复误差),记为 SS_{e_2},即

$$SS_{e_2}=SS_{总}-\sum_{i=1}^{n}(\overline{Y}_i-\overline{Y})^2=\sum_{i=1}^{n}\sum_{j=1}^{r}Y_{ij}^2-\frac{1}{r}\sum_{i=1}^{n}\left(\sum_{j=1}^{r}Y_{ij}\right)^2$$
$$f_{e2}=(nr-1)-(n-1)=n(r-1)$$

其中 $\overline{Y}_i=\frac{1}{r}\sum_{j=1}^{r}Y_{ij}$。

误差的离均差平方和为第 1 类误差(设空白列为 S 列)与第 2 类误差之和,即
$$SS_e=SS_{e1}+SS_{e2},f_e=s(k-1)+n(r-1)$$
检验因素对试验结果是否有显著影响的统计量是

$$F = \frac{SS_{因}/f_{因}}{SS_e/f_e} \sim F(f_{因}, f_e)$$

对于给定的显著性水平 α,若由样本观察值计算出的 $F \geqslant F_\alpha(f_{因}, f_e)$,则认为该因素对试验结果影响显著。否则,认为影响不显著。

二、无重复试验的方差分析

例 9-9 某厂采用化学吸收法用填料塔吸收废气中的 SO_2(摩尔体积分数),通过正交试验进行探索,因素与水平如表 9-26。

表 9-26　用填料塔吸收废气中的 SO_2 试验因素及水平表

水平	碱浓度(A)/%	操作温度(B)/℃	填料种类(C)
1	5	40	甲
2	10	20	乙

需要考虑交互作用 $A \times B$, $B \times C$。将 A, B, C 放入正交表 $L_8(2^7)$ 的 1,2,4 列,表头设计及试验结果见表 9-27,试对试验结果进行方差分析。

表 9-27　用填料塔吸收废气中的 SO_2 正交试验方案及试验结果

试验号	A	B	$A \times B$	C	空列	$B \times C$	空列	SO_2
1	1	1	1	1	1	1	1	15
2	1	1	1	2	2	2	2	25
3	1	2	2	1	1	2	2	3
4	1	2	2	2	2	1	1	2
5	2	1	2	1	2	1	2	9
6	2	1	2	2	1	2	1	16
7	2	2	1	1	2	2	1	19
8	2	2	1	2	1	1	2	8
I_j	45	65	67	46	42	34	52	
II_j	52	32	30	51	55	63	45	
SS_j	6.125	136.125	171.125	3.125	21.125	105.125	6.125	

解

1. 计算离均差平方和与自由度

(1)总离均差平方和

$$SS_{总} = \sum_{i=1}^{n}(Y_i - \bar{Y})^2 = \sum_{i=1}^{n} Y_i^2 - \frac{1}{n}\left(\sum_{i=1}^{n} Y_i\right)^2 = 448.875, \quad f = 7$$

(2)各因素(含交互作用)的离均差平方和

本例为 2 水平且无重复试验,$r=1$。

$$SS_1(SS_A) = \frac{(I-II)^2}{n} = \frac{(45-52)^2}{8} = 6.125$$

同理

$$SS_2(SS_B) = 136.125, \quad SS_3(SS_{A \times B}) = 171.125$$

$$SS_4(SS_C) = 3.125, \quad SS_6(SS_{B \times C}) = 105.125$$

自由度为 $f=1$。

（3）误差的离均差平方和

$$SS_e = SS_5 + SS_7 = 21.125 + 6.125 = 27.25$$

第 1 列与第 4 列两非空白列的离均差平方和比误差的离均差平方和还要小，把它们合并在误差的离均差平方和中作为误差。

$$SS_e = SS_5 + SS_7 + SS_A + SS_C = 21.125 + 6.125 + 6.125 + 3.125 = 36.5$$

$$f_e = 1 + 1 + 1 + 1 = 4$$

2. 显著性检验 F 检验结果为如表 9-28 所示的方差分析表。

表 9-28 用填料塔吸收废气中的 SO_2 正交试验方差分析表

方差来源	离均差平方和	自由度	方差	F 值	显著性
B	136.125	1	136.125	14.918	*
$A×B$	171.125	1	171.125	18.753	*
$B×C$	105.125	1	105.125	11.521	*
误差（e）	36.5	4	9.125		

注：$F_{0.05}(1,4) = 7.71$，$F_{0.01}(1,4) = 21.20$；"＊"为有显著意义，"＊＊"为有极显著意义。

分析表明，因素 B、$A×B$、$B×C$ 对试验结果有非常显著的影响，而 A 和 C 的影响不显著。

B 可取 B_1；交互作用的搭配 $A×B$ 从二元表（表 9-29）看出最优搭配是 A_1B_1；交互作用的搭配 $B×C$ 从二元表（表 9-30）看出最优搭配是 B_1C_2。

表 9-29 A、B 间二元表

因素 A	因素 B	
	B_1	B_2
A_1	40/2	5/2
A_2	25/2	27/2

表 9-30 B、C 间二元表

因素 B	因素 C	
	C_1	C_2
B_1	14/2	41/2
B_2	22/2	10/2

综合上述分析，得到最佳方案为 $A_1B_1C_2$，即碱浓度为 5%，操作温度为 40℃，填料种类为乙类。

三、有重复试验的方差分析

正交表的各列都已安排满因素或交互作用，没有空列，为了估计试验误差和进行方差分析，需要进行重复试验；正交表的列虽未安排满，但为了提高统计分析的精确性和可靠性，往往也进行重复试验。重复试验，就是在安排试验时，将同一处理试验重复若干次，从而得到同一条件下的若干次试验数据。

例 9-10 在《还春口服液提取工艺探讨》一文中，淫羊藿苷提取工艺的因素水平如表 9-31 所示。

表9-31　淫羊藿苷提取工艺因素水平表

水平	提取时间(A)/h	加水量(B)/倍	煎煮次数(C)/次
1	4	12	3
2	3	10	2
3	2	7	1

不计交互作用,在正交表$L_9(3^4)$的前3列安排A、B、C三个因素,第4列空列。做3次重复试验,结果如表9-32所示,试对结果进行方差分析。

表9-32　淫羊藿苷提取工艺重复试验结果

试验号	列号 1	2	3	4	试验结果 y_{i1}	y_{i2}	y_{i3}	合计 y_i
	因素 A	B	C					
1	1	1	1	1	0.287	0.294	0.285	0.866
2	1	2	2	2	0.361	0.359	0.369	1.089
3	1	3	3	3	0.257	0.271	0.249	0.777
4	2	1	2	2	0.374	0.351	0.369	1.094
5	2	2	2	1	0.271	0.280	0.269	0.82
6	2	3	1	2	0.241	0.253	0.249	0.743
7	3	1	3	2	0.191	0.201	0.210	0.602
8	3	2	1	3	0.196	0.210	0.201	0.607
9	3	3	2	1	0.347	0.351	0.336	1.034
I_j	2.732	2.562	2.216	2.72				
II_j	2.657	2.516	3.217	2.434				
III_j	2.243	2.554	2.199	2.478				
I_j^2	7.464	6.564	4.911	7.398				
II_j^2	7.06	6.33	10.349	5.924				
III_j^2	5.031	6.523	4.836	6.14				
$R_j=I_j^2+II_j^2+III_j^2$	19.555	19.417	20.096	19.462				
$SS_j=\dfrac{R_j}{9}-C$	0.015 5	0.000 1	0.075 6	0.005 1				

$$a=\sum_{i=1}^{9}y_i=7.632$$

$$C=\frac{a^2}{3\times9}=2.157\ 3$$

$$SS_总=\sum_{i=1}^{9}\sum_{j=1}^{3}y_{ik}^2-C=0.097\ 5$$

$$SS_{e2}=\sum_{i=1}^{n}\sum_{j=1}^{r}Y_{ij}^2-\frac{1}{r}\sum_{i=1}^{n}\left(\sum_{j=1}^{r}Y_{ij}\right)^2=0.001\ 2$$

$$f_{e2}=18$$

解

1. 计算离均差平方和与自由度

(1)总离均差平方和

$$SS_总=\sum_{i=1}^{n}\sum_{j=1}^{r}(Y_{ij}-\overline{Y})^2=\sum_{i=1}^{n}\sum_{j=1}^{r}Y_{ij}^2-\frac{1}{n\cdot r}\left(\sum_{i=1}^{n}\sum_{j=1}^{r}Y_{ij}\right)^2=b-\frac{a^2}{n\cdot r}=0.097\ 5$$

自由度是$f=nr-1=26$。

(2)各因素(含交互作用)的离均差平方和:本例为3水平有重复试验,$r=3$。

$$SS_1=\frac{I^2+II^2+III^2}{r\cdot n/3}-\frac{a^2}{n\cdot r}=\frac{I^2+II^2+III^2}{9}-\frac{a^2}{27}=0.015\ 5$$

同理

$$SS_2(SS_B) = 0.000\ 1, \quad SS_3(SS_C) = 0.075\ 6$$

自由度为 $f_i = 2 (i = 1, 2, 3)$。

（3）误差的离均差平方和：本例既有空白列又有重复试验，两类误差都存在，将两类误差合并起来作为误差的离均差平方和。

$$SS_{e_1} = SS_B + SS_4 = 0.000\ 1 + 0.005\ 1 = 0.005\ 2$$

$$SS_{e_2} = SS_{总} - \sum_{i=1}^{n}(\overline{Y}_i - \overline{Y})^2 = \sum_{i=1}^{n}\sum_{j=1}^{r}Y_{ij}^2 - \frac{1}{r}\sum_{i=1}^{n}\left(\sum_{j=1}^{r}Y_{ij}\right)^2 = 0.001\ 2$$

$$SS_e = SS_{e_1} + SS_{e_2} = 0.005\ 2 + 0.001\ 2 = 0.006\ 4, f_e = 2(3-1) + 9(3-1) = 22$$

2. 显著性检验 F 检验结果见表 9-33。

表 9-33 淫羊藿苷提取工艺重复试验的方差分析表

方差来源	偏差平方和	自由度	方差	F 值	显著性
A	0.015 5	2	0.007 6	25.33	**
C	0.075 6	2	0.037 8	126.00	**
误差（e）	0.006 4	22	0.000 3		

注："*"为有显著意义，"**"为有极显著意义。

分析表明，因素 A、C 对试验结果有非常显著的影响，而 B 的影响不显著。

A 可取 A_1；C 可取 C_2。因素 B 可任取一水平，根据实际 B 因素取 B_3。综合上述分析，得到最佳方案为 $A_1B_3C_1$，即提取时间为 4 小时，加水量为 7 倍，煎煮次数为 3 次。

学习小结

1. 学习内容

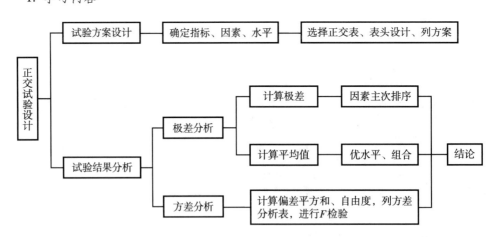

2. 学习方法 用正交表进行试验设计，可用相应的极差分析方法、方差分析方法等对试验结果进行分析，从而确定出最好的试验方案。

（马志庆 毛悦悦）

习题

1. 在正交试验中,若选用正交表 $L_{27}(3^{13})$,则试验次数是多少? 最多可安排几个因素和水平数是多少?

2. 已知因素 A、B、C、D 都是二水平,考虑交互作用 $B×C$,$B×D$,如何选表和进行表头设计?

3. 已知因素 A、B 是四水平,C、D、E 是二水平。问:

(1) 如果不考虑交互作用,如何选表和进行表头设计?

(2) 考虑交互作用 $D×E$,又如何选表和进行表头设计?

4. 某化工厂进行合成氨试验,需要设计寻找最优生产条件的试验方案。根据以往经验和相关专业资料,列出以下因素水平表(表 9-34)。

表 9-34　某厂合成氨试验因素水平表

水平	因素		
	反应温度(A)/℃	反应压力(B)/Pa	催化剂种类(C)
1	460	250	甲
2	490	270	乙
3	520	300	丙

若不考虑交互作用,选用 $L_9(3^4)$ 正交表,将 A、B、C 分别放在表的 1、2、3 列上,试验结果为 1.72,1.82,1.80,1.92,1.83,1.98,1.59,1.60,1.81。如果试验结果越大越好,试对该结果作出直观分析。

5. 某厂生产液体葡萄糖,要对生产工艺进行优选试验。因素及其水平如表 9-35 所示。

表 9-35　某厂生产液体葡萄糖优选试验因素水平表

水平	因素			
	粉浆浓度(A)/%	粉浆酸度(B)	稳压时间(C)/min	工作压力(D)/10^5Pa
1	16	1.5	0	2.2
2	18	2.0	5	2.7
3	20	2.5	10	3.2

试验指标有两个:①产量,越高越好;②总还原糖,在 32%~45% 最好。用正交表 $L_9(3^4)$ 安排试验。将各因素依次放在正交表的 1~4 列上,9 次试验所得结果依次如下:

产量/kg:498,568,568,577,512,540,501,550,510;

还原糖/%:41.6,39.4,31.0,42.4,37.2,30.2,42.4,44,30.0。

试用综合平衡法和加权评分法(权重各为 0.5)对结果进行分析,找出最好的生产方案。

6. 花菜留种培育问题:对花菜留种的生产条件进行考察,通过试验确定 A、B、C、D 四个因素 2 个水平及交互作用 $A×B$,$A×C$ 对指标影响的重要性,并找出最优生产方案。考察的因素与水平见表 9-36。

表 9-36　花菜留种培育试验因素水平表

水平	因素			
	浇水次数(A)	喷药次数(B)	施肥方法(C)	进室时间(D)
1	浇水 1~2 次	随机喷	开花期施	11 月初
2	随时浇	定期喷	施 4 次	11 月中

故选用 $L_8(2^7)$ 的交互作用列表做试验方案,表头设计见表9-37,把试验方案和试验结果也列于表9-37。

表9-37 $L_8(2^7)$ 表头设计及试验结果

试验号	A	B	A×B	C	A×C		D	产量
	1	2	3	4	5	6	7	($y-300$)
1	1	1	1	1	1	1	1	50
2	1	1	1	2	2	2	2	25
3	1	2	2	1	1	2	2	125
4	1	2	2	2	2	1	1	125
5	2	1	2	1	2	1	2	-100
6	2	1	2	2	1	2	1	-50
7	2	2	1	1	2	2	1	-25
8	2	2	1	2	1	1	2	75

试用方差分析给出该结果的最优试验方案。

7. 在某中药浸膏制备工艺的研究中,确定的试验因素水平见表9-38。

表9-38 某中药浸膏制备工艺的因素水平

水平	酸浓度(A)/N	温浸时间(B)/h	温浸温度(C)/℃	醇浓度(D)/%
1	10^{-2}	1.5	40	30
2	0.6	2.0	50	50
3	1.2	2.5	60	70

选用正交表 $L_9(3^4)$,试验方案及结果见表9-39。每次试验重复做 4 次,以氨基酸含量 Y 为指标,越大越好,进行方差分析,确定最优方案。

表9-39 某中药浸膏制备工艺的正交表

表头	A	B	C	D	试验方案	试验结果 Y			
列号	1	2	3	4		1	2	3	4
1	1	1	1	1	$A_1B_1C_1D_1$	5.24	5.5	5.49	5.73
2	1	2	2	2	$A_1B_2C_2D_2$	6.48	6.12	5.76	5.84
3	1	3	3	3	$A_1B_3C_3D_3$	5.99	6.13	5.67	6.45
4	2	1	2	3	$A_2B_1C_2D_3$	6.08	6.53	6.35	6.56
5	2	2	3	1	$A_2B_2C_3D_1$	5.81	5.94	5.62	6.13
6	2	3	1	2	$A_2B_3C_1D_2$	5.93	6.08	5.67	6.34
7	3	1	3	2	$A_3B_1C_3D_2$	6.17	6.29	5.96	6.50
8	3	2	1	3	$A_3B_2C_1D_3$	6.32	6.63	6.35	6.10
9	3	3	2	1	$A_3B_3C_2D_1$	6.11	6.59	6.31	6.39

ER-9-2

习题参考答案

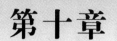

第十章

均匀试验设计

ER-10-1

PPT 课件

📝 **学习目标**

1. 掌握均匀试验设计及结果分析。
2. 熟悉均匀试验的优点和缺点。

第一节　均匀设计表安排试验

正交试验设计是以正交表为工具,正交表具有均衡分散、整齐可比的特性。均衡分散性使得正交试验的试验方案有很强的代表性;整齐可比性使得正交试验能够用极差分析法和方差分析法很容易地分析出试验结果,因此正交试验得到了很好的应用。但当试验的因素个数和水平数较多时,用正交试验法来解决试验的次数就会很多,有时根本无法完成。

1978 年,中国导弹试验部门提出一个试验设计问题,5 个因素,希望每个因素的水平至少要多于 10 个,而试验总数又不超过 50 次。我国学者方开泰与王元共同研究提出了一个新的试验设计,即"均匀设计"。

均匀设计仅仅从均衡性出发,只考虑试验方案的均匀性(代表性),即让试验点在试验范围内均衡地分布,使每个试验点有充分的代表性。由于不再考虑"整齐可比"性,在正交设计中为整齐可比而设置的试验点可不再考虑,因而极大减少了试验次数。采用均匀设计法,每个因素的每个水平只做一次试验,当水平数增加时,试验数随水平数增加而增加;而采用正交设计,试验数则随水平数的平方数而增加。例如:5 因素 10 水平的试验,用正交设计需做 $10^2=100$ 次试验,采用均匀设计只需做 10 次试验,其效果基本相同。

一、均匀设计表

均匀设计与正交设计相似,也是通过一套精心设计的表来进行试验设计的。均匀设计表一般用 $U_n(k^m)$ 表示,其中 U 表示均匀设计表,k 表示因素的水平数,m 表示均匀设计表的列数,即可以安排的因素个数,n 表示均匀设计表的行数,即要做的试验次数。如:$U_6(6^4)$(表 10-1)表示要做 6 次试验,每个因素有 6 个水平,该表有 4 列,可以安排 4 个因素。

每个均匀设计表都附有一个使用表,它指示我们如何从设计表选用适当的列,以及由这些列所组成的试验方案的均匀度。表 10-2 是 $U_6(6^4)$ 的使用表,它告诉我们,若有两个因素,应选用 1、3 两列来安排试验;若有三个因素,应选用 1、2、3 三列来安排试验……。最后一列 D 表示刻画均匀度的偏差,偏差值越小,表示均匀度越好。

表 10-1 均匀表 $U_6(6^4)$

试验号	列号			
	1	2	3	4
1	1	2	3	6
2	2	4	6	5
3	3	6	2	4
4	4	1	5	3
5	5	3	1	2
6	6	5	4	1

表 10-2 $U_6(6^4)$ 使用表

因素数	列号				D
2	1	3			0.187 5
3	1	2	3		0.262 5
4	1	2	3	4	0.299 0

二、均匀设计的特点

均匀设计有其独特的布(试验)点方式,其特点表现在:

1. 每个因素的每个水平做一次且仅做一次试验。

2. 若在平面格子点上列出任意两个因素试验点,则每行每列有且仅有一个试验点。如表 $U_6(6^4)$ 的第 1 列和第 3 列,试验点如图 10-1(a)所示。

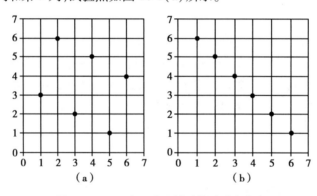

图 10-1 2 因素 6 水平试验的试验点分布

性质 1 和性质 2 反映了试验安排的均衡性,即对每个因素、每个因素的各个水平给予同样重视。

3. 均匀设计表任两列组成的试验方案一般不等价。例如用 $U_6(6^4)$ 的 1、3 列和 1、4 列中的点分别作图,得图 10-1(a)和图 10-1(b)。可见图 10-1(a)的点散布比较均匀,而图 10-1(b)的点散布并不均匀。因此每个均匀设计表必须有一个附加的使用表,使用表的用途就是帮助我们正确选用适当的列。

三、均匀设计的基本步骤

运用均匀设计表安排试验与正交设计相似,其基本步骤如下:

1. 确定试验指标。如果试验指标不止一个,将各指标综合考虑。

2. 拟订可能影响试验指标的因素和水平。

3. 选择合适的均匀设计表。

4. 制订试验方案。从均匀设计表的使用表中选取列号,将因素分别安排到相应列上,并将这些因素的水平按所在列的指示分别对号,则试验就安排好了。

5. 组织实施试验,并将试验结果添加在实验方案表的最后一列上。

6. 试验结果分析。

第二节 均匀设计试验结果的分析

均匀设计的结果没有整齐可比性,分析结果不能采用一般的方差分析方法,通常要用回归分析或逐步回归分析的方法。

当 m 个因素 x_1、x_2、$\cdots$、x_m 与因变量 y 的关系是线性关系时,可采用多重线性回归分析的方法。

样本对应的多重线性回归方程为:

$$\hat{y} = b_0 + \sum_{i=1}^{m} b_i x_i = b_0 + b_1 x_1 + b_2 x_2 + \cdots + b_m x_m \tag{10-1}$$

当各因素与因变量的关系是非线性关系或因素之间存在交互作用时,可采用高次多项式回归分析的方法。如二次多项式回归方程为:

$$\hat{y} = b_0 + \sum_{i=1}^{m} b_i x_i + \sum_{\substack{i=1 \\ j>i}}^{T} b_{ij} x_i x_j + \sum_{i=1}^{m} b_{ii} x_i^2, \quad T = C_m^2 \tag{10-2}$$

其中 $x_i x_j$ 反映因素间的交互效应,通过变量变换,可化为多元线性方程。即令

$$x_l = x_i x_j \quad (j = 1, 2, \cdots, m, i \leqslant j, l = 1, 2, \cdots, T+m)$$

方程化为

$$\hat{y} = b_0 + \sum_{l=1}^{2m+T} b_l x_l, \quad T = C_m^2 \tag{10-3}$$

由于实际运算中用最小二乘法求回归系数计算量较大,很多时候需要用逐步回归分析法对变量进行筛选,从回归方程中剔除不显著的自变量,其逐步回归运算的过程更加繁琐,一般需要借助统计软件来完成。

例 10-1 为提高中药白术的出膏率,在预试验基础上得出影响因素和水平如表 10-3,确定最优试验方案。

表 10-3 影响白术出膏率的 3 因素 5 水平

试验号	乙醇浓度(A)/%	浸泡时间(B)/h	溶媒用量(C)/ml
1	10	12	400
2	30	15	450
3	50	18	500
4	70	21	550
5	90	24	600

解

(1)均匀设计:因素个数 $m=3$,水平数 $k=5$,选择 $U_5(5^4)$,按使用表将 3 个因素分别安排到 1、2、4 列,试验方案及结果如表 10-4 所示。

(2)试验结果分析:从表 10-4 可见,第 1 号试验的结果是最好的,其工艺条件为:浓度 10% 的乙醇 550ml,浸泡 15 小时。下面通过统计分析,寻找更好的工艺条件。

用 SPSS 统计软件建立全部自变量进入的多元线性回归方程,对回归方程进行检验结果,$F=89.958$,$P=0.080>0.05$,拟合的回归方程无统计学意义。

表 10-4　$U_5(5^4)$ 表安排试验

试验号	表头和列号			试验方案	试验结果 y
	$A(x_1)$	$B(x_2)$	$C(x_3)$		
	1	2	4		
1	1(10)	2(15)	4(550)	$A_1B_2C_4$	10.8
2	2(30)	4(21)	3(500)	$A_2B_4C_3$	8.5
3	3(50)	1(12)	2(450)	$A_3B_1C_2$	7.2
4	4(70)	3(18)	1(400)	$A_4B_3C_1$	5.7
5	5(90)	5(24)	5(600)	$A_5B_5C_5$	2.3

用逐步回归分析的方法筛选变量,结果如表 10-5 所示。

表 10-5　回归系数的估计结果

变量	偏回归系数	标准误	标准化偏回归系数	t	P
常数项	11.850	0.588		20.163	0.000
x_1	-0.099	0.010	-0.984	-9.677	0.002

由此得到回归方程为

$$\hat{y} = 11.850 - 0.099x_1 \tag{10-4}$$

对回归方程进行检验 $F = 93.64, P = 0.002 < 0.05$,回归方程以 $\alpha = 0.05$ 检验水准显著,有统计学意义。相应的决定系数 $R^2 = 0.969$,调整后的 $R^2 = 0.959$,均较高。

因回归方程中 x_1 项的回归系数 $b = -0.099 < 0$,且不含 x_2、x_3 项,故 x_1 应取试验范围内的最小值,x_2、x_3 根据实际取值,得到最优点的近似估计为

$$x_1 = 10,根据实际 x_2 = 12, x_3 = 400$$

故最优方案的近似估计为:浓度 10% 的乙醇 400ml,浸泡 12 小时。将 $x_1 = 10, x_2 = 12,$ $x_3 = 400$ 代入式(10-4),得

$$\hat{y} = 11.850 - 0.099 \times 10 = 10.86$$

出膏率大于用 U 表安排的 1 号试验结果 10.8。在此条件下,可以做几次重复试验进行验证。

例 10-2　为提高止咳贴膏的综合质量,在预试验基础上得出影响因素和水平如表 10-6 所示,用均匀设计确定最优试验方案。

表 10-6　影响"止咳贴膏"综合质量的 4 因素 6 水平

水平	增稠剂(x_1)/%	防腐剂(x_2)/%	填充剂(x_3)/%	反应时间(x_4)/h
1	2.5	1.0	0	9
2	2.0	0.8	1	12
3	1.5	0.6	2	15
4	1.0	0.4	3	18
5	0.5	0.2	4	21
6	0	0	5	24

解

（1）均匀设计：因素个数 $m=4$，水平数 $k=6$，选择 $U_6(6^4)$，试验方案及结果如表 10-7 所示。

（2）试验结果分析：从表 10-7 可见，第 1 号试验的结果是最好的（综合评分 9.0），其工艺条件为：增稠剂 2.5%、防腐剂 0.6%、填充剂 1%，反应时间 24 小时。下面通过统计分析，寻找更好的工艺条件。

表 10-7 $U_6(6^4)$ 表安排试验

| 试验号 | 表头和列号 | | | | 试验方案 | 试验结果 综合评分(y) |
| | $A(x_1)$ | $B(x_2)$ | $C(x_3)$ | $D(x_4)$ | | |
	1	2	3	4		
1	1(2.5)	3(0.6)	2(1)	6(24)	$A_1B_3C_2D_6$	9.0
2	2(2.0)	6(0)	4(3)	5(21)	$A_2B_6C_4D_5$	7.9
3	3(1.5)	2(0.8)	6(5)	4(18)	$A_3B_2C_6D_4$	8.8
4	4(1.0)	5(0.2)	1(0)	3(15)	$A_4B_5C_1D_3$	7.7
5	5(0.5)	1(1.0)	3(2)	2(12)	$A_5B_1C_3D_2$	8.1
6	6(0)	4(0.4)	5(4)	1(9)	$A_6B_4C_5D_1$	8.0

用 SPSS 统计软件进行逐步回归分析，结果无法建立多元线性回归方程。故考虑建立二次多项式回归方程

$$\hat{y}=b_0+b_1x_1+\cdots+b_4x_4+b_{11}x_1^2+\cdots+b_{44}x_4^2+b_{12}x_1x_2+\cdots+b_{34}x_3x_4$$

用逐步回归分析的方法筛选变量，结果如表 10-8 所示。

表 10-8 回归系数的估计结果

变量	偏回归系数	标准误	标准化偏回归系数	t	P
常数项	7.808	0.102		76.725	0.000
x_1x_2	0.779	0.125	0.952	6.236	0.003

由此得到回归方程为

$$\hat{y}=7.808+0.779x_1x_2 \tag{10-5}$$

对回归方程进行检验，$F=38.886$，$P=0.003<0.05$，回归方程以 $\alpha=0.05$ 检验水准显著，有统计学意义。相应的决定系数 $R^2=0.907$，调整后的 $R^2=0.883$，均较高。

因二次多项式回归方程中 x_1x_2 的偏回归系数 $b_{12}=0.779>0$，x_1、x_2 应取试验范围的最大值，x_3、x_4 根据实际取最小值，故最优点的近似估计为

$$x_1=2.5,x_2=1.0,x_3=0,x_4=9$$

故最优方案的近似估计为：增稠剂 2.5%、防腐剂 1.0%、填充剂 0%，反应时间 9 小时。将 $x_1=2.5,x_2=1.0,x_3=0,x_4=9$ 代入式（10-5），得

$$\hat{y}=7.808+0.779\times2.5\times1.0=9.7555$$

综合评分大于用均匀表安排的 1 号试验结果 9.0，起到了优化作用。在此条件下，可以做几次重复试验进行验证。

知识链接

均匀设计——中国人首创的试验设计方法

　　1978 年,七机部在导弹火控系统项目研究中,提出了一个 5 因素的试验,希望每个因素的水平数要多于 10 个,而试验总数又不超过 50 次,已知的优选法和正交试验都不能解决此问题。有关工程师找到中国科学院,当时在中国科学院数学所的方开泰、王元承担了这一课题。他们运用"数论方法"进行试验设计,用一个可计算的均匀性测度来计算均匀性,并且尽可能用最少的试验次数找到最合适的近似模型。经过几个月的不懈努力和钻研,提出了一个新的试验设计方法——均匀设计,将这一方法运用于导弹设计问题得了成效。这也是完全由中国人首创的一种试验设计方法,这一方法在以后得到了较广泛的普及和应用,取得了一系列可喜的成绩。

学习小结

1. 学习内容

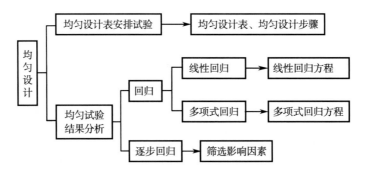

　　2. 学习方法　通过与正交设计的比较,明确均匀设计是单纯从均匀性出发的设计,试验次数与因素的水平数相同,通常在水平数较多时使用。均匀设计分析结果较复杂,通常要用回归分析或逐步回归分析的方法。

（谢国梁）

习题

1. 考察影响大黄渗漉液中总蒽醌含量的 3 因素 7 水平,见表 10-9,用均匀表安排试验。

表 10-9　影响大黄渗漉液中总蒽醌含量的 3 因素 7 水平

因素水平	1	2	3	4	5	6	7
乙醇浓度(A),x_1/%	25	35	40	55	70	85	90
乙醇用量(B),x_2/ml	300	400	500	600	700	800	900
浸润时间(C),x_3/h	6	9	12	15	18	21	24

若 A、B、C 放于 $U_7(7^6)$ 表的 1、2、3 列，试验结果 y 为 5.510 4、5.511 2、5.266 7、6.102 5、5.903 6、5.290 0、4.304 4，则建立 y 关于 x_1、x_2、x_3 的逐步回归方程，试确定最优试验方案。

2. 考察中药白鲜皮提取白鲜碱工艺的 3 因素 5 水平，见表 10-10，用均匀表安排试验。

表 10-10　中药白鲜皮提取工艺的 3 因素 5 水平

因素水平	1	2	3	4	5
乙醇浓度(A)，x_1/%	90	70	50	30	10
提取时间(B)，x_2/min	20	40	60	80	100
粉碎度(C)，x_3	10	20	30	40	60

若 A、B、C 放于 $U_5(5^4)$ 表的 1，2，4 列，则试验结果为白鲜碱峰面积 y：1699223、104589、88992、58896、8585，则建立 y 对 x_1、x_2、x_3 的二次多项式逐步回归方程，试确定最优试验方案。

ER-10-2

习题参考答案

第十一章

SPSS 统计软件应用

> **学习目标**
>
> 1. 掌握应用 SPSS 统计软件进行常用统计方法的分析;能够应用 SPSS 统计软件对实验数据进行处理。
> 2. 熟悉统计软件结果的分析。

第一节　SPSS 概述

一、SPSS 简介

SPSS 是美国 IBM SPSS 公司开发的统计软件,本章主要介绍 SPSS21.0 简体中文版,简称 SPSS。该软件界面友好、布局合理且操作简便,大部分统计分析过程可以借助鼠标点击功能按钮来完成;具有完善的数据转换接口,可以读取其他类型的数据文件;具有丰富的内部函数和统计功能,默认在结果输出窗口显示菜单操作的语句,菜单与语句操作互相结合、互相补充,使 SPSS 可以完成更为复杂的统计分析任务;具有强大的统计图表绘制和编辑功能,输出的报表形式灵活,编辑方便易行;附带丰富的数据资料实例和完善的使用指南,简体中文版使用起来更直观、方便。

二、SPSS 的启动与退出

1. SPSS 启动　安装 SPSS 后,单击 Windows 任务栏中的"开始→程序→IBM SPSS Statistics→IBM SPSS Statistics 21"选项启动 SPSS,亦可在桌面上双击快捷方式"IBM SPSS Statistics 21"启动。

启动 SPSS 时,屏幕弹出如图 11-1 所示的启动(Startup)对话框。该对话框提供选择进入 SPSS 的各种方式。

(1)运行教程(Run the tutorial):可以浏览运行学习指导,学习 SPSS。

(2)输入数据(Type in data):显示数据编辑窗口,输入数据,建立数据文件。

(3)运行现有查询(Run an existing query):系统会让用户选择运行一个查询文件。

(4)使用数据库向导创建新查询(Create new query using database wizard):系统会进入数据库向导,用户可以利用数据库向导导入数据以创建一个新的数据文件。

(5)打开现有的数据源(Open the existing data source):系统会让用户选择运行一个 SPSS 数据文件。

(6)打开其他文件类型(Open another type of file):打开一个其他类型的数据文件。

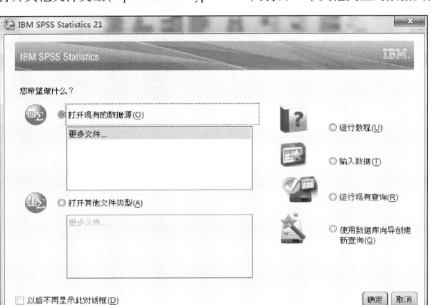

图 11-1　启动（Startup）对话框

选中其中的某项,用鼠标单击"确定(OK)"按钮表示确认操作,单击"取消(Cancel)"按钮可以关闭对话框,直接进入 SPSS 的数据编辑窗口。

若在"启动(Startup)"对话框底部的"以后不再显示此对话框(Don't show this dialog in the future)"复选框画钩,则以后启动 SPSS 时将不再显示"启动(Startup)"对话框,直接进入 SPSS 数据编辑窗口。

如果启动界面是英文版的,则可通过选择菜单"Edit→Options…"打开"Options"对话框,将两处 Language 下的 English 均改为 Simplified Chinese。再重新启动,即可进入简体中文版的 SPSS。

2. 退出 SPSS　要退出 SPSS 可选用下列方法之一。在"文件(File)"菜单,单击"退出(Exit)"选项退出 SPSS。单击数据编辑窗口右上角的关闭按钮。右键单击数据编辑窗口标题栏的任何位置,从弹出的快捷菜单中选择关闭选项,或者双击编辑窗口左上角的编辑器图标也可退出,使用快捷键 Alt+F4。

三、SPSS 窗口介绍

1. SPSS 数据编辑器窗口　"IBM SPSS Statistics 数据编辑器(Data Editor)"窗口如图 11-2 所示。SPSS 在运行期间,可以同时打开多个数据编辑器窗口。

SPSS 启动后直接进入默认的数据编辑器窗口,此窗口是 SPSS 的主要工作界面。

数据编辑器窗口的中部是工作表,也称电子表格。工作表的每一列为一个变量,每一行为一个观测,每一个小格为单元格(Cell)。边框加黑的单元格称为当前单元格,是当前操作位置所在。工作表上方的坐标栏以"观测号：变量名"显示其位置坐标,编辑栏显示其值便于修改。其右的"1 变量 1"表示共有 1 个变量,当前位于第 1 个变量。SPSS 数据编辑窗口有 11 个菜单,可完成相应的操作。

2. SPSS 结果输出窗口　执行 SPSS 各命令时,结果输出在"IBM SPSS Statistics 查看器(Viewer)"窗口,如图 11-3 所示。

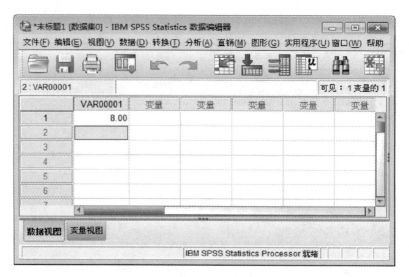

图 11-2 IBM SPSS Statistics 数据编辑器（Data Editor）窗口

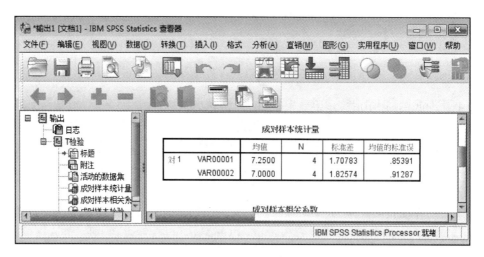

图 11-3 IBM SPSS Statistics 查看器（Viewer）窗口

输出窗口的左部是可收缩或扩展的分层式目录结构。在左部选择目录,可以使右部的输出结果迅速移到对应的内容并标出红色箭头。在左部选择部分目录,鼠标双击可以删除不需要的输出结果。选择菜单"文件(File)→另存为(…Save As)",可把当前输出结果存为扩展名".spv"的输出文件。

需要修改输出表格为类似"三线表"时,可以选择菜单"编辑(Edit)→选项(Options)",在"枢轴表(Pivot Tables)"选项卡中的"表格外观(Tablelook)"中选择 Academic。

第二节 数据文件的建立

一、建立数据文件

在"IBM SPSS Statistics 数据编辑器(Data Editor)"的"数据视图(Data View)"中,数据文件是一张二维表格(图 11-4)。

笔记栏

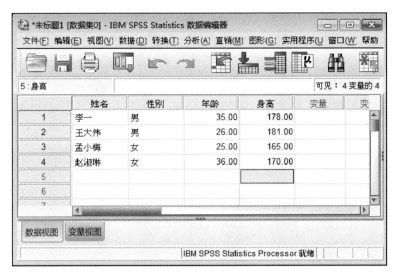

图 11-4　数据视图

在"IBM SPSS Statistics 数据编辑器(Data Editor)"的"变量视图(Variable View)"中,数据文件也是一张二维表格(图 11-5)。列是变量(指标)的属性,行是该变量每个属性的取值。变量的属性有:"名称(Name)""类型(Type)""宽度(Width)""小数(Decimals)""标签(Label)""值(Values)""缺失(Missing)""列(Columns)"等。

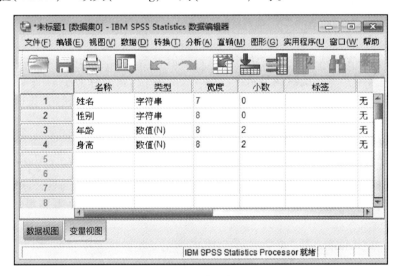

图 11-5　变量视图

启动 SPSS 后,界面显示"数据视图(Data View)",可直接输入数据,然后切换到"变量视图(Variable View)",更改变量属性,保存后便形成 SPSS 文件。也可以进入 SPSS 后,先切换到"变量视图(Variable View)",设置变量属性,然后切换到"数据视图(Data View)"录入数据。

如果还要建立新的文件,不必退出 SPSS,重新选择菜单"文件(File)→新建(New)→数据(Data)",会出现一个新的空白数据编辑器窗口,输入数据后,就形成了新的数据文件。

二、变量的属性及其设置

对于要进行统计分析的每一个指标,SPSS 都必须定义成变量,变量有许多附加的变量属性。

1. 变量名称(Name)　　在名称(Name)框中输入要定义的变量名称。若不定义变量名,则系统依次默认为"VAR00001""VAR00002"…。变量命名遵循一般的变量命名规则。

2. 变量的数据类型(Type)　　将光标移至变量类型单元格中并单击右边形如"⋯"的按钮,弹出变量类型(Variable Type)对话框(图 11-6),有 9 种类型供选择。

SPSS 变量有 3 种基本类型:数值型(Numeric,系统默认)、字符型(String)、日期型(Data)。每种类型的变量由系统给定默认宽度。

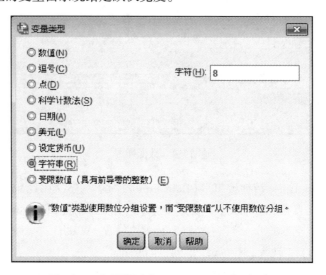

图 11-6　变量类型(Variable Type)对话框

数值型变量系统默认宽度为 8,还可以设置数值型变量的宽度(Width)和显示小数位数(Decimal)。字符型变量系统默认显示宽度为 8 个字符位,它区分大小写字母并且不能进行数学运算。日期型变量是用来表示日期或时间的。SPSS 以菜单的方式列出日期型的显示格式以供用户选择。

3. 变量的标签(Label)　　变量名的命名越简单越好,可以通过变量的"标签"对变量名加以注释说明(即标签)。

4. 变量值标签(Values)　　变量值标签(Values)是对变量所取值的含义的解释说明。

5. 缺失值(Missing)　　在实际工作中,因各种原因会出现数值缺失现象,为此,SPSS 提供缺失值处理技术。

6. 数据列宽(Columns)　　表示显示数据的列宽,系统默认 8 个字符。

7. 对齐方式(Align)　　有左对齐(Left)、右对齐(Right)、居中(Center)3 种数据对齐方式。

8. 度量标准(Measure)　　按度量精度将变量分为度量变量、等级变量、定性变量。

完成了上述工作后,SPSS 中的数据输入和编辑与 Excel 很类似,可仿照执行。

第三节　统 计 描 述

进行统计分析之前,我们常常要对数据做一些描述性的工作。

一、频数分布分析

进行频数分析可以计算出变量的频数分布表、描述集中趋势和离散趋势的各种统计量以及直方图等。

例 11-1 对例 3-6 进行频数分布分析。

解 将表 3-1 中数据建成 148 行 1 列的 SPSS 数据文件例 11-1. sav,变量名为"血糖"。

选择菜单"分析(Analyze)→描述统计(Descriptive Statistics)→频率(Frequencies)",弹出"频率(Frequencies)"主对话框,将变量"血糖"送入右边的"变量(Variable(s))"框内,选中"显示频率表格(Display frequency table)"。

在"频率(Frequencies)"主对话框中,单击"统计量(Statistics)"按钮,弹出"统计量(Statistics)"对话框(图 11-7);单击"图表(Charts)"按钮,弹出"图表(Charts)"对话框(图 11-8),在 2 个对话框中可根据统计需要进行选择(本例选择均如图所示),选择完毕,单击"继续(Continue)",返回主对话框,单击"确定(OK)"按钮,完成频数分布分析。

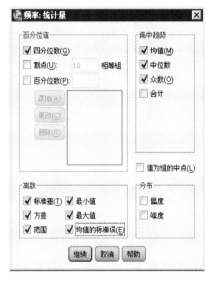

图 11-7 统计量（Statistics）对话框

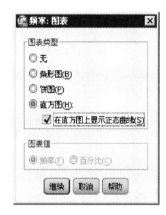

图 11-8 图表（Charts）对话框

主要输出结果为统计量(图 11-9)、直方图(图 11-10)和频数表(略)。

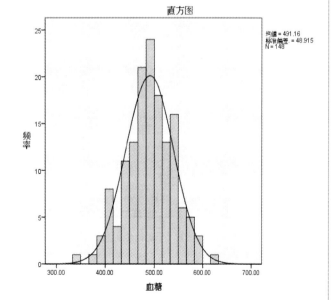

统计量		
血糖		
N	有效	148
	缺失	0
均值		491.1554
均值的标准误		4.02078
中值		493.0000
众数		470.00a
标准差		48.91485
方差		2392.663
全距		288.00
极小值		334.00
极大值		622.00
百分位数	25	458.0000
	50	493.0000
	75	524.0000

a. 存在多个众数。显示最小值

图 11-9 统计量

图 11-10 直方图

二、探索性分析

进入子菜单"探索(Explore)"可以进行正态性检验和方差齐性检验,可以判断数据有无离群值(outliers)、极端值(extreme values),可以计算统计量和绘制统计图。

例 11-2　分别测得 12 名健康人和 10 名 III 度肺气肿患者痰中 α_1-抗胰蛋白酶含量如表 11-1 所示,试对健康人与肺气肿患者 α_1-抗胰蛋白酶含量用探索性分析进行正态检验和方差齐性检验。

表 11-1　健康人与 III 度肺气肿患者痰中 α_1-抗胰蛋白酶含量(g/L)

编号	1	2	3	4	5	6	7	8	9	10	11	12
健康人	2.7	2.2	4.1	4.3	2.6	1.9	1.7	0.6	1.9	1.3	1.5	1.7
肺气肿患者	3.6	3.4	3.7	5.4	0.9	7.2	4.7	0.6	5.8	5.6		

解　将表 11-1 中数据建成 22 行 2 列的 SPSS 数据文件例 11-2. sav(图 11-11),分组变量用 n 表示,变量值标签用 1、2 分组,x 表示 α_1-抗胰蛋白酶含量。

选择菜单"分析(Analyze)→描述统计(Descriptive Statistics)→探索(Explore)",弹出"探索(Explore)"主对话框(图 11-12),将变量 x 送入右边的"因变量列表(Dependent)"框内,将变量 n 送入右边的"因子列表(Factor List)"框内,"标注个案(Label Cases by)"框中应选入对观察进行标记的变量,本例无。

	x	n
1	2.70	1.00
2	2.20	1.00
....	....	....
20	.60	2.00
21	5.80	2.00
22	5.60	2.00

图 11-11　例 11-2 数据文件

左下"输出(Display)"下有 3 个选项。"两者都(Both)":统计量与统计图形都输出,是系统默认;"统计量(Statistics)":只输出统计量;"图(Plots)":只输出统计图形。

"统计量(Statistics)"按钮,用于设置需要在输出结果中出现的统计量,例如均数的置信区间等。

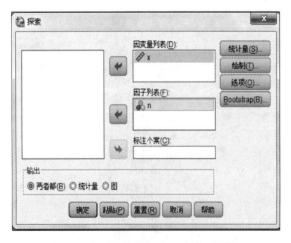

图 11-12　探索(Explore)主对话框

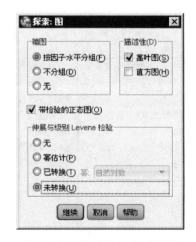

图 11-13　图(Plots)对话框

单击"绘制(Plots)"按钮,弹出"图(Plots)"对话框(图 11-13)。选择"带检验的正态图(Normality Plots with Tests)"选项进行正态性检验;对于方差齐性检验,应先选"未转换(Untransformed)",不齐再选"幂估计(Power Estimation)",或选"已转换(Transformed)",对变量进行变换后再作方差齐性检验。

输出结果:图 11-14 是正态性检验结果,其中 Sig.(significance level)即 P 值。给出 Kol-mogorov-Smirnov 统计量和 Shapiro-Wilk 统计量,样本容量 $n \leqslant 50$ 时,选择 Shapiro-Wilk 统计量。一般 $P \leqslant 0.05$ 时,不服从正态分布。本例选择 Shapiro-Wilk 统计量,两组的 P 分别为 $P = 0.188 > 0.05$ 和 $P = 0.503 > 0.05$,均服从正态分布。

正态性检验

	n	Kolmogorov-Smirnov[a]			Shapiro-Wilk		
		统计量	df	Sig.	统计量	df	Sig.
x	1.00	.195	12	.200*	.906	12	.188
	2.00	.172	10	.200*	.935	10	.503

a. Lilliefors 显著水平修正
*. 这是真实显著水平的下限。

图 11-14　正态性检验结果

图 11-15 是 Levene 方差齐性检验结果,给出了计算 Levene 统计量的 4 种算法。本例的 $P > 0.05$,可以认为两组的方差是齐性。

方差齐性检验

		Levene 统计量	df1	df2	Sig.
x	基于均值	4.256	1	20	.052
	基于中值	4.274	1	20	.052
	基于中值和带有调整后的df	4.274	1	17.342	.054
	基于修整均值	4.286	1	20	.052

图 11-15　方差齐性检验结果

注意:在后面讲到的 t 检验和方差分析中也可以进行方差齐性检验。

第四节　连续型资料分析

一、单个总体的 t 检验

单个总体均数的 t 检验是检验未知总体均数与某个常数是否相等,其原假设为 $H_0:\mu = \mu_0$,μ_0 一般为理论值、标准值或经过大量观察所得的稳定值。

例 11-3　正常人的脉搏平均 72 次/min,某职业病研究院测得 10 例慢性四乙基铅中毒患者的脉搏(单位:次/min)如下:54,67,68,70,66,78,67,70,65,69。假定患者的脉搏数近似服从正态分布,试问四乙基铅中毒患者与正常人的脉搏数是否有显著性差异?

解　以脉搏数为变量名,将数据建立为 10 行 1 列的数据文件例 11-3.sav。

选择菜单"分析(Analyze)→比较均数(Compare Means)→单样本 T 检验(One-Sample T Test)",在弹出的"单样本 T 检验(One-Sample T Test)"对话框中(图 11-16),将脉搏数送入右面的"检验变量(Test Variable(s))"框中;在下面的"检验值(Test Value)"对话框中改系统默认值 0 为 72,单击"确定(OK)"。

主要输出结果如图 11-17 所示,$t = -2.453$,双侧 $P = 0.037 < 0.05$,按 $\alpha = 0.05$ 水准拒绝 H_0,差异有统计学意义。

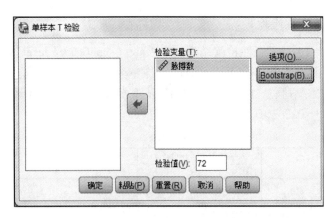

图 11-16　单样本 T 检验（One-Sample T Test）对话框

单个样本检验

	检验值 = 72				差分的 95% 置信区间	
	t	df	Sig.(双侧)	均值差值	下限	上限
脉搏数	-2.453	9	.037	-4.60000	-8.8415	-.3585

图 11-17　单样本 T 检验（One-Sample T Test）计算结果

二、两个总体配对样本的 t 检验

对于配对的样本资料,可以用配对的 t 检验来检验两个总体的均数是否有显著性差异。其原假设为 $H_0:\mu_1=\mu_2(\mu_d=0)$。

例 11-4　对例 4-12 进行分析。

解　以新药、旧药为变量名,将原始数据建成为 10 行 2 列的配对格式数据文件例 11-4.sav。关于差值的正态性检验同前。

选择菜单"分析（Analyze）→比较均数（Compare Means）→配对样本 T 检验（Paired-Sample T Test）",弹出"配对样本 T 检验（Paired-Sample T Test）"对话框（图 11-18),选中变量"新药"将其送入"配对变量（Paired Variables）"框中的 Variable 1 变量框下;同理将变量"旧药"送入 Variable 2 变量框下。单击"确定（OK）"。

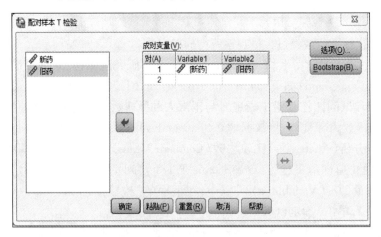

图 11-18　配对样本 T 检验（Paired-Sample T Test）对话框

主要输出结果如图 11-19 所示,$t=4.930$,双侧 $P=0.001<0.01$,按 $\alpha=0.01$ 水准拒绝 H_0,

差异有统计学意义,可认为新药与旧药延长睡眠时间有显著性差别。

成对样本检验

		成对差分					t	df	Sig.(双侧)
		均值	标准差	均值的标准误	差分的 95% 置信区间				
					下限	上限			
对 1	新药 - 旧药	1.18000	.75689	.23935	.63855	1.72145	4.930	9	.001

图 11-19　配对样本 T 检验（Paired-Sample T Test）计算结果

三、两个总体独立样本的 t 检验

完全随机设计两组资料的检验,一般用成组 t 检验,推断两总体均数是否相等($H_0:\mu_1=\mu_2,H_1:\mu_1\neq\mu_2$)。一般分为方差齐与不齐两种情况。

例 11-5　对例 4-13 进行分析。

解　以 g 表示分组,以 x 表示药品有效成分含量,将原始数据建成 2 列 13 行的数据文件例 11-5. sav(图 11-20),两组数据的正态性检验同前。

选择菜单"分析(Analyze)→比较均数(Compare Means)→独立样本 T 检验(Independent-Samples T Test)",在弹出"独立样本 T 检验(Independent-Samples T Test)"对话框(图 11-21)中,将 x 选入"检验变量(Test)"框中,将 g 选入"分组变量(Grouping)"框中;单击"定义组(Define Groups)",在定义组对话框中,组 1、组 2 框中分别键入 1 和 2,单击"继续(Continue)"返回主对话框;单击"确定(OK)"。

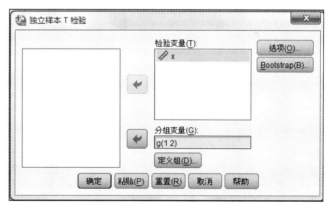

图 11-20　例 11-5 数据文件　　图 11-21　独立样本 T 检验（Independent-Samples T Test）对话框

主要输出结果见图 11-22,先看"方差方程的 Levene 检验(Levene's Test for Equality of Variances)",若 $P>0.05$,则选择"假设方差相等(Equal Variances Assumed)"的 t 检验结果;若 $P\leq0.05$,则选择"假设方差不相等(Equal Variances Not Assumed)"的校正 t 检验结果。

本例,方差方程的 Levene 检验的统计量 $F=0.330,P=0.577>0.05$,不能认为两组的总体方差不齐;$t=-2.547$,双侧 $P=0.027<0.05$,以 $\alpha=0.05$ 水准的双侧检验拒绝 H_0,两组的差异有统计意义。

四、单因素方差分析

方差分析(analysis of variance,ANOVA)是判断多组总体均数是否相等的统计方法。其

独立样本检验

		方差方程的 Levene 检验		均值方程的 t 检验						
									差分的 95% 置信区间	
		F	Sig.	t	df	Sig.(双侧)	均值差值	标准误差值	下限	上限
x	假设方差相等	.330	.577	-2.547	11	.027	-.04667	.01832	-.08700	-.00633
	假设方差不相等			-2.587	10.995	.025	-.04667	.01804	-.08637	-.00696

图 11-22 独立样本 T 检验（Independent-Samples T Test）计算结果

原假设 H_0：各组总体均数相等；在拒绝 H_0 时，还要进行各组均数间的多重比较（multiple comparison）。

例 11-6 对例 5-1 进行分析。

解 以 g 代表分组变量，以 x 代表 E 玫瑰花结形成率，建立 2 列 40 行的数据文件例 11-6. sav，如图 11-23 所示，正态性检验同前。

1. 操作步骤 进行单因素方差分析：选择菜单"分析（Analyze）→ 比较均数（Compare Means）→ 单因素方差分析（One-Way ANOVA）"，在弹出的"单因素方差分析（One-Way ANOVA）"主对话框中，将 x 选入"因变量列表（Dependent List）"框中，将 g 选入"因子（Factor）"框中，如图 11-24 所示。

	x	g
1	14.00	1.00
2	10.00	1.00
…	…	…
9	13.00	1.00
10	9.00	1.00
11	21.00	2.00
12	24.00	2.00
…	…	…
19	20.00	2.00
20	18.00	2.00
21	24.00	3.00
22	20.00	3.00
…	…	…
29	19.00	3.00
30	23.00	3.00
31	35.00	4.00
32	32.00	4.00
…	…	…
39	28.00	4.00
40	36.00	4.00

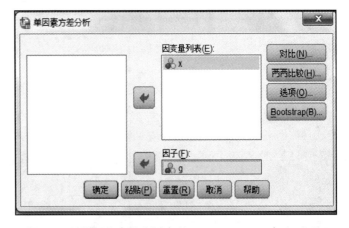

图 11-23 例 11-6 数据文件　　图 11-24 单因素方差分析（One-Way ANOVA）主对话框

单击"选项（Options）"按钮，弹出"选项（Options）"对话框，如图 11-25 所示，选中"描述性（Descriptive）"进行描述性统计、选中"方差同质性检验（Homogeneity of Variance Test）"进行方差齐性检验。单击"继续（Continue）"，返回"单因素方差分析（One-Way ANOVA）"主对话框。

单击"两两比较（Post Hoc）"按钮，弹出"单因素 ANOVA：两两比较（Post Hoc Multiple Comparisons）"对话框，如图 11-26 所示，可以选中一种或多种多重比较的方法。本例选中了 LSD、S-N-K、Dunnett[对照组选第一组：在"控制类别（Control Category）"的下拉式列表框中选择"第一个（First）"]3 种方法。单击"继续（Continue）"，返回"单因素方差分析（One-Way ANOVA）"主对话框。

单击"确定（OK）"，完成完全随机设计的方差分析，主要输出结果如图 11-27 至图 11-30 所示。

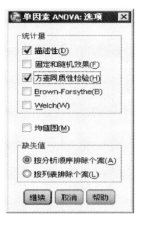

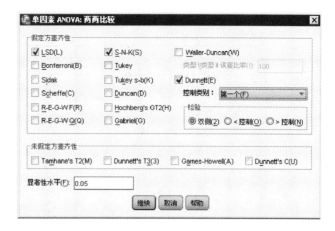

图 11-25　Options 选项对话框　图 11-26　两两比较（Post Hoc Multiple Comparisons）对话框

2. 结果分析

（1）方差齐性检验：如图 11-27 所示，Levene 统计量 = 0.943，$P = 0.430 > 0.05$，不能认为四组方差不齐。

方差齐性检验

x

Levene 统计量	df1	df2	显著性
.943	3	36	.430

图 11-27　例 11-6 方差齐性检验结果

（2）方差分析：各样本的总体方差相等，即具有方差齐性时，从基于方差齐性的方差分析结果中读取 F 值和 P 值；当方差不齐时，从基于方差不齐的近似方差分析结果中读取 F 值和 P 值。本例具有方差齐性，由图 11-28 得，$F = 109.755$，$P = 0.000 < 0.01$，拒绝 H_0，可以认为四组的 E 玫瑰花结形成率不全相等。

ANOVA

x

	平方和	df	均方	F	显著性
组间	2111.875	3	703.958	109.755	.000
组内	230.900	36	6.414		
总数	2342.775	39			

图 11-28　例 11-6 基于方差齐性的方差分析结果

（3）多重比较：图 11-29 是 LSD 法和 Dunnett 法进行多重比较的结果。LSD 法结果中给出了各总体均数两两比较的结果，只有党参组与黄芪组比较 $P = 0.726 > 0.05$，均数差（Mean Difference）栏中没有标记"＊"，差异无统计学意义；其他两两比较 P 值都为 0.000，在均数差（Mean Difference）栏中均标记有"＊"，差异均有统计学意义。由均值差的符号可以得出，对照组的 E 玫瑰花结形成率最低，淫羊藿组最高。

Dunnett 法用于多个处理组和一个对照组的比较，图 11-29 中 Dunnett 法给出了淫羊藿组、党参组、黄芪组分别与对照组比较的结果，读法与前一样。

图 11-30 是 SNK 法多重比较结果。SNK 法检验结果将差异无统计学意义的比较组列在同一列中，如本例，党参组与黄芪组列在同一列，表示两组间差异无统计学意义（$P = 0.726$）；除去差异无统计学意义的比较组外，其他比较组之间差异均有统计学意义，对照组与淫羊藿

多重比较

因变量:x

	(I) g	(J) g	均值差 (I-J)	标准误	显著性	95% 置信区间 下限	95% 置信区间 上限
LSD	1.00	2.00	-7.70000*	1.13260	.000	-9.9970	-5.4030
		3.00	-8.10000*	1.13260	.000	-10.3970	-5.8030
		4.00	-20.30000*	1.13260	.000	-22.5970	-18.0030
	2.00	1.00	7.70000*	1.13260	.000	5.4030	9.9970
		3.00	-.40000	1.13260	.726	-2.6970	1.8970
		4.00	-12.60000*	1.13260	.000	-14.8970	-10.3030
	3.00	1.00	8.10000*	1.13260	.000	5.8030	10.3970
		2.00	.40000	1.13260	.726	-1.8970	2.6970
		4.00	-12.20000*	1.13260	.000	-14.4970	-9.9030
	4.00	1.00	20.30000*	1.13260	.000	18.0030	22.5970
		2.00	12.60000*	1.13260	.000	10.3030	14.8970
		3.00	12.20000*	1.13260	.000	9.9030	14.4970
Dunnett t (双侧) a	2.00	1.00	7.70000*	1.13260	.000	4.9227	10.4773
	3.00	1.00	8.10000*	1.13260	.000	5.3227	10.8773
	4.00	1.00	20.30000*	1.13260	.000	17.5227	23.0773

*. 均值差的显著性水平为 0.05。
a. Dunnett t 检验将一个组视为一个控制组，并将其与所有其他组进行比较。

图 11-29　例 11-6 的 LSD 法和 Dunnett 法多重比较结果

组、党参组、黄芪组均有统计学意义,可以认为单味中药的 E 玫瑰花结形成率均与对照组不同;淫羊藿组与党参组、黄芪组均有统计学意义,可以认为淫羊藿组的 E 玫瑰花结形成率高于党参组、黄芪组。

x

	g	N	alpha = 0.05 的子集 1	alpha = 0.05 的子集 2	alpha = 0.05 的子集 3
Student-Newman-Keuls a	1.00	10	12.3000		
	2.00	10		20.0000	
	3.00	10		20.4000	
	4.00	10			32.6000
	显著性		1.000	.726	1.000

将显示同类子集中的组均值。
a. 将使用调和均值样本大小 = 10.000。

图 11-30　例 11-6 的 SNK 法多重比较结果

五、双因素试验的方差分析

双因素试验进行方差分析使用一般线性模型(General Linear Models)过程中的单变量(Univariate)分析模块来进行。

例 11-7　对例 5-5 进行分析。

解　硫酸铜浓度 A 因素有 3 个水平,蒸馏水的 pH 值 B 因素有 4 个不同水平。以 A 因素、B 因素和蛋白含量 y 为变量名,建立 3 列 12 行的数据文件例 11-7. sav,如图 11-31 所示。

选择菜单"分析(Analyze)→一般线性模型(General Linear Models)→单变量(Univariate)",弹出"单变量(Univariate)"主对话框,如图 11-32 所示;将变量蛋白含量 y 送入"因变量(Dependent Variable)"框(只能选择一个因变量),将 A 因素、B 因素都选入"固定因子(Fixed Factor(s))"框。

笔记栏

	A因素	B因素	蛋白含量y
1	1.00	1.00	3.50
2	1.00	2.00	2.60
3	1.00	3.00	2.00
4	1.00	4.00	1.40
5	2.00	1.00	2.30
6	2.00	2.00	2.00
7	2.00	3.00	1.50
8	2.00	4.00	.80
9	3.00	1.00	2.00
10	3.00	2.00	2.90
11	3.00	3.00	1.20
12	3.00	4.00	.30

图 11-31　例 11-7 数据文件

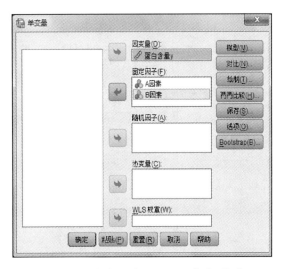

图 11-32　单变量（Univariate）主对话框

单击"模型（Model）"按钮，弹出"单变量：模型（Univariate Model）"对话框，选择"设定（Custom）"；在左边"因子与协变量（Factors & Covariates）"框中选中 A 因素，将其送入右边"模型（Model）"框中，再选中 B 因素，也将其送入"模型（Model）"框中，如图 11-33 所示；单击"继续（Continue）"，返回"单变量（Univariate）"主对话框。

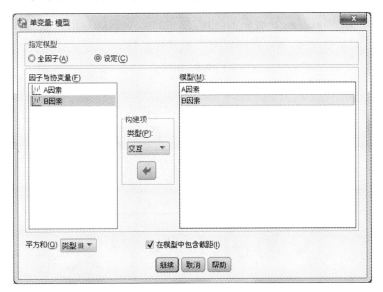

图 11-33　单变量模型（Univariate Model）对话框

单击"两两比较（Post Hoc）"按钮，弹出如图 11-34 所示的"单变量：观测均值的两两比较（Post Hot Multiple Comparisons for Observed Means）"对话框。将左边"因子（Factor(s)）"框中的 A 因素、B 因素分别选中送入右边的"两两比较检验（Post Hoc Tests for）"框中，选择 LSD（本例只选择一种两两间比较方法，可选择多种），单击"继续（Continue）"，返回"单变量（Univariate）"主对话框。

单击"确定（OK）"，完成双因素的方差分析。

主要输出结果，方差分析检验结果如图 11-35 所示，"主体间效应的检验（Test of Between-Subjects Effects）"的 $F = 8.439$，$P = 0.011 < 0.05$，所选模型有统计学意义，可以用来

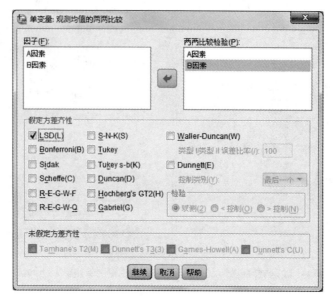

图 11-34 多重比较对话框

判断模型中因素的统计学意义。A 因素的 $F = 4.074$，$P = 0.076 > 0.05$，不拒绝对 A 因素的原假设 H_0，不能认为硫酸铜浓度总体均数不全相等；B 因素的 $F = 11.349$，$P = 0.007 < 0.01$，拒绝对 B 因素的假设 H_0，可以认为不同蒸馏水的 pH 值的总体均数不全相等。对 A 因素和 B 因素的多重比较同单因素方差分析类似，可参照分析。双因素有重复试验的方差分析和随机区组试验设计的方差分析，参照双因素的方差分析进行。

主体间效应的检验

因变量:蛋白含量y

源	III型平方和	df	均方	F	Sig.
校正模型	7.794^a	5	1.559	8.439	.011
截距	42.188	1	42.188	228.383	.000
A因素	1.505	2	.753	4.074	.076
B因素	6.289	3	2.096	11.349	.007
误差	1.108	6	.185		
总计	51.090	12			
校正的总计	8.902	11			

a. R方 = .876（调整 R 方 = .772）

图 11-35 例 11-7 方差分析结果

第五节 离散型资料分析

一、四格表资料分析

一般四格表的 χ^2 检验,主要是用来推断两个总体率或构成比之间有无差别。计数资料的数据格式有两种,一种是频数表格式,见第六章表 6-4;一种是原始记录格式。这两种格式在 SPSS 操作时有所不同。

例 **11-8** 对例 6-7 进行分析。

解 建立 3 列 4 行的数据文件例 11-8. sav,如图 11-36 所示,其中行变量 r 表示组别,列

变量 c 表示疗效, f 表示频数。

1. 指定频数变量　选择菜单"数据(Data)→加权个案(Weight Cases)",弹出"加权个案(Weight Cases)"对话框。选中"加权个案(Weight Cases by)",在左边框中选中频数 f,并将其送入"频数变量(Frequency)"框中。单击"确定(OK)",完成对频数变量 f 的加权。

	r	c	f
1	1.00	1.00	271.00
2	1.00	2.00	5.00
3	2.00	1.00	74.00
4	2.00	2.00	26.00

图 11-36　例 11-8 数据文件

2. 进行 χ^2 检验　选择菜单"分析(Analyze)→描述统计(Descriptive Statistics)→ 交叉表(Crosstabs)",弹出"交叉表(Crosstabs)"主对话框,如图 11-37 所示。将组别 r 送入"行(Row(s))"框,将疗效 c 送入"列(Column(s))"框。

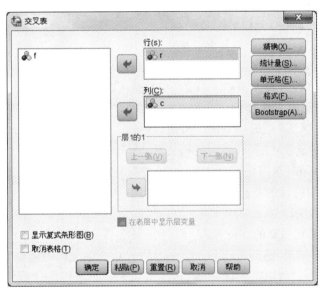

图 11-37　交叉表(Crosstabs)主对话框

单击"统计量(Statistics)"按钮,弹出"统计量(Statistics)"对话框,选中左上角的"卡方(Chi-Square)"统计量;单击"继续(Continue)",返回主对话框。

单击"单元格(Cells)"按钮,弹出"单元显示(Cell Display)"对话框,再选中"期望值(Expected)"和百分比中的"行(Row)"。单击"继续(Continue)",返回主对话框。

单击"确定(OK)",完成 χ^2 检验,主要输出结果如图 11-38 所示。

图 11-38 是本例 χ^2 检验的输出结果,该表的下方提示本例有 0 个单元格的理论频数小于 5,最小理论频数 8.24,这些可以帮助我们选择 χ^2 统计量和概率值。表中第一行"Pearson 卡方(Pearson Chi-Square)"是 Pearson χ^2 的计算结果,第二行"连续校正(Continuity Correction)"是校正 χ^2 的计算结果,第四行"Fisher 的精确检验(Fisher's Exact Test)"是 Fisher 的确切概率法计算结果。本例总频数 $n = 376 > 40$,且所有理论频数 > 5,故选用第一行的 Pearson χ^2 的计算结果, $\chi^2 = 56.772$, $P = 0.000 < 0.01$,拒绝原假设 H_0,两药总体有效率差异有统计学意义。

卡方检验

	值	df	渐进 Sig. (双侧)	精确 Sig.(双侧)	精确 Sig.(单侧)
Pearson 卡方	56.772^a	1	.000		
连续校正^b	53.619	1	.000		
似然比	49.468	1	.000		
Fisher 的精确检验				.000	.000
线性和线性组合	56.621	1	.000		
有效案例中的 N	376				

a. 0 单元格(.0%)的期望计数少于 5。最小期望计数为 8.24。
b. 仅对 2x2 表计算

图 11-38 例 11-8 检验结果

二、R×C 列联表资料分析

双向无序行×列的 χ^2 检验,采用 Pearson χ^2 公式计算统计量,常用于多个样本率或构成比的比较。

例 11-9 对例 6-8 进行分析。

解 以疗法、证型、频数为变量名,建立 3 列 9 行的数据文件例 11-9. sav,如图 11-39 所示。本例的操作步骤同上例四格表的操作步骤。只是在"交叉表(Crosstabs)"主对话框操作中加一步:单击"交叉表(Crosstabs)"主对话框"精确(Exact)"按钮,在弹出"精确(Exact)"对话框中,选中"精确(Exact)";单击"继续(Continue)",返回"交叉表(Crosstabs)"主对话框。这步操作的目的是让 SPSS 计算出本题的 Fisher 确切概率法的结果,因为行×列表默认情况下是不计算 Fisher 确切概率的。

	疗法	证型	频数
1	1.00	1.00	34.00
2	1.00	2.00	62.00
3	1.00	3.00	28.00
4	2.00	1.00	27.00
5	2.00	2.00	28.00
6	2.00	3.00	20.00
7	3.00	1.00	57.00
8	3.00	2.00	105.00
9	3.00	3.00	52.00

图 11-39 例 11-9 数据文件

图 11-40 是输出结果,输出表的下方提示本例有 0 个单元格的期望数少于 5,少于 5 的期望数所占比例为 0%,故用第一行"Pearson 卡方(Pearson χ^2)"的计算结果,$\chi^2 = 4.020$,$P = 0.403 > 0.05$,接受 H_0,不能认为 3 种疗法的中医证型的构成比有差别。

如果有理论频数 < 1,或 1 ≤ 理论频数 < 5 的格子数超过格子总数的 1/5,则应该读取第三行"Fisher 的精确检验(Fisher's Exact Test)"的计算结果或采用其他方法(参照有关统计书籍)。

卡方检验

	值	df	渐进 Sig. (双侧)	精确 Sig.(双侧)	精确 Sig.(单侧)	点概率
Pearson 卡方	4.020^a	4	.403	.405		
似然比	4.029	4	.402	.407		
Fisher 的精确检验	4.074			.397		
线性和线性组合	.144^b	1	.704	.729	.367	.029
有效案例中的 N	413					

a. 0 单元格(0%)的期望计数少于 5。最小期望计数为 18.16。
b. 标准化统计量是 .380。

图 11-40 例 11-9 检验结果

第六节　非参数检验

当总体分布未知或不满足参数检验的条件时,可用不依赖总体分布类型、不对总体参数进行统计推断的非参数检验。SPSS 中使用菜单"分析(Analyze)→非参数检验(Nonparametric Tests)→旧对话框(Legacy Dialogs)"作非参数检验,其下拉菜单如表 11-2 所示。

表 11-2　非参数检验旧对话框(Nonparametric Tests Legacy Dialogs)下拉菜单

卡方…	Chi-Square…
二项式…	Binomial…
游程…	Runs…
1-样本 K-S…	1-Sample K-S…
2 个独立样本…	2 Independent Samples…
K 个独立样本…	K Independent Samples…
2 个相关样本…	2 Related Samples…
K 个相关样本…	K Related Samples…

一、两个相关样本的非参数检验

对于配对连续型资料,如果每对数据的差值不服从正态分布,则可以采用配对设计的 Wilcoxon 符号秩和检验,用于推断配对样本差值的中位数与 0 是否有差别。

例 11-10　对例 7-1 进行分析。

解　以前、后为变量名,建立 2 列 12 行的配对格式数据文件例 11-10. sav。

选择菜单"分析(Analyze)→非参数检验(Nonparametric Tests)→旧对话框(Legacy Dialogs)→2 个相关样本(2 Related Samples)",弹出"两个关联样本检验(Two-Related-Samples Test)"对话框,如图 11-41 所示。先选中"前",将其送入"检验对(Test Pairs)"框中的 Variable 1 框中;再选中"后",将其送入"检验对(Test Pairs)"框中的 Variable2 框中,选择默认的 Wilcoxon 检验方法,单击"确定(OK)"。

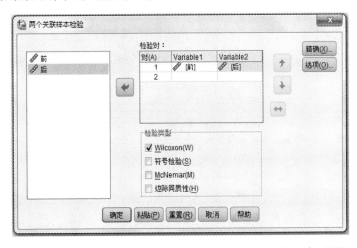

图 11-41　两相关样本检验(Two-Related-Samples Test)对话框

主要输出结果如图 11-42 所示。由图 11-42 可知,检验统计量 $Z = -0.918$,渐近显著性(Asymp. Sig.)值 $P = 0.359 >$ 0.05,按 $\alpha = 0.05$ 水准接受 H_0,差值总体中位数与 0 的差异无统计学意义。

检验统计量[b]

	后 - 前
Z	-.918[a]
渐近显著性(双侧)	.359

a. 基于负秩。
b. Wilcoxon 带符号秩检验

图 11-42 两相关样本检验结果

二、两个独立样本的非参数检验

独立样本的连续型资料如果不满足参数检验的条件(如正态分布),可以 Wilcoxon 秩和检验来推断两个独立样本所来自的两个总体分布是否有差别。该法还可以用于两组等级资料的比较。

(一)两组连续型资料的非参数检验

例 11-11 为了比较甲、乙两种香烟的尼古丁含量(mg),对甲香烟做了 6 次检测,对乙香烟做了 8 次检测,结果见表 11-3。问两种香烟中尼古丁含量有无显著差别?

表 11-3 两种香烟中的尼古丁含量

甲烟	25	28	23	26	29	22		
乙烟	28	31	30	32	21	27	24	20

解 以含量 x 为变量名表示尼古丁的含量,以分组 g 为变量名表示组别,建立 2 列 14 行的数据文件例 11-11. sav,数据格式与例 11-5 相同。

选择菜单"分析(Analyze)→非参数检验(Nonparametric Tests)→旧对话框(Legacy Dialogs)→2 个独立样本(2 Independent Samples)",弹出"两个独立样本检验(Two-Independent-Samples Test)"对话框,如图 11-43 所示;将含量 x 送入"检验变量列表(Test Variables List)"框中;将分组 g 送入"分组变量(Grouping Variable)"框中,单击"定义组(Define Groups)"按钮,在弹出的对话框的"组 1(Group 1)"框中键入 1,在"组 2(Group 2)"框中键入 2,单击"继续(Continue)";选择默认的 Mann-Whitney U 检验方法;单击"确定(OK)"。

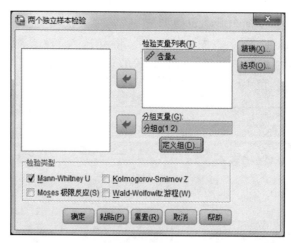

图 11-43 两独立样本的检验(Two-Independent-Samples Test)对话框

运行结果如图 11-44 所示。由图可知,Mann-Whitney U 统计量为 19.500、Wilcoxon W 统计量为 40.500,两法的 Z 检验统计量完全相同,均为 $Z = -0.582$,渐近显著性(双侧)$P = 0.561 > 0.05$,按 $\alpha = 0.05$ 水准接受 H_0,不能认为两总体分布不同。

图 11-43 所示两独立样本检验对话框中其他选项的说明:

检验类型(Test Type)中,Mann-Whitney U:为系统默认,它与 Wilcoxon 秩和检验与两组

比较的 Kruskal-Wallis 检验完全等价; Kolmogorov-Smirnov Z:用于检验两总体的位置和形状是否相同, 而不仅考察总体的中心位置是否相同; Moses 极限反应: 最大和最小各剔除 5% 后比较两组的极距是否相同; Wald-Wolfowitz 游程: 是游程检验。单击"Exact"按钮, 再选中"Exact"选项, 可以计算出精确概率。

检验统计量[b]

	含量x
Mann-Whitney U	19.500
Wilcoxon W	40.500
Z	-.582
渐近显著性(双侧)	.561
精确显著性[2* (单侧显著性)]	.573[a]

a. 没有对结进行修正。
b. 分组变量: 分组g

图 11-44 两独立样本的检验结果

（二）两组等级资料的非参数检验

例 11-12 对例 7-4 进行分析。

解 建立 3 列 8 行的数据文件例 11-12. sav, 数据格式与例 11-8 类似, 其中行变量 r 表示组别, 列变量 c 表示疗效, $freq$ 表示频数。

1. 指定频数变量 同例 11-8。

2. 进行 Wilcoxon 秩和检验 同例 11-11, 指定疗效 c 为检验变量、组别 r 为分组变量并定义组。

运行结果见图 11-45。 $Z = -3.596$, 双侧 $P = 0.000 < 0.05$, 以 $\alpha = 0.05$ 水准拒绝 H_0, 不能认为两总体分布相同。

检验统计量[a]

	c
Mann-Whitney U	16192.500
Wilcoxon W	40723.500
Z	-3.596
渐近显著性(双侧)	.000

a. 分组变量: r

图 11-45 两组等级资料检验输出结果

三、多个独立样本的非参数检验

对于多组的连续型资料, 若原始数据或经转换的数据不满足方差分析的条件（如正态分布和方差齐性）, 可以作 Kruskal-Wallis H 检验, 用于推断连续资料的多个独立样本所来自的多个总体分布是否有差别。该法还可以用于多组等级资料的比较。

（一）多组连续型资料的非参数检验

例 11-13 对例 7-5 进行分析。

解 以生存月数、方法为变量, 建立 2 列 3 行的数据文件例 11-13. sav。数据格式如例 11-5, 只是比其多一个分组 3。

选择菜单"分析（Analyze）→非参数检验（Nonparametric Tests）→旧对话框（Legacy Dialogs）→K 个独立样本（K Independent Samples）", 弹出"多个独立样本检验（K-Independent-Samples Test）"对话框, 如图 11-46 所示; 将生存月数送入"检验变量列表（Test Variables

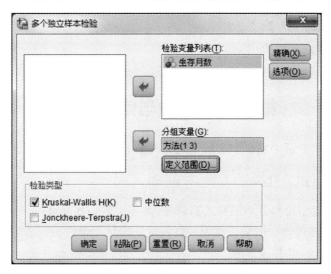

图 11-46 多组独立样本检验（K-Independent-Samples Test）对话框

List)"框中；将方法送入"分组变量（Grouping Variable）"框中；单击"定义范围（Define Range）"按钮，在弹出的对话框的"最小值（Minimum）"框中输入 3 组代码的最小值 1，在"最大值（Maximum）"框中输入 3 组代码的最大值 3，单击"继续（Continue）"；选择默认的 Kruskal-Wallis H 检验方法，单击"确定（OK）"。

运行结果如图 11-47 所示。由图可知，Kruskal-Wallis H 检验：$\chi^2 = 6.388$，$P = 0.041 < 0.05$，以 $\alpha = 0.05$ 水准拒绝 H_0，可以认为三个总体分布不全相同。

图 11-46 所示多组独立样本检验对话框中其他选项的说明：

检验类型（Test Type）中，Kruskal-Wallis H 检验：多组秩和检验，可以认为是两样本 Wilcoxon 方法在多样本时的推广，为系统默认；

中位数（Median）：多个中位数检验，用于检验各样本是否来自具有相同中位数的总体，3 种方法中它的检验效能最低；Jonckheere-Terpstra 检验：用于检验多个样本是否来自同一个总体，对连续型资料和有序分类资料都适用，且当分组变量为有序分类资料时，该法较 Kruskal-Wallis 法检验效能高。

单击"Exact"按钮，再选中"Exact"选项，可以计算出精确概率。

（二）多组等级资料的非参数检验

例 11-14 某中医院以蛞蝓胶囊综合治疗（简称蛞蝓综合法）中晚期肺癌，并与中西医结合治疗方法及联合化疗方法作比较观察，其近期疗效分为部分缓解、稳定、扩展三级，资料见表 11-4。试比较三种方法疗效间的差异是否有显著性。

检验统计量 a,b

	生存月数
卡方	6.388
df	2
渐近显著性	.041

a. Kruskal Wallis 检验
b. 分组变量：方法

图 11-47 多组独立样本检验结果

表 11-4 三种疗法治疗肺癌的疗效

疗法	缓解	稳定	扩展	合计
蛞蝓综合法	15	7	3	25
中西医结合法	9	10	4	23
联合化疗法	16	27	10	53

解 以行变量 r 表示治疗方法、以列变量 c 表示治疗效果，以 freq 表示频数，建立 3 列 9 行的数据文件例 11-14.sav。数据格式如例 11-8。

指定频数变量，同例 11-8。进行 Kruskal-Wallis H 检验，同例 11-13，指定 c 为检验变量、r 为分组变量并定义组。

运行结果如图 11-48 所示，$\chi^2 = 4.975$，$P = 0.083 > 0.05$，按 $\alpha = 0.05$ 水准接受 H_0，认为三个总体分布相同。

检验统计量 a,b

	c
卡方	4.975
df	2
渐近显著性	.083

a. Kruskal Wallis 检验
b. 分组变量：r

图 11-48 多组等级资料检验输出结果

第七节 相关与回归分析

相关与回归是研究两个或多个变量之间的关系及其规律的统计方法。

一、两变量间相关分析

若两变量是连续型资料且均服从正态分布，其相关密切程度可用 Pearson 积差相关系数（简单相关系数）描述并进行检验。而等级资料或不满足正态性的连续型资料相关性研究可使用 Spearman 和 Kendall 相关系数。

例 11-15 用双波长薄层扫描仪对紫草含量进行测定，得其浓度 c 与测得积分值 h 的数据如表 11-5 所示，试计算相关系数 r 并检验 c 与 h 间线性相关关系的显著性。

笔记栏

表 11-5　浓度 c 与积分值 h

编号	1	2	3	4	5	6
浓度	5	10	15	20	25	30
积分值	15.2	31.7	46.7	58.9	76.9	82.8

解　以浓度 c、积分值 h 为变量名,建立 2 列 7 行配对格式数据文件例 11-15.sav。

经检验两变量均服从正态分布,正态性检验方法同前。选择菜单"分析(Analyze)→相关(Correlate)→双变量(Bivariate)",弹出"双变量相关(Bivariate Correlations)"对话框,如图 11-49 所示;将左边框中的变量浓度 c、积分值 h 送入"变量(Variables)"框中;单击"确定(OK)"。

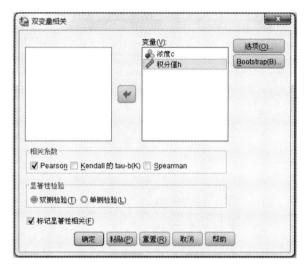

图 11-49　双变量相关(Bivariate Correlations)对话框

图 11-49 对话框中"相关系数(Correlation Coefficients)"框中,Pearson:皮尔逊相关系数,系统默认;Kendall 的 tau-b:肯德尔等级相关系数;Spearman:斯皮尔曼等级相关系数。若选择"标记显著性相关(Flag Significance Correlations)",则用" ＊＊ "" ＊ "分别表示 $P \leqslant 0.01$、$0.01 < P \leqslant 0.05$。

主要结果如图 11-50 所示,Pearson 相关系数 $r = 0.994$,$P = 0.000 < 0.001$,可以认为浓度与积分值呈正向直线相关。

相关性

		浓度 c	积分值 h
浓度 c	Pearson 相关性	1	.994＊＊
	显著性(双侧)		.000
	N	6	6
积分值 h	Pearson 相关性	.994＊＊	1
	显著性(双侧)	.000	
	N	6	6

＊＊. 在 .01 水平(双侧)上显著相关。

图 11-50　例 11-15 计算结果

二、一元线性回归

对于两个变量,可以用回归分析方法建立刻画其间关系的回归方程,并对方程是否有意义进行检验。

例 11-16　对例 11-15 中紫草浓度 c 与测得积分值 h 的进行回归分析。计算 $c_0 = 18$ 时,h_0 的预测区间。

解　数据文件在例 11-15 基础上,在浓度 c 变量列上加一个数 18,数据文件为例 11-16.sav,如图 11-51 所示。

选择菜单"分析(Analyze)→回归(Regression)→线性(Linear)",弹出"线性回归(Linear Regression)"主对话框,如图 11-52 所示,将因变量积分值 h 送入"因变量(Dependent)"框中,自变量浓度 c 送入"自变量(Independent(s))"框中;单击"保存(Save)"按钮,弹出"保存(Save)"对话框,如图 11-53 所示,在"保存(Save)"对话框中,在"预测值(Predicted Values)"选项组内选"未标准化(Unstandardized)"选项;在"预测区间(Prediction Intervals)"选项组内

选"单值（Individual）"选项，单击"继续（Continue）"，返回"线性回归（Linear Regression）"主对话框，单击"确定（OK）"。

	浓度c	积分值h	PRE_1	LICI_1	UICI_1
1	5.00	15.20	17.33333	6.60121	28.06546
2	10.00	31.70	31.21333	21.31881	41.10786
3	15.00	46.70	45.09333	35.64541	54.54126
4	20.00	58.90	58.97333	49.52541	68.42126
5	25.00	76.90	72.85333	62.95881	82.74786
6	30.00	82.80	86.73333	76.00121	97.46546
7	18.00		53.42133	44.02843	62.81424

图 11-51　例 11-16 数据文件

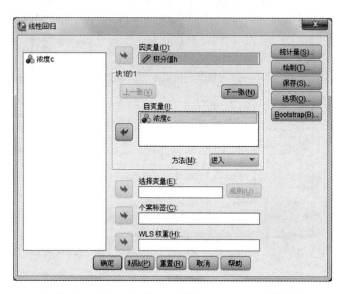

图 11-52　线性回归（Linear Regression）主对话框

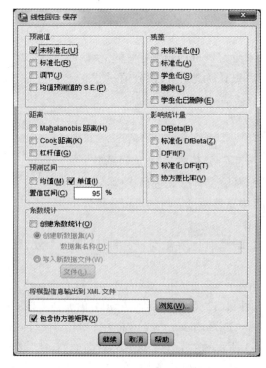

图 11-53　保存（Save）对话框

主要输出结果如图 11-54,图 11-55 所示。

(1)图 11-54 输出回归方程的方差分析,$F = 343.839$,$P = 0.000 < 0.001$,回归方程有统计学意义。

Anova[b]

模型		平方和	df	均方	F	Sig.
1	回归	3371.452	1	3371.452	343.839	.000[a]
	残差	39.221	4	9.805		
	总计	3410.673	5			

a. 预测变量:(常量),浓度 c。
b. 因变量:积分值 h。

图 11-54 例 11-16 回归方程的方差分析

(2)图 11-55 输出回归方程的参数估计,回归方程的常数项(Constant)是 3.453,回归方程的斜率(回归系数)是 2.776,据此可以写出回归方程:$\hat{y} = 3.453 + 2.776x$。图 11-55 中还用 t 检验对截距和回归系数进行了检验,其中对截距的检验中,$t = 1.185$,$P = 0.302 > 0.05$,不能拒绝"截距为 0"的原假设。对回归系数的检验中,$t = 18.543$,$P = 0.000$,拒绝"回归系数为 0"的原假设。

系数[a]

模型		非标准化系数		标准系数	t	Sig.
		B	标准 误差	试用版		
1	(常量)	3.453	2.915		1.185	.302
	浓度 c	2.776	.150	.994	18.543	.000

a. 因变量:积分值 h。

图 11-55 例 11-16 回归方程的参数估计

(3)图 11-51 数据集增加的新变量:PRE_1 为预测值,LICI_1 与 UICI_1 为因变量个体值 95% 的预测区间下限值与上限值。$c = 18$ 对应的积分值为 53.42,95% 的预测区间为(44.03,62.81)。

三、概率单位法计算半数致死量 LD_{50}

作为线性回归分析的应用,用概率单位法计算半数致死量 LD_{50} 的估计值和估计区间,并对其是否有统计学意义进行假设检验。

例 **11-17** 对例 8-9 中进行分析,计算 LD_{50} 的估计值和估计区间。

解 以药物剂量、动物总数、死亡只数为变量,建立如图 11-56 形式的数据文件。

	药物剂量	动物总数	死亡只数
1	2.00	13.00	1.00
2	2.50	10.00	3.00
3	3.00	11.00	7.00
4	3.50	13.00	11.00
5	4.00	17.00	16.00

图 11-56 例 11-17 数据文件

选择菜单"分析(Analyze)→回归(Regression)→Probit",弹出"Probit 分析(Probit Analysis)"主对话框,如图 11-57 所示。将左边框中的死亡只数送入"响应频率(Response Frequency)"框中,动物总数送入"观测值汇总(Total Observed)"框中,药物剂量送入"协变量(Covariate(s))"框中,

在"转换（Transform）"按钮中选择"对数底为 10（Log base 10）"。单击"确定（OK）"。

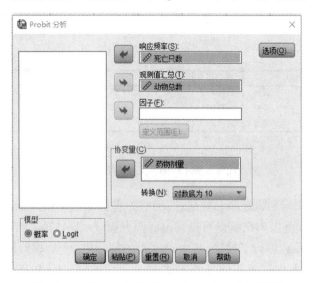

图 11-57 Probit 分析（Probit Analysis）对话框

主要输出结果如下。

（1）回归方程：从图 11-58 可得回归方程 $\text{Probit}(P) = -4.494 + 10.100X$

其中 $X = \lg D$（D 为药物的剂量），$\text{Probit}(P)$ 为概率单位。

参数估计值

参数		估计	标准误	z	Sig.	95% 置信区间	
						下限	上限
PROBIT[a]	药物剂量	10.100	2.041	4.950	.000	6.101	14.100
	截距	-4.494	.976	-4.604	.000	-5.471	-3.518

a. PROBIT 模型: PROBIT(p) = 截距 + BX（协变量 X 使用底数为 10.000 的对数来转换。）

图 11-58 回归方程参数估计

（2）方程的拟合优度检验：由图 11-59 可知，对该方程的拟合优度检验 $P = 0.999$，P 值很大（越接近于 1），说明拟合程度较好。

卡方检验

		卡方	df[b]	Sig.
PROBIT	Pearson 拟合度检验	.025	3	.999[a]

a. 由于显著性水平大于 .150，因此在置信限度的计算中未使用异质因子。

b. 基于单个个案的统计量与基于分类汇总个案的统计量不同。

图 11-59 回归方程的卡方检验

（3）LD_{50} 的估计值与估计区间：图 11-60 给出了从概率为 0.01 到 0.99 死亡概率所对应的剂量（包括 0.50，即 LD_{50}）及 95% 可信区间表。当死亡率为 0.50 时，LD_{50} 的估计值为 2.786，95% 的可信区间为（2.499，3.044）。

（4）对数剂量与概率单位间的散点图如 11-61 所示。

系统输出了以剂量对数值为自变量，以概率单位为因变量的回归直线散点图。此散点图呈很好的直线趋势，说明资料符合使用 Probit 法的前提条件，由对数剂量值与概率单位之间的回归直线拟合程度是较为满意的。

置信限度

	概率	药物剂量 的95% 置信限度			log(药物剂量) 的95% 置信限度[a]		
		估计	下限	上限	估计	下限	上限
PROBIT	.010	1.639	1.099	1.966	.215	.041	.294
	.020	1.744	1.216	2.060	.242	.085	.314
	.030	1.815	1.297	2.122	.259	.113	.327
	.040	1.869	1.360	2.170	.272	.134	.336
	......	......	......	......	......	......	......
	.300	2.472	2.111	2.713	.393	.324	.434
	.350	2.552	2.212	2.792	.407	.345	.446
	.400	2.630	2.310	2.872	.420	.364	.458
	.450	2.707	2.405	2.955	.433	.381	.471
	.500	2.786	2.499	3.044	.445	.398	.483
	.550	2.867	2.592	3.141	.457	.414	.497
	.600	2.952	2.685	3.249	.470	.429	.512
	......	......	......	......	......	......	......
	.940	3.971	3.542	4.977	.599	.549	.697
	.950	4.054	3.601	5.141	.608	.556	.711
	.960	4.153	3.669	5.342	.618	.565	.728
	.970	4.278	3.755	5.601	.631	.575	.748
	.980	4.450	3.870	5.966	.648	.588	.776
	.990	4.735	4.057	6.595	.675	.608	.819

a. 对数底数 = 10。

图 11-60 LD_{50} 估计值与估计区间

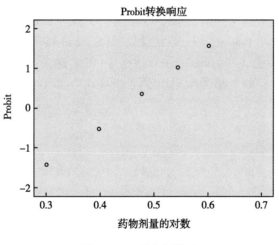

图 11-61 反应曲线图

第八节 正交试验与均匀试验设计

一、正交试验设计的方差分析

正交试验设计是以正交表为工具,研究多因素、多水平间最佳搭配的一种试验设计方法。方差分析的目的是:①分析因素的主次;②确定因素各水平的优劣;③选择交互作用的最佳搭配;④预测最佳试验方案。正交试验设计资料可分为无重复试验资料和有重复试验资料。

例 11-18 某厂采用化学吸收法,用填料塔吸收废气中的 SO_2(摩尔体积分数),通过正交试验进行探索,因素与水平见表 11-6。

表 11-6 因素及水平表

水平	碱浓度(A)/%	操作温度(B)/℃	填料种类(C)
1	5	40	甲
2	10	20	乙

需要考虑交互作用 $A×B$,$B×C$。将 A,B,C 放入正交表 $L_8(2^7)$ 的 1,2,4 列,表头设计及试验结果见表 11-7,试对试验结果进行方差分析。

表 11-7 用填料塔吸收废气中的 SO_2 正交试验方案及试验结果

试验号	A	B	$A×B$	C	空列 1	$B×C$	空列 2	SO_2
1	1	1	1	1	1	1	1	15
2	1	1	1	2	2	2	2	25
3	1	2	2	1	1	2	2	3
4	1	2	2	2	2	1	1	2
5	2	1	2	1	2	1	2	9
6	2	1	2	2	1	2	1	16
7	2	2	1	1	2	2	1	19
8	2	2	1	2	1	1	2	8

解 (1)以 A、B、AB、C、空列 1、BC、空列 2、Y 为变量名,将表 11-7 中各列和 SO_2 这 8 列的数据建成 8 列 8 行的数据文件例 11-17. sav,其中 SO_2 表示试验结果(图 11-62)。

(2)选择菜单"分析(Analyze)→一般线性模型(General Linear Models)→单变量(Univariate)",在弹出的"单变量(Univariate)"主对话框中,将 Y 送入"因变量(Dependent)"框,将 A、B、AB、C、空列 1、BC、空列 2 都送入"固定因子(Fixed Factor(s))"框,如图 11-63 所示。

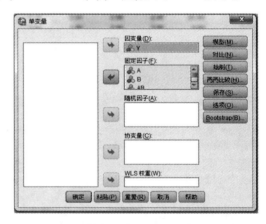

图 11-62 例 11-17 数据文件　　　　图 11-63 单变量(Univariate)主对话框

(3)单击"模型(Model)"按钮,在弹出的对话框中,选择"设定(Custom)",将左边框中的 A、B、AB、C、BC 逐个送入右边"模型(Model)"框中(空列不动),如图 11-64 所示。单击"继续(Continue)",返回"单变量(Univariate)"主对话框。

(4)单击"选项(Options)"按钮,弹出"选项(Options)"对话框,将 A、B、C、AB 和 BC 选入右边的"显示均值(Display Means for)"框,选中"描述统计(Descriptive statistics)",如图 11-65 所示。单击"继续(Continue)",返回"单变量(Univariate)"主对话框。单击"确定(OK)"。

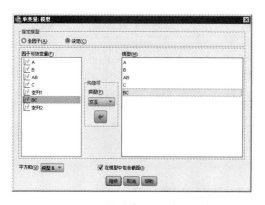

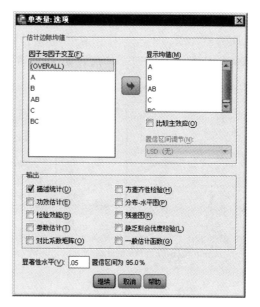

图 11-64 模型（Model）对话框   图 11-65 选项（Options）对话框

（5）结果初步分析及再操作：在"主体间效应的检验（Tests of Between-Subjects Effects）"图中，由于误差的离差平方和（$SS_e = 27.250$）比 A、C（$SS_A = 6.125$，$SS_C = 3.125$）两个因素的离差平方和都大，为了提高分析的精度，把其因素也当成误差。重新进行第（3）步骤的操作。在第（3）步"模型（Model）"按钮的操作中，将右边框即"模型（Model）"框中 A、C 两个因素分别送回左边框中。单击"确定（OK）"，主要输出结果如图 11-66 所示。

主体间效应的检验

因变量:Y

源	III 型平方和	df	均方	F	Sig.
校正模型	412.375^a	3	137.458	15.064	.012
截距	1176.125	1	1176.125	128.890	.000
B	136.125	1	136.125	14.918	.018
AB	171.125	1	171.125	18.753	.012
BC	105.125	1	105.125	11.521	.027
误差	36.500	4	9.125		
总计	1625.000	8			
校正的总计	448.875	7			

a. R 方 = .919（调整 R 方 = .858）

图 11-66 例 11-17 方差分析结果

由图 11-66 得，因素 B：$F = 14.918$、$P = 0.018 < 0.05$；交互作用 AB：$F = 18.753$、$P = 0.012 < 0.05$；交互作用 BC：$F = 11.521$、$P = 0.027 < 0.05$，均有统计学意义。

（6）为确定因素 B 水平的优劣以及交互作用 AB、BC 的最优搭配，进行第三次操作。在"模型（Model）"对话框中，同时选定 A、B 及 B、C 把 AB、BC 分别选入"模型（Model）"框，并把"模型（Model）"框中的 AB、BC 送回"因子及协变量（Factors & Covariates）"框，单击"继续（Continue）"，返回"单变量（Univariate）"主对话框。单击"选项（Options）"按钮，弹出"选项（Options）"对话框，将 B、AB 和 BC 选入右边的"显示均值（Display Means for）"框，选中"描述统计（Descriptive statistics）"。单击"继续（Continue）"，返回"单变量（Univariate）"主对话框，最后完成正交试验设计的方差分析。主要结果如图 11-67 至图 11-69 所示。

（7）结果的最后分析：交互作用 $A \times B$ 的最佳组合为：由图 11-67 知，因素 A 的一水平 A_1

和因素 B 的一水平 B_1 搭配时平均值最大,故取 A_1B_1;由图 11-68 知,因素 B 在一水平 B_1 时平均值最大,取 B_1;交互作用 $B×C$ 的最佳组合为:由图 11-69 知,因素 B 的一水平 B_1 和因素 C 的二水平 C_2 搭配时平均值最大,故取 B_1C_2。所以最优条件应为 $A_1B_1C_2$。

4. A * B

因变量:Y

A	B	均值	标准 误差	95% 置信区间 下限	95% 置信区间 上限
1.00	1.00	20.000	2.610	8.770	31.230
	2.00	2.500	2.610	-8.730	13.730
2.00	1.00	12.500	2.610	1.270	23.730
	2.00	13.500	2.610	2.270	24.730

图 11-67 A、B 间的各水平均数

1. B

因变量:Y

B	均值	标准 误差	95% 置信区间 下限	95% 置信区间 上限
1.00	16.250	1.846	8.309	24.191
2.00	8.000	1.846	.059	15.941

图 11-68 B 的各水平均数

5. B * C

因变量:Y

B	C	均值	标准 误差	95% 置信区间 下限	95% 置信区间 上限
1.00	1.00	12.000	2.610	.770	23.230
	2.00	20.500	2.610	9.270	31.730
2.00	1.00	11.000	2.610	-.230	22.230
	2.00	5.000	2.610	-6.230	16.230

图 11-69 B、C 间的各水平均数

本例的正交试验设计资料的方差分析先进行预分析,判断是否有离差平方和小于误差的离差平方和的因素与交互作用,如果有,第二次分析时,在 Model 框中把所有离差平方和小于误差离差平方的因素、交互作用送回到左边框中,以提高方差分析的精度。

例 11-19 在某中药浸膏制备工艺的研究中,确定的试验因素水平见表 11-8。

表 11-8 某中药浸膏制备工艺的因素水平表

水平	因素			
	酸浓度(A)	温浸时间(B)	温浸温度(C)	醇浓度(D)
1	10^{-2}mol/L	1.5h	40℃	30%
2	0.6mol/L	2h	50℃	50%
3	1.2mol/L	2.5h	60℃	70%

选用正交表 $L_9(3^4)$,4 个因素占满表头,每号试验做 4 次,以氨基酸含量作为考察指标。其试验方案及结果见表 11-9。

表 11-9　某中药浸膏制备工艺的正交表

表头	A	B	C	D	试验结果（Y）			
列号	1	2	3	4	1	2	3	4
1	1	1	1	1	5.24	5.50	5.49	5.73
2	1	2	2	2	6.48	6.12	5.76	5.84
3	1	3	3	3	5.99	6.13	5.67	6.45
4	2	1	2	3	6.08	6.53	6.35	6.56
5	2	2	3	1	5.81	5.94	5.62	6.13
6	2	3	1	2	5.93	6.08	5.67	6.34
7	3	1	3	2	6.17	6.29	5.96	6.50
8	3	2	1	3	6.32	6.63	6.35	6.10
9	3	3	2	1	6.11	6.59	6.31	6.39

解　以 A、B、C、D、Y 为变量名，将正交表中各列和 Y 建立如图 11-70 所示数据文件例 11-18.sav。将 A、B、C、D 的 9 种搭配重复 4 次，就是将正交表复制 4 次，再分别将 4 次重复试验的结果对应放在其后。建成 5 列 36 行的数据文件。

	A	B	C	D	Y
1	1.00	1.00	1.00	1.00	5.240
2	1.00	2.00	2.00	2.00	6.480
3	1.00	3.00	3.00	3.00	5.990
34	3.00	1.00	3.00	2.00	6.500
35	3.00	2.00	1.00	3.00	6.100
36	3.00	3.00	2.00	1.00	6.390

图 11-70　例 11-18 数据文件

选择菜单"分析（Analyze）→一般线性模型（General Linear Models）→单变量（Univariate）"，在弹出的"单变量（Univariate）"主对话框中，将 Y 送入"因变量（Dependent）"框，将 A、B、C、D 都送入"固定因子（Fixed Factor(s)）"框。

单击"模型（Model）"按钮，在弹出的对话框中，选择"设定（Custom）"，将左边框中的 A、B、C、D 逐个送入右边"模型（Model）"框中。单击"继续（Continue）"，返回"单变量（Univariate）"主对话框。

单击"选项（Options）"按钮，弹出"选项（Options）"对话框，将 A、B、C、D 选入右边的"显示均值（Display Means for）"框，选中"描述统计（Descriptive statistics）"。单击"继续（Continue）"，返回"单变量（Univariate）"主对话框。

单击"确定（OK）"，完成正交试验设计的方差分析。

结果分析同前。

二、均匀试验设计的分析

均匀试验设计是研究多因素多水平间最优组合的一种方法。其研究的因素个数、水平数可相对正交试验设计更多一些，但分析起来相对复杂，一般利用回归分析方法才能解决。

例 11-20　对例 10-1 进行分析。

解　（1）数据文件的建立：以 A、B、C、Y 为变量名，建立如图 11-71 所示的数据文件例 11-19.sav。

	A	B	C	Y
1	10.00	15.00	550.00	10.80
2	30.00	21.00	500.00	8.50
3	50.00	12.00	450.00	7.20
4	70.00	18.00	400.00	5.70
5	90.00	24.00	600.00	2.30

图 11-71　例 11-19 数据文件

（2）线性回归分析：操作步骤同例 11-16，回归方程方差分析结果，$F = 89.958$，$P = 0.080 > 0.05$，拟合的线性回归方程无统计学意义。

（3）逐步回归分析：操作步骤在例 11-16 基础上加一步，在"线性回归（Linear Regression）"主对话框上，在中间的"方法（Method）"下拉列表框中选择"逐步（Stepwise）"。输出结果：回归方程的方差分析，$F = 93.640$，$P = 0.002 < 0.001$，回归方程有统计学意义，回归方程如图 11-72 所示。回归方程为 $\hat{y} = 11.850 - 0.099x_1$。

系数ᵃ

模型	非标准化系数		标准系数		
	B	标准 误差	试用版	t	Sig.
1 （常量）	11.850	.588		20.163	.000
A	-.099	.010	-.984	-9.677	.002

a.因变量：Y

图 11-72　回归系数的估计结果

例 11-21　对例 10-2 进行分析。

解　数据文件的建立以 A、B、C、D、Y 为变量名，建立如图 11-73 所示的数据文件例 11-20.sav。

	A	B	C	D	Y
1	2.50	.60	1.00	24.00	9.00
2	2.00	.00	3.00	21.00	7.90
3	1.50	.80	5.00	18.00	8.80
4	1.00	.20	.00	15.00	7.70
5	.50	1.00	2.00	12.00	8.10
6	.00	.40	4.00	9.00	8.00

图 11-73　例 11-20 数据文件

进行线性回归，线性回归方程无统计学意义；进行逐步回归分析，结果无法用单变量建立逐步回归方程。

因此考虑建立二次多项式回归方程，以 A、B、C、D 四个变量，四个变量本身乘积及两两乘积为变量名，乘积项变量的数据为原变量数据的乘积，建立如图 11-74 所示的数据文件例 11-20-1.sav。用逐步回归分析的方法筛选变量，操作过程按逐步回归分析操作。方差分析结果有意义；回归方程结果如图 11-75 所示。

	A	AA	B	BB	C	CC	D	DD	AB	AC	AD	BC	BD	CD	Y
1	2.50	6.25	.60	.36	1.00	1.00	24.00	576.00	1.50	2.50	60.00	.60	14.40	24.00	9.00
2	2.00	4.00	.00	.00	3.00	9.00	21.00	441.00	.00	6.00	42.00	.00	.00	63.00	7.90
3	1.50	2.25	.80	.64	5.00	25.00	18.00	324.00	1.20	7.50	27.00	4.00	14.40	90.00	8.80
4	1.00	1.00	.20	.04	.00	.00	15.00	225.00	.20	.00	15.00	.00	3.00	.00	7.70
5	.50	.25	1.00	1.00	2.00	4.00	12.00	144.00	.50	1.00	6.00	2.00	12.00	24.00	8.10
6	.00	.00	.40	.16	4.00	16.00	9.00	81.00	.00	.00	.00	1.60	3.60	36.00	8.00

图 11-74　例 11-20 二次多项式回归数据文件

系数^a

模型		非标准化系数		标准系数	t	Sig.
		B	标准 误差	试用版		
1	(常量)	7.808	.102		76.725	.000
	AB	.779	.125	.952	6.236	.003

a. 因变量: Y

图 11-75　二次多项式回归结果

由此得到回归方程为 $\hat{y}=7.808+0.779x_1x_2$。

学习小结

1. 学习内容

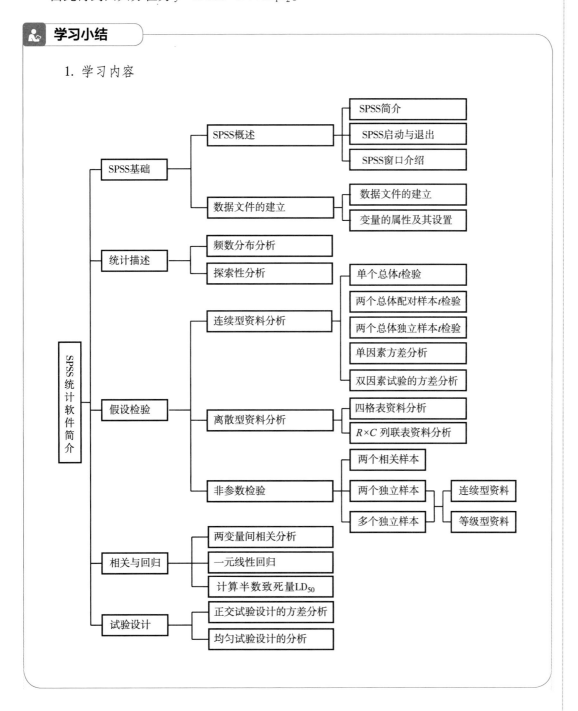

2. 学习方法 对于 SPSS 统计软件,由于其主要是菜单操作,所以在学习时对于具体问题应首先建立符合统计分析的数据文件;其次是通过菜单操作选择正确的统计方法和操作步骤;最后对输出的统计结果给出合理的分析。

（李秀昌　胡灵芝）

附表1　二项分布累计概率 $P(X\geq k)$（$n\leq 30$）值表

n	P / k	0.01	0.02	0.04	0.06	0.08	0.1	0.2	0.3	0.4	0.5	P / k	n
5	5			0.000 00	0.000 00	0.000 00	0.000 01	0.000 32	0.002 43	0.010 24	0.031 25	5	
	4	0.000 00	0.000 00	0.000 01	0.000 06	0.000 19	0.000 46	0.006 72	0.030 78	0.087 04	0.187 50	4	
	3	0.000 01	0.000 08	0.000 60	0.001 97	0.004 53	0.008 56	0.057 92	0.163 08	0.317 44	0.500 00	3	5
	2	0.000 98	0.003 84	0.014 76	0.031 87	0.054 36	0.081 46	0.262 72	0.471 78	0.663 04	0.812 50	2	
	1	0.049 01	0.096 08	0.184 63	0.266 10	0.340 92	0.409 51	0.672 32	0.831 93	0.922 24	0.968 75	1	
10	10								0.000 01	0.000 10	0.000 98	10	
	9							0.000 00	0.000 14	0.001 68	0.010 74	9	
	8						0.000 00	0.000 08	0.001 59	0.012 29	0.054 69	8	
	7				0.000 00	0.000 00	0.000 01	0.000 86	0.010 59	0.054 76	0.171 88	7	
	6			0.000 00	0.000 01	0.000 04	0.000 15	0.006 37	0.047 35	0.166 24	0.376 95	6	10
	5		0.000 00	0.000 02	0.000 15	0.000 59	0.001 63	0.032 79	0.150 27	0.366 90	0.623 05	5	
	4	0.000 00	0.000 03	0.000 44	0.002 03	0.005 80	0.012 80	0.120 87	0.350 39	0.617 72	0.828 13	4	
	3	0.000 11	0.000 86	0.006 21	0.018 84	0.040 08	0.070 19	0.322 20	0.617 22	0.832 71	0.945 31	3	
	2	0.004 27	0.016 18	0.058 15	0.117 59	0.187 88	0.263 90	0.624 19	0.850 69	0.953 64	0.989 26	2	
	1	0.095 62	0.182 93	0.335 17	0.461 38	0.565 61	0.651 32	0.892 63	0.971 75	0.993 95	0.999 02	1	
15	15									0.000 00	0.000 03	15	
	14								0.000 00	0.000 03	0.000 49	14	
	13								0.000 01	0.000 28	0.003 69	13	
	12							0.000 00	0.000 09	0.001 93	0.017 58	12	
	11							0.000 01	0.000 67	0.009 35	0.059 23	11	
	10							0.000 11	0.003 65	0.033 83	0.150 88	10	
	9					0.000 00	0.000 00	0.000 79	0.015 24	0.095 05	0.303 62	9	
	8				0.000 00	0.000 01	0.000 03	0.004 24	0.050 01	0.213 10	0.500 00	8	15
	7			0.000 00	0.000 01	0.000 08	0.000 31	0.018 06	0.131 14	0.390 19	0.696 38	7	
	6		0.000 00	0.000 01	0.000 15	0.000 70	0.002 25	0.061 05	0.278 38	0.596 78	0.849 12	6	
	5	0.000 00	0.000 01	0.000 22	0.001 40	0.004 97	0.012 72	0.164 23	0.484 51	0.782 72	0.940 77	5	
	4	0.000 01	0.000 18	0.002 45	0.010 36	0.027 31	0.055 56	0.351 84	0.703 13	0.909 50	0.982 42	4	
	3	0.000 42	0.003 04	0.020 29	0.057 13	0.112 97	0.184 06	0.601 98	0.873 17	0.972 89	0.996 31	3	
	2	0.009 63	0.035 34	0.119 11	0.226 24	0.340 27	0.450 96	0.832 87	0.964 73	0.994 83	0.999 51	2	
	1	0.139 94	0.261 43	0.457 91	0.604 71	0.713 70	0.794 11	0.964 82	0.995 25	0.999 53	0.999 97	1	

n	k	0.01	0.02	0.04	0.06	0.08	0.1	0.2	0.3	0.4	0.5	k	n
	20										0.000 00	20	
	19									0.000 00	0.000 02	19	
	18									0.000 01	0.000 20	18	
	17								0.000 00	0.000 05	0.001 29	17	
	16								0.000 01	0.000 32	0.005 91	16	
	15								0.000 04	0.001 61	0.020 69	15	
	14							0.000 00	0.000 26	0.006 47	0.057 66	14	
	13							0.000 02	0.001 28	0.021 03	0.131 59	13	
	12							0.000 10	0.005 14	0.056 53	0.251 72	12	
	11						0.000 00	0.000 56	0.017 14	0.127 52	0.411 90	11	
20	10					0.000 00	0.000 01	0.002 59	0.047 96	0.244 66	0.588 10	10	20
	9				0.000 00	0.000 01	0.000 06	0.009 98	0.113 33	0.404 40	0.748 28	9	
	8			0.000 00	0.000 01	0.000 09	0.000 42	0.032 14	0.227 73	0.584 11	0.868 41	8	
	7			0.000 01	0.000 11	0.000 64	0.002 39	0.086 69	0.391 99	0.749 99	0.942 34	7	
	6		0.000 00	0.000 10	0.000 87	0.003 80	0.011 25	0.195 79	0.583 63	0.874 40	0.979 31	6	
	5	0.000 00	0.000 04	0.000 96	0.005 63	0.018 34	0.043 17	0.370 35	0.762 49	0.949 05	0.994 09	5	
	4	0.000 04	0.000 60	0.007 41	0.028 97	0.070 62	0.132 95	0.588 55	0.892 91	0.984 04	0.998 71	4	
	3	0.001 00	0.007 07	0.043 86	0.114 97	0.212 05	0.323 07	0.793 92	0.964 52	0.996 39	0.999 80	3	
	2	0.016 86	0.059 90	0.189 66	0.339 55	0.483 14	0.608 25	0.930 82	0.992 36	0.999 48	0.999 98	2	
	1	0.182 09	0.332 39	0.558 00	0.709 89	0.811 31	0.878 42	0.988 47	0.999 20	0.999 96	1.000 00	1	
	25											25	
	24										0.000 00	24	
	23										0.000 01	23	
	22									0.000 00	0.000 08	22	
	21									0.000 01	0.000 46	21	
	20									0.000 05	0.002 04	20	
	19								0.000 00	0.000 28	0.007 32	19	
25	18								0.000 02	0.001 21	0.021 64	18	25
	17								0.000 10	0.004 33	0.053 88	17	
	16							0.000 00	0.000 45	0.013 17	0.114 76	16	
	15							0.000 01	0.001 78	0.034 39	0.212 18	15	
	14							0.000 08	0.005 99	0.077 80	0.345 02	14	
	13							0.000 37	0.017 47	0.153 77	0.500 00	13	
	12						0.000 00	0.001 54	0.044 25	0.267 72	0.654 98	12	
	11					0.000 00	0.000 01	0.005 56	0.097 80	0.414 23	0.787 82	11	
	10				0.000 00	0.000 01	0.000 08	0.017 33	0.189 44	0.575 38	0.885 24	10	

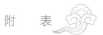

续表

n	k	0.01	0.02	0.04	0.06	0.08	0.1	0.2	0.3	0.4	0.5	k	n
	9				0.000 01	0.000 08	0.000 46	0.046 77	0.323 07	0.726 47	0.946 12	9	
	8			0.000 00	0.000 07	0.000 52	0.002 26	0.109 12	0.488 15	0.846 45	0.978 36	8	
	7		0.000 00	0.000 04	0.000 51	0.002 77	0.009 48	0.219 96	0.659 35	0.926 43	0.992 68	7	
	6		0.000 01	0.000 38	0.003 06	0.012 29	0.033 40	0.383 31	0.806 51	0.970 64	0.997 96	6	
25	5	0.000 00	0.000 12	0.002 78	0.015 05	0.045 14	0.097 99	0.579 33	0.909 53	0.990 53	0.999 54	5	
	4	0.000 11	0.001 45	0.016 52	0.059 76	0.135 09	0.236 41	0.766 01	0.966 76	0.997 63	0.999 92	4	
	3	0.001 95	0.013 24	0.076 48	0.187 11	0.323 17	0.462 91	0.901 77	0.991 04	0.999 57	0.999 99	3	
	2	0.025 76	0.088 65	0.264 19	0.447 34	0.605 28	0.728 79	0.972 61	0.998 43	0.999 95	1.000 00	2	
	1	0.222 18	0.396 54	0.639 60	0.787 09	0.875 64	0.928 21	0.996 22	0.999 87	1.000 00	1.000 00	1	
	30											30	
	29											29	
	28											28	
	27										0.000 00	27	
	26										0.000 03	26	
	25									0.000 00	0.000 16	25	
	24									0.000 01	0.000 72	24	
	23									0.000 05	0.002 61	23	
	22								0.000 00	0.000 22	0.008 06	22	
	21								0.000 01	0.000 86	0.021 39	21	
	20								0.000 04	0.002 85	0.049 37	20	
	19								0.000 16	0.008 30	0.100 24	19	
	18							0.000 00	0.000 63	0.021 24	0.180 80	18	
	17							0.000 01	0.002 12	0.048 11	0.292 33	17	
30	16							0.000 05	0.006 37	0.097 06	0.427 77	16	30
	15							0.000 23	0.016 94	0.175 37	0.572 23	15	
	14							0.000 90	0.040 05	0.285 50	0.707 67	14	
	13						0.000 00	0.003 11	0.084 47	0.421 53	0.819 20	13	
	12					0.000 00	0.000 02	0.009 49	0.159 32	0.568 91	0.899 76	12	
	11				0.000 00	0.000 01	0.000 09	0.025 62	0.269 63	0.708 53	0.950 63	11	
	10				0.000 01	0.000 07	0.000 45	0.061 09	0.411 19	0.823 71	0.978 61	10	
	9			0.000 00	0.000 05	0.000 41	0.002 02	0.128 65	0.568 48	0.905 99	0.991 94	9	
	8			0.000 02	0.000 30	0.001 97	0.007 78	0.239 21	0.718 62	0.956 48	0.997 39	8	
	7		0.000 00	0.000 15	0.001 67	0.008 25	0.025 83	0.393 03	0.840 48	0.982 82	0.999 28	7	
	6	0.000 00	0.000 03	0.001 06	0.007 95	0.029 29	0.073 19	0.572 49	0.923 41	0.994 34	0.999 84	6	
	5	0.000 01	0.000 30	0.006 32	0.031 54	0.087 36	0.175 49	0.744 77	0.969 85	0.998 49	0.999 97	5	
	4	0.000 22	0.002 89	0.030 59	0.102 62	0.215 79	0.352 56	0.877 29	0.990 68	0.999 69	1.000 00	4	
	3	0.003 32	0.021 72	0.116 90	0.267 60	0.434 60	0.588 65	0.955 82	0.997 89	0.999 95	1.000 00	3	
	2	0.036 15	0.120 55	0.338 82	0.544 53	0.704 21	0.816 30	0.989 48	0.999 69	1.000 00	1.000 00	2	
	1	0.260 30	0.454 52	0.706 14	0.843 74	0.918 03	0.957 61	0.998 76	0.999 98	1.000 00	1.000 00	1	

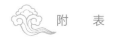

附表 2　泊松分布累计概率 $P(X \geqslant k)$ 值表

λ\k	0.001	0.002	0.003	0.004	0.005	0.006	0.007	0.008
0	1.000 000 0	1.000 000 0	1.000 000 0	1.000 000 0	1.000 000 0	1.000 000 0	1.000 000 0	1.000 000 0
1	0.000 999 5	0.001 998 0	0.002 995 5	0.003 992 0	0.004 987 5	0.005 982 0	0.006 975 6	0.007 968 1
2	0.000 000 5	0.000 002 0	0.000 004 5	0.000 008 0	0.000 012 5	0.000 017 9	0.000 024 4	0.000 031 8
3							0.000 000 1	0.000 000 1

λ\k	0.009	0.01	0.02	0.03	0.04	0.05	0.06	0.07
0	1.000 000 0	1.000 000 0	1.000 000 0	1.000 000 0	1.000 000 0	1.000 000 0	1.000 000 0	1.000 000 0
1	0.008 959 6	0.009 950 2	0.019 801 3	0.029 554 5	0.039 210 6	0.048 770 6	0.058 235 5	0.067 606 2
2	0.000 040 3	0.000 049 7	0.000 197 3	0.000 441 1	0.000 779 0	0.001 209 1	0.001 729 6	0.002 338 6
3	0.000 000 1	0.000 000 2	0.000 001 3	0.000 004 4	0.000 010 4	0.000 020 1	0.000 034 4	0.000 054 2
4				0.000 000 1	0.000 000 3	0.000 000 5	0.000 000 9

λ\k	0.08	0.09	0.1	0.11	0.12	0.13	0.14	0.15
0	1.000 000 0	1.000 000 0	1.000 000 0	1.000 000 0	1.000 000 0	1.000 000 0	1.000 000 0	1.000 000 0
1	0.076 883 7	0.086 068 8	0.095 162 6	0.104 165 9	0.113 079 6	0.121 904 6	0.130 641 8	0.139 292 0
2	0.003 034 3	0.003 815 0	0.004 678 8	0.005 624 1	0.006 649 1	0.007 752 2	0.008 931 6	0.010 185 8
3	0.000 080 4	0.000 113 6	0.000 154 7	0.000 204 3	0.000 263 3	0.000 332 3	0.000 411 9	0.000 502 9
4	0.000 001 6	0.000 002 5	0.000 003 8	0.000 005 6	0.000 007 9	0.000 010 7	0.000 014 3	0.000 018 7
5			0.000 000 1	0.000 000 2	0.000 000 3	0.000 000 4	0.000 000 6

λ\k	0.16	0.17	0.18	0.19	0.2	0.21	0.22	0.23
0	1.000 000 0	1.000 000 0	1.000 000 0	1.000 000 0	1.000 000 0	1.000 000 0	1.000 000 0	1.000 000 0
1	0.147 856 2	0.156 335 2	0.164 729 8	0.173 040 9	0.181 269 2	0.189 415 8	0.197 481 2	0.205 466 4
2	0.011 513 2	0.012 912 2	0.014 381 2	0.015 918 7	0.017 523 1	0.019 193 1	0.020 927 1	0.022 723 7
3	0.000 605 8	0.000 721 2	0.000 849 8	0.000 992 0	0.001 148 5	0.001 319 7	0.001 506 0	0.001 708 3
4	0.000 024 0	0.000 030 4	0.000 037 9	0.000 046 7	0.000 056 8	0.000 068 5	0.000 081 9	0.000 097 1
5	0.000 000 8	0.000 001 0	0.000 001 4	0.000 001 8	0.000 002 3	0.000 002 9	0.000 003 6	0.000 004 4
6				0.000 000 1	0.000 000 1	0.000 000 1	0.000 000 1	0.000 000 2

λ\k	0.24	0.25	0.26	0.27	0.28	0.29	0.30	0.40
0	1.000 000 0	1.000 000 0	1.000 000 0	1.000 000 0	1.000 000 0	1.000 000 0	1.000 000 0	1.000 000 0
1	0.213 372 1	0.221 199 2	0.228 948 4	0.236 620 5	0.244 216 3	0.251 736 4	0.259 181 8	0.329 680 0
2	0.024 581 5	0.026 499 0	0.028 475 0	0.030 508 0	0.032 596 8	0.034 740 0	0.036 936 3	0.061 551 9
3	0.001 926 6	0.002 161 5	0.002 413 5	0.002 682 9	0.002 970 1	0.003 275 5	0.003 599 5	0.007 926 3
4	0.000 114 2	0.000 133 4	0.000 154 8	0.000 178 6	0.000 204 9	0.000 233 9	0.000 265 8	0.000 776 3
5	0.000 005 4	0.000 006 6	0.000 008 0	0.000 009 6	0.000 011 3	0.000 013 4	0.000 015 8	0.000 061 2
6	0.000 000 2	0.000 000 3	0.000 000 3	0.000 000 4	0.000 000 5	0.000 000 6	0.000 000 8	0.000 004 0
7								0.000 000 2

λ\k	0.5	0.6	0.7	0.8	0.9	1.0	1.1	1.2	1.3	1.4
0	1.000 000	1.000 000	1.000 000	1.000 000	1.000 000	1.000 000	1.000 000	1.000 000	1.000 000	1.000 000
1	0.393 469	0.451 188	0.503 415	0.550 671	0.593 430	0.632 121	0.667 129	0.698 806	0.727 468	0.753 403
2	0.090 204	0.121 901	0.155 805	0.191 208	0.227 518	0.264 241	0.300 971	0.337 373	0.373 177	0.408 167
3	0.014 388	0.023 115	0.034 142	0.047 423	0.062 857	0.080 301	0.099 584	0.120 513	0.142 888	0.166 502
4	0.001 752	0.003 358	0.005 753	0.009 080	0.013 459	0.018 988	0.025 742	0.033 769	0.043 095	0.053 725
5	0.000 172	0.000 394	0.000 786	0.001 411	0.002 344	0.003 660	0.005 435	0.007 746	0.010 663	0.014 253
6	0.000 014	0.000 039	0.000 090	0.000 184	0.000 343	0.000 594	0.000 968	0.001 500	0.002 231	0.003 201
7	0.000 001	0.000 003	0.000 009	0.000 021	0.000 043	0.000 083	0.000 149	0.000 251	0.000 404	0.000 622
8		0.000 001	0.000 002	0.000 005	0.000 010	0.000 020	0.000 037	0.000 064	0.000 107
9				0.000 001	0.000 002	0.000 005	0.000 009	0.000 016
10						0.000 001	0.000 001	0.000 002

λ\k	1.5	1.6	1.7	1.8	1.9	2.0	2.1	2.2	2.3	2.4
0	1.000 000	1.000 000	1.000 000	1.000 000	1.000 000	1.000 000	1.000 000	1.000 000	1.000 000	1.000 000
1	0.776 870	0.798 103	0.817 316	0.834 701	0.850 431	0.864 665	0.877 544	0.889 197	0.899 741	0.909 282
2	0.442 175	0.475 069	0.506 754	0.537 163	0.566 251	0.593 994	0.620 385	0.645 430	0.669 146	0.691 559
3	0.191 153	0.216 642	0.242 777	0.269 379	0.296 280	0.323 324	0.350 369	0.377 286	0.403 961	0.430 291
4	0.065 642	0.078 813	0.093 189	0.108 708	0.125 298	0.142 877	0.161 357	0.180 648	0.200 653	0.221 277
5	0.018 576	0.023 682	0.029 615	0.036 407	0.044 081	0.052 653	0.062 126	0.072 496	0.083 751	0.095 869
6	0.004 456	0.006 040	0.007 999	0.010 378	0.013 219	0.016 564	0.020 449	0.024 910	0.029 976	0.035 673
7	0.000 926	0.001 336	0.001 875	0.002 569	0.003 446	0.004 534	0.005 862	0.007 461	0.009 362	0.011 594
8	0.000 170	0.000 260	0.000 388	0.000 562	0.000 793	0.001 097	0.001 486	0.001 978	0.002 589	0.003 339
9	0.000 028	0.000 045	0.000 072	0.000 110	0.000 163	0.000 237	0.000 337	0.000 470	0.000 642	0.000 862
10	0.000 004	0.000 007	0.000 012	0.000 019	0.000 030	0.000 046	0.000 069	0.000 101	0.000 144	0.000 202
11	0.000 001	0.000 001	0.000 002	0.000 003	0.000 005	0.000 008	0.000 013	0.000 020	0.000 029	0.000 043
12						0.000 001	0.000 001	0.000 002	0.000 004	0.000 006	0.000 008
13								0.000 001	0.000 001	0.000 002

λ\k	2.5	2.6	2.7	2.8	2.9	3.0	3.1	3.2	3.3	3.4
0	1.000 000	1.000 000	1.000 000	1.000 000	1.000 000	1.000 000	1.000 000	1.000 000	1.000 000	1.000 000
1	0.917 915	0.925 726	0.932 794	0.939 190	0.944 977	0.950 213	0.954 951	0.959 238	0.963 117	0.966 627
2	0.712 703	0.732 615	0.751 340	0.768 922	0.785 409	0.800 852	0.815 298	0.828 799	0.841 402	0.853 158
3	0.456 187	0.481 570	0.506 376	0.530 546	0.554 037	0.576 810	0.598 837	0.620 096	0.640 574	0.660 260
4	0.242 424	0.263 998	0.285 908	0.308 063	0.330 377	0.352 768	0.375 160	0.397 480	0.419 662	0.441 643
5	0.108 822	0.122 577	0.137 092	0.152 324	0.168 223	0.184 737	0.201 811	0.219 387	0.237 410	0.255 818
6	0.042 021	0.049 037	0.056 732	0.065 110	0.074 174	0.083 918	0.094 334	0.105 408	0.117 123	0.129 458
7	0.014 187	0.017 170	0.020 569	0.024 411	0.028 717	0.033 509	0.038 804	0.044 619	0.050 966	0.057 853
8	0.004 247	0.005 334	0.006 621	0.008 131	0.009 885	0.011 905	0.014 213	0.016 830	0.019 777	0.023 074
9	0.001 140	0.001 487	0.001 914	0.002 433	0.003 058	0.003 803	0.004 683	0.005 714	0.006 912	0.008 293
10	0.000 277	0.000 376	0.000 501	0.000 660	0.000 858	0.001 102	0.001 401	0.001 762	0.002 195	0.002 709
11	0.000 062	0.000 087	0.000 120	0.000 164	0.000 220	0.000 292	0.000 383	0.000 497	0.000 638	0.000 810
12	0.000 013	0.000 018	0.000 026	0.000 037	0.000 052	0.000 071	0.000 097	0.000 129	0.000 171	0.000 223
13	0.000 002	0.000 004	0.000 005	0.000 008	0.000 011	0.000 016	0.000 023	0.000 031	0.000 042	0.000 057
14		0.000 001	0.000 001	0.000 002	0.000 002	0.000 003	0.000 005	0.000 007	0.000 010	0.000 014
15						0.000 001	0.000 001	0.000 001	0.000 002	0.000 003
16										0.000 001

λ\k	3.5	3.6	3.7	3.8	3.9	4.0	4.1	4.2	4.3	4.4
0	1.000 000	1.000 000	1.000 000	1.000 000	1.000 000	1.000 000	1.000 000	1.000 000	1.000 000	1.000 000
1	0.969 803	0.972 676	0.975 276	0.977 629	0.979 758	0.981 684	0.983 427	0.985 004	0.986 431	0.987 723
2	0.864 112	0.874 311	0.883 799	0.892 620	0.900 815	0.908 422	0.915 479	0.922 023	0.928 087	0.933 702
3	0.679 153	0.697 253	0.714 567	0.731 103	0.746 875	0.761 897	0.776 186	0.789 762	0.802 645	0.814 858

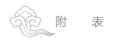
λ\k	3.5	3.6	3.7	3.8	3.9	4.0	4.1	4.2	4.3	4.4
4	0. 463 367	0. 484 784	0. 505 847	0. 526 515	0. 546 753	0. 566 530	0. 585 818	0. 604 597	0. 622 846	0. 640 552
5	0. 274 555	0. 293 562	0. 312 781	0. 332 156	0. 351 635	0. 371 163	0. 390 692	0. 410 173	0. 429 562	0. 448 816
6	0. 142 386	0. 155 881	0. 169 912	0. 184 444	0. 199 442	0. 214 870	0. 230 688	0. 246 857	0. 263 338	0. 280 088
7	0. 065 288	0. 073 273	0. 081 809	0. 090 892	0. 100 517	0. 110 674	0. 121 352	0. 132 536	0. 144 210	0. 156 355
8	0. 026 739	0. 030 789	0. 035 241	0. 040 107	0. 045 402	0. 051 134	0. 057 312	0. 063 943	0. 071 032	0. 078 579
9	0. 009 874	0. 011 671	0. 013 703	0. 015 984	0. 018 533	0. 021 363	0. 024 492	0. 027 932	0. 031 698	0. 035 803
10	0. 003 315	0. 004 024	0. 004 848	0. 005 799	0. 006 890	0. 008 132	0. 009 540	0. 011 127	0. 012 906	0. 014 890
11	0. 001 019	0. 001 271	0. 001 572	0. 001 929	0. 002 349	0. 002 840	0. 003 410	0. 004 069	0. 004 825	0. 005 688
12	0. 000 289	0. 000 370	0. 000 470	0. 000 592	0. 000 739	0. 000 915	0. 001 125	0. 001 374	0. 001 666	0. 002 008
13	0. 000 076	0. 000 100	0. 000 130	0. 000 168	0. 000 216	0. 000 274	0. 000 345	0. 000 431	0. 000 534	0. 000 658
14	0. 000 019	0. 000 025	0. 000 034	0. 000 045	0. 000 059	0. 000 076	0. 000 098	0. 000 126	0. 000 160	0. 000 201
15	0. 000 004	0. 000 006	0. 000 008	0. 000 011	0. 000 015	0. 000 020	0. 000 026	0. 000 034	0. 000 045	0. 000 058
16	0. 000 001	0. 000 001	0. 000 002	0. 000 003	0. 000 004	0. 000 005	0. 000 007	0. 000 009	0. 000 012	0. 000 016
17				0. 000 001	0. 000 001	0. 000 001	0. 000 002	0. 000 002	0. 000 003	0. 000 004
18									0. 000 001	0. 000 001

λ\k	4.5	4.6	4.7	4.8	4.9	5.0	5.1	5.2	5.3	5.4
0	1. 000 000	1. 000 000	1. 000 000	1. 000 000	1. 000 000	1. 000 000	1. 000 000	1. 000 000	1. 000 000	1. 000 000
1	0. 988 891	0. 989 948	0. 990 905	0. 991 770	0. 992 553	0. 993 262	0. 993 903	0. 994 483	0. 995 008	0. 995 483
2	0. 938 901	0. 943 710	0. 948 157	0. 952 267	0. 956 065	0. 959 572	0. 962 810	0. 965 797	0. 968 553	0. 971 094
3	0. 826 422	0. 837 361	0. 847 700	0. 857 461	0. 866 669	0. 875 348	0. 883 522	0. 891 213	0. 898 446	0. 905 242
4	0. 657 704	0. 674 294	0. 690 316	0. 705 770	0. 720 655	0. 734 974	0. 748 732	0. 761 935	0. 774 590	0. 786 709
5	0. 467 896	0. 486 766	0. 505 391	0. 523 741	0. 541 788	0. 559 507	0. 576 875	0. 593 872	0. 610 482	0. 626 689
6	0. 297 070	0. 314 240	0. 331 562	0. 348 994	0. 366 499	0. 384 039	0. 401 580	0. 419 087	0. 436 527	0. 453 868
7	0. 168 949	0. 181 971	0. 195 395	0. 209 195	0. 223 345	0. 237 817	0. 252 580	0. 267 607	0. 282 866	0. 298 329
8	0. 086 586	0. 095 051	0. 103 969	0. 113 334	0. 123 138	0. 133 372	0. 144 023	0. 155 078	0. 166 523	0. 178 341
9	0. 040 257	0. 045 072	0. 050 256	0. 055 817	0. 061 761	0. 068 094	0. 074 818	0. 081 935	0. 089 446	0. 097 350
10	0. 017 093	0. 019 527	0. 022 206	0. 025 141	0. 028 345	0. 031 828	0. 035 601	0. 039 674	0. 044 056	0. 048 755
11	0. 006 669	0. 007 777	0. 009 022	0. 010 417	0. 011 971	0. 013 695	0. 015 601	0. 017 699	0. 020 000	0. 022 514
12	0. 002 404	0. 002 863	0. 003 389	0. 003 992	0. 004 677	0. 005 453	0. 006 328	0. 007 310	0. 008 409	0. 009 632
13	0. 000 805	0. 000 979	0. 001 183	0. 001 422	0. 001 699	0. 002 019	0. 002 387	0. 002 809	0. 003 289	0. 003 835
14	0. 000 252	0. 000 312	0. 000 385	0. 000 473	0. 000 576	0. 000 698	0. 000 841	0. 001 008	0. 001 202	0. 001 427
15	0. 000 074	0. 000 093	0. 000 118	0. 000 147	0. 000 183	0. 000 226	0. 000 278	0. 000 339	0. 000 412	0. 000 498
16	0. 000 020	0. 000 026	0. 000 034	0. 000 043	0. 000 055	0. 000 069	0. 000 086	0. 000 108	0. 000 133	0. 000 164
17	0. 000 005	0. 000 007	0. 000 009	0. 000 012	0. 000 015	0. 000 020	0. 000 025	0. 000 032	0. 000 041	0. 000 051
18	0. 000 001	0. 000 002	0. 000 002	0. 000 003	0. 000 004	0. 000 005	0. 000 007	0. 000 009	0. 000 012	0. 000 015
19		0. 000 001	0. 000 001	0. 000 001	0. 000 001	0. 000 001	0. 000 002	0. 000 002	0. 000 003	0. 000 004
20								0. 000 001	0. 000 001	0. 000 001

续表

k \ λ	5.5	5.6	5.7	5.8	5.9	6.0	6.1	6.2	6.3	6.4
0	1.000 000	1.000 000	1.000 000	1.000 000	1.000 000	1.000 000	1.000 000	1.000 000	1.000 000	1.000 000
1	0.995 913	0.996 302	0.996 654	0.996 972	0.997 261	0.997 521	0.997 757	0.997 971	0.998 164	0.998 338
2	0.973 436	0.975 594	0.977 582	0.979 413	0.981 098	0.982 649	0.984 076	0.985 388	0.986 595	0.987 704
3	0.911 624	0.917 612	0.923 227	0.928 489	0.933 418	0.938 031	0.942 347	0.946 382	0.950 154	0.953 676
4	0.798 301	0.809 378	0.819 952	0.830 037	0.839 647	0.848 796	0.857 499	0.865 771	0.873 626	0.881 081
5	0.642 482	0.657 850	0.672 785	0.687 282	0.701 335	0.714 943	0.728 106	0.740 823	0.753 096	0.764 930
6	0.471 081	0.488 139	0.505 015	0.521 685	0.538 127	0.554 320	0.570 246	0.585 887	0.601 228	0.616 256
7	0.313 964	0.329 742	0.345 634	0.361 609	0.377 639	0.393 697	0.409 755	0.425 787	0.441 767	0.457 671
8	0.190 515	0.203 025	0.215 851	0.228 974	0.242 371	0.256 020	0.269 899	0.283 984	0.298 252	0.312 679
9	0.105 643	0.114 322	0.123 382	0.132 814	0.142 611	0.152 763	0.163 258	0.174 086	0.185 233	0.196 685
10	0.053 777	0.059 130	0.064 817	0.070 844	0.077 212	0.083 924	0.090 980	0.098 379	0.106 121	0.114 201
11	0.025 251	0.028 222	0.031 436	0.034 901	0.038 627	0.042 621	0.046 890	0.051 441	0.056 280	0.061 411
12	0.010 988	0.012 487	0.014 138	0.015 950	0.017 931	0.020 092	0.022 440	0.024 985	0.027 734	0.030 697
13	0.004 451	0.005 144	0.005 922	0.006 790	0.007 756	0.008 827	0.010 012	0.011 316	0.012 748	0.014 316
14	0.001 685	0.001 981	0.002 319	0.002 703	0.003 138	0.003 628	0.004 180	0.004 797	0.005 485	0.006 251
15	0.000 599	0.000 716	0.000 852	0.001 010	0.001 192	0.001 400	0.001 639	0.001 910	0.002 217	0.002 565
16	0.000 200	0.000 244	0.000 295	0.000 356	0.000 426	0.000 509	0.000 605	0.000 716	0.000 844	0.000 992
17	0.000 063	0.000 078	0.000 096	0.000 118	0.000 144	0.000 175	0.000 211	0.000 254	0.000 304	0.000 362
18	0.000 019	0.000 024	0.000 030	0.000 037	0.000 046	0.000 057	0.000 070	0.000 085	0.000 104	0.000 126
19	0.000 005	0.000 007	0.000 009	0.000 011	0.000 014	0.000 018	0.000 022	0.000 027	0.000 034	0.000 041
20	0.000 001	0.000 002	0.000 002	0.000 003	0.000 004	0.000 005	0.000 007	0.000 008	0.000 010	0.000 013
21		0.000 001	0.000 001	0.000 001	0.000 001	0.000 001	0.000 002	0.000 002	0.000 003	0.000 004
22						0.000 001	0.000 001	0.000 001	0.000 001	0.000 001

k \ λ	6.5	6.6	6.7	6.8	6.9	7.0	7.1	7.2	7.3	7.4
0	1.000 000	1.000 000	1.000 000	1.000 000	1.000 000	1.000 000	1.000 000	1.000 000	1.000 000	1.000 000
1	0.998 497	0.998 640	0.998 769	0.998 886	0.998 992	0.999 088	0.999 175	0.999 253	0.999 324	0.999 389
2	0.988 724	0.989 661	0.990 522	0.991 313	0.992 038	0.992 705	0.993 317	0.993 878	0.994 393	0.994 865
3	0.956 964	0.960 032	0.962 894	0.965 562	0.968 048	0.970 364	0.972 520	0.974 526	0.976 393	0.978 129
4	0.888 150	0.894 849	0.901 192	0.907 194	0.912 870	0.918 235	0.923 301	0.928 083	0.932 594	0.936 847
5	0.776 328	0.787 296	0.797 841	0.807 969	0.817 689	0.827 008	0.835 937	0.844 484	0.852 660	0.860 475
6	0.630 959	0.645 327	0.659 351	0.673 023	0.686 338	0.699 292	0.711 881	0.724 103	0.735 957	0.747 443
7	0.473 476	0.489 161	0.504 703	0.520 084	0.535 285	0.550 289	0.565 080	0.579 644	0.593 968	0.608 038
8	0.327 242	0.341 918	0.356 683	0.371 514	0.386 389	0.401 286	0.416 183	0.431 059	0.445 893	0.460 667
9	0.208 427	0.220 443	0.232 716	0.245 230	0.257 967	0.270 909	0.284 036	0.297 332	0.310 776	0.324 349
10	0.122 616	0.131 361	0.140 430	0.149 816	0.150 510	0.169 504	0.179 788	0.190 350	0.201 180	0.212 265
11	0.066 839	0.072 567	0.078 598	0.084 934	0.091 575	0.098 521	0.105 771	0.113 323	0.121 175	0.129 323

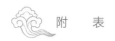

λ k	6.5	6.6	6.7	6.8	6.9	7.0	7.1	7.2	7.3	7.4
12	0.033 880	0.037 291	0.040 937	0.044 825	0.048 961	0.053 350	0.057 997	0.062 906	0.068 081	0.073 526
13	0.016 027	0.017 889	0.019 910	0.022 097	0.024 458	0.027 000	0.029 730	0.032 655	0.035 782	0.039 117
14	0.007 100	0.008 038	0.009 072	0.010 208	0.011 452	0.012 811	0.014 292	0.015 901	0.017 645	0.019 531
15	0.002 956	0.003 395	0.003 886	0.004 434	0.005 042	0.005 717	0.006 463	0.007 285	0.008 188	0.009 178
16	0.001 160	0.001 352	0.001 569	0.001 816	0.002 094	0.002 407	0.002 757	0.003 149	0.003 586	0.004 071
17	0.000 430	0.000 509	0.000 599	0.000 703	0.000 822	0.000 958	0.001 113	0.001 283	0.001 486	0.001 709
18	0.000 151	0.000 182	0.000 217	0.000 258	0.000 306	0.000 362	0.000 426	0.000 500	0.000 584	0.000 680
19	0.000 051	0.000 062	0.000 075	0.000 090	0.000 108	0.000 130	0.000 155	0.000 184	0.000 218	0.000 258
20	0.000 016	0.000 020	0.000 024	0.000 030	0.000 037	0.000 044	0.000 054	0.000 065	0.000 078	0.000 093
21	0.000 005	0.000 006	0.000 008	0.000 010	0.000 012	0.000 014	0.000 018	0.000 022	0.000 026	0.000 032
22	0.000 001	0.000 002	0.000 002	0.000 003	0.000 004	0.000 005	0.000 006	0.000 007	0.000 009	0.000 011
23		0.000 001	0.000 001	0.000 001	0.000 001	0.000 001	0.000 002	0.000 002	0.000 003	0.000 003
24								0.000 001	0.000 001	0.000 001

λ k	7.5	7.6	7.7	7.8	7.9	8.0	8.1	8.2	8.3	8.4
0	1.000 000	1.000 000	1.000 000	1.000 000	1.000 000	1.000 000	1.000 000	1.000 000	1.000 000	1.000 000
1	0.999 447	0.999 500	0.999 547	0.999 590	0.999 629	0.999 665	0.999 696	0.999 725	0.999 751	0.999 777
2	0.995 299	0.995 696	0.996 060	0.996 394	0.996 700	0.996 981	0.997 238	0.997 473	0.997 689	0.997 886
3	0.979 743	0.981 243	0.982 636	0.983 930	0.985 131	0.986 246	0.987 280	0.988 239	0.989 129	0.989 953
4	0.940 855	0.944 629	0.948 181	0.951 523	0.954 666	0.957 620	0.960 395	0.963 000	0.965 446	0.967 740
5	0.867 938	0.875 061	0.881 855	0.888 330	0.894 497	0.900 368	0.905 951	0.911 260	0.916 303	0.921 092
6	0.758 564	0.769 319	0.779 713	0.789 749	0.799 431	0.808 764	0.817 754	0.826 406	0.834 727	0.842 723
7	0.621 845	0.635 379	0.648 631	0.661 593	0.674 260	0.686 626	0.698 686	0.710 438	0.721 879	0.733 007
8	0.475 361	0.489 958	0.504 440	0.518 791	0.532 996	0.547 039	0.560 908	0.574 591	0.588 074	0.601 348
9	0.338 033	0.351 808	0.365 657	0.379 559	0.393 497	0.407 453	0.421 408	0.435 347	0.449 252	0.463 106
10	0.223 592	0.235 149	0.246 920	0.258 891	0.271 048	0.283 376	0.295 858	0.308 481	0.321 226	0.334 080
11	0.137 762	0.146 487	0.155 492	0.164 770	0.174 314	0.184 114	0.194 163	0.204 450	0.214 965	0.225 699
12	0.079 241	0.085 230	0.091 493	0.098 030	0.104 841	0.111 924	0.119 278	0.126 900	0.134 787	0.142 934
13	0.042 666	0.046 434	0.050 427	0.054 649	0.059 104	0.063 797	0.068 731	0.073 907	0.079 330	0.084 999
14	0.021 565	0.023 753	0.026 103	0.028 620	0.031 311	0.034 181	0.037 236	0.040 481	0.043 923	0.047 564
15	0.010 260	0.011 441	0.012 725	0.014 118	0.015 627	0.017 257	0.019 014	0.020 903	0.022 931	0.025 103
16	0.004 608	0.005 202	0.005 857	0.006 577	0.007 367	0.008 231	0.009 174	0.010 201	0.011 316	0.012 525
17	0.001 959	0.002 239	0.002 552	0.002 901	0.003 289	0.003 718	0.004 192	0.004 715	0.005 291	0.005 922
18	0.000 790	0.000 915	0.001 056	0.001 215	0.001 393	0.001 594	0.001 819	0.002 070	0.002 349	0.002 659
19	0.000 303	0.000 355	0.000 415	0.000 484	0.000 562	0.000 650	0.000 751	0.000 864	0.000 992	0.001 136
20	0.000 111	0.000 132	0.000 156	0.000 184	0.000 216	0.000 253	0.000 296	0.000 344	0.000 400	0.000 463
21	0.000 039	0.000 046	0.000 056	0.000 067	0.000 079	0.000 094	0.000 111	0.000 131	0.000 154	0.000 180
22	0.000 013	0.000 016	0.000 019	0.000 023	0.000 028	0.000 033	0.000 040	0.000 048	0.000 057	0.000 067
23	0.000 004	0.000 005	0.000 006	0.000 008	0.000 009	0.000 011	0.000 014	0.000 017	0.000 020	0.000 024
24	0.000 001	0.000 002	0.000 002	0.000 002	0.000 003	0.000 004	0.000 005	0.000 006	0.000 007	0.000 008
25		0.000 001	0.000 001	0.000 001	0.000 001	0.000 001	0.000 001	0.000 002	0.000 002	0.000 003
26								0.000 001	0.000 001	0.000 001

λ / k	8.5	8.6	8.7	8.8	8.9	9.0	9.1	9.2	9.3	9.4
0	1.000 000	1.000 000	1.000 000	1.000 000	1.000 000	1.000 000	1.000 000	1.000 000	1.000 000	1.000 000
1	0.999 797	0.999 816	0.999 833	0.999 849	0.999 864	0.999 877	0.999 888	0.999 899	0.999 909	0.999 917
2	0.998 067	0.998 233	0.998 384	0.998 523	0.998 650	0.998 766	0.998 872	0.998 969	0.999 058	0.999 140
3	0.990 717	0.991 424	0.992 080	0.992 688	0.993 248	0.993 768	0.994 249	0.994 693	0.995 105	0.995 485
4	0.969 891	0.971 907	0.973 797	0.975 566	0.977 223	0.978 774	0.980 224	0.981 580	0.982 848	0.984 033
5	0.925 636	0.929 946	0.934 032	0.937 902	0.941 567	0.945 036	0.948 318	0.951 420	0.954 353	0.957 122
6	0.850 403	0.857 772	0.864 840	0.871 613	0.878 100	0.884 309	0.890 249	0.895 926	0.901 350	0.906 529
7	0.743 822	0.754 324	0.764 512	0.774 390	0.783 958	0.793 219	0.802 177	0.810 835	0.819 197	0.827 267
8	0.614 403	0.627 229	0.639 819	0.652 166	0.664 262	0.676 103	0.687 684	0.699 000	0.710 050	0.720 829
9	0.476 895	0.490 603	0.504 216	0.517 719	0.531 101	0.544 347	0.557 448	0.570 391	0.583 166	0.595 765
10	0.347 026	0.360 049	0.373 132	0.386 260	0.399 419	0.412 592	0.425 765	0.438 924	0.452 054	0.465 142
11	0.236 638	0.247 772	0.259 089	0.270 577	0.282 222	0.294 012	0.305 933	0.317 974	0.330 119	0.342 356
12	0.151 338	0.159 992	0.168 892	0.178 030	0.187 399	0.196 992	0.206 800	0.216 815	0.227 029	0.237 430
13	0.090 917	0.097 084	0.103 499	0.110 162	0.117 072	0.124 227	0.131 624	0.139 261	0.147 134	0.155 238
14	0.051 411	0.055 467	0.059 736	0.064 221	0.068 925	0.073 851	0.079 001	0.084 376	0.089 978	0.095 807
15	0.027 425	0.029 902	0.032 540	0.035 343	0.038 317	0.041 466	0.044 795	0.048 309	0.052 010	0.055 903

λ / k	8.5	8.6	8.7	8.8	8.9	9.0	9.1	9.2
16	0.013 833	0.015 245	0.016 767	0.018 402	0.020 157	0.022 036	0.024 044	0.026 188
17	0.006 613	0.007 367	0.008 190	0.009 084	0.010 055	0.011 106	0.012 242	0.013 468
18	0.003 002	0.003 382	0.003 800	0.004 261	0.004 766	0.005 320	0.005 924	0.006 584
19	0.001 297	0.001 478	0.001 679	0.001 903	0.002 151	0.002 426	0.002 731	0.003 066
20	0.000 535	0.000 616	0.000 707	0.000 811	0.000 926	0.001 056	0.001 201	0.001 362
21	0.000 211	0.000 245	0.000 285	0.000 330	0.000 381	0.000 439	0.000 505	0.000 579
22	0.000 079	0.000 094	0.000 110	0.000 129	0.000 150	0.000 175	0.000 203	0.000 235
23	0.000 029	0.000 034	0.000 041	0.000 048	0.000 057	0.000 067	0.000 078	0.000 092
24	0.000 010	0.000 012	0.000 014	0.000 017	0.000 021	0.000 025	0.000 029	0.000 034
25	0.000 003	0.000 004	0.000 005	0.000 006	0.000 007	0.000 009	0.000 010	0.000 012
26	0.000 001	0.000 001	0.000 002	0.000 002	0.000 002	0.000 003	0.000 004	0.000 004
27			0.000 001	0.000 001	0.000 001	0.000 001	0.000 001	0.000 001

λ / k	9.3	9.4	9.5	9.6	9.7	9.8	9.9	10.0
0	1.000 000	1.000 000	1.000 000	1.000 000	1.000 000	1.000 000	1.000 000	1.000 000
1	0.999 909	0.999 917	0.999 925	0.999 932	0.999 939	0.999 945	0.999 950	0.999 955
2	0.999 058	0.999 140	0.999 214	0.999 282	0.999 344	0.999 401	0.999 453	0.999 501
3	0.995 105	0.995 485	0.995 836	0.996 161	0.996 461	0.996 738	0.996 994	0.997 231
4	0.982 848	0.984 033	0.985 140	0.986 174	0.987 139	0.988 040	0.988 880	0.989 664
5	0.954 353	0.957 122	0.959 737	0.962 205	0.964 533	0.966 729	0.968 798	0.970 747

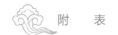

k \ λ	9.3	9.4	9.5	9.6	9.7	9.8	9.9	10.0
6	0.901 350	0.906 529	0.911 472	0.916 185	0.920 678	0.924 959	0.929 035	0.932 914
7	0.819 197	0.827 267	0.835 051	0.842 553	0.849 779	0.856 735	0.863 426	0.869 859
8	0.710 050	0.720 829	0.731 337	0.741 572	0.751 533	0.761 221	0.770 636	0.779 779
9	0.583 166	0.595 765	0.608 177	0.620 394	0.632 410	0.644 217	0.655 809	0.667 180
10	0.452 054	0.465 142	0.478 174	0.491 138	0.504 021	0.516 812	0.529 498	0.542 070
11	0.330 119	0.342 356	0.354 672	0.367 052	0.379 484	0.391 955	0.404 451	0.416 960
12	0.227 029	0.237 430	0.248 010	0.258 759	0.269 665	0.280 719	0.291 909	0.303 224
13	0.147 134	0.155 238	0.163 570	0.172 124	0.180 895	0.189 876	0.199 062	0.208 444
14	0.089 978	0.095 807	0.101 864	0.108 148	0.114 659	0.121 395	0.128 355	0.135 536
15	0.052 010	0.055 903	0.059 992	0.064 279	0.068 767	0.073 458	0.078 355	0.083 458
16	0.028 470	0.030 897	0.033 473	0.036 202	0.039 090	0.042 139	0.045 355	0.048 740
17	0.014 788	0.016 206	0.017 727	0.019 357	0.021 098	0.022 956	0.024 936	0.027 042
18	0.007 302	0.008 083	0.008 928	0.009 844	0.010 832	0.011 898	0.013 045	0.014 278
19	0.003 435	0.003 840	0.004 284	0.004 770	0.005 300	0.005 877	0.006 505	0.007 187
20	0.001 542	0.001 742	0.001 962	0.002 207	0.002 476	0.002 772	0.003 098	0.003 454
21	0.000 662	0.000 755	0.000 859	0.000 976	0.001 106	0.001 250	0.001 411	0.001 588
22	0.000 272	0.000 314	0.000 361	0.000 414	0.000 473	0.000 540	0.000 616	0.000 700
23	0.000 107	0.000 125	0.000 145	0.000 168	0.000 194	0.000 224	0.000 258	0.000 296
24	0.000 041	0.000 048	0.000 056	0.000 066	0.000 077	0.000 089	0.000 104	0.000 120
25	0.000 015	0.000 018	0.000 021	0.000 025	0.000 029	0.000 034	0.000 040	0.000 047
26	0.000 005	0.000 006	0.000 007	0.000 009	0.000 011	0.000 013	0.000 015	0.000 018
27	0.000 002	0.000 002	0.000 003	0.000 003	0.000 004	0.000 004	0.000 005	0.000 006
28	0.000 001	0.000 001	0.000 001	0.000 001	0.000 001	0.000 002	0.000 002	0.000 002
29						0.000 001	0.000 001	0.000 001

附表 3　标准正态概率密度 $\varphi(x)$ 值表

x	0.00	0.01	0.02	0.03	0.04	0.05	0.06	0.07	0.08	0.09	x
0.0	0.398 9	0.398 9	0.398 9	0.398 8	0.398 6	0.398 4	0.398 2	0.398 0	0.397 7	0.397 3	0.0
0.1	0.397 0	0.396 5	0.396 1	0.395 6	0.395 1	0.394 5	0.393 9	0.393 2	0.392 5	0.391 8	0.1
0.2	0.391 0	0.390 2	0.389 4	0.388 5	0.387 6	0.386 7	0.385 7	0.384 7	0.383 6	0.382 5	0.2
0.3	0.381 4	0.380 2	0.379 0	0.377 8	0.376 5	0.375 2	0.373 9	0.372 5	0.371 2	0.369 7	0.3
0.4	0.368 3	0.366 8	0.365 3	0.363 7	0.362 1	0.360 5	0.358 9	0.357 2	0.355 5	0.353 8	0.4
0.5	0.352 1	0.350 3	0.348 5	0.346 7	0.344 8	0.342 9	0.341 0	0.339 1	0.337 2	0.335 2	0.5
0.6	0.333 2	0.331 2	0.329 2	0.327 1	0.325 1	0.323 0	0.320 9	0.318 7	0.316 6	0.314 4	0.6
0.7	0.312 3	0.310 1	0.307 9	0.305 6	0.303 4	0.301 1	0.298 9	0.296 6	0.294 3	0.292 0	0.7

x	0.00	0.01	0.02	0.03	0.04	0.05	0.06	0.07	0.08	0.09	x
0.8	0.289 7	0.287 4	0.285 0	0.282 7	0.280 3	0.278 0	0.275 6	0.273 2	0.270 9	0.268 5	0.8
0.9	0.266 1	0.263 7	0.261 3	0.258 9	0.256 5	0.254 1	0.251 6	0.249 2	0.246 8	0.244 4	0.9
1.0	0.242 0	0.239 6	0.237 1	0.234 7	0.232 3	0.229 9	0.227 5	0.225 1	0.222 7	0.220 3	1.0
1.1	0.217 9	0.215 5	0.213 1	0.210 7	0.208 3	0.205 9	0.203 6	0.201 2	0.198 9	0.196 5	1.1
1.2	0.194 2	0.191 9	0.189 5	0.187 2	0.184 9	0.182 6	0.180 4	0.178 1	0.175 8	0.173 6	1.2
1.3	0.171 4	0.169 1	0.166 9	0.164 7	0.162 6	0.160 4	0.158 2	0.156 1	0.153 9	0.151 8	1.3
1.4	0.149 7	0.147 6	0.145 6	0.143 5	0.141 5	0.139 4	0.137 4	0.135 4	0.133 4	0.131 5	1.4
1.5	0.129 5	0.127 6	0.125 7	0.123 8	0.121 9	0.120 0	0.118 2	0.116 3	0.114 5	0.112 7	1.5
1.6	0.110 9	0.109 2	0.107 4	0.105 7	0.104 0	0.102 3	0.100 6	0.098 9	0.097 28	0.095 66	1.6
1.7	0.094 05	0.092 46	0.090 89	0.089 33	0.087 80	0.086 28	0.084 78	0.083 29	0.081 83	0.080 38	1.7
1.8	0.078 95	0.077 54	0.076 14	0.074 77	0.073 41	0.072 06	0.070 74	0.069 43	0.068 14	0.066 87	1.8
1.9	0.065 62	0.064 38	0.063 16	0.061 95	0.060 77	0.059 59	0.058 44	0.057 30	0.056 18	0.055 08	1.9
2.0	0.053 99	0.052 92	0.051 86	0.050 82	0.049 80	0.048 79	0.047 80	0.046 82	0.045 86	0.044 91	2.0
2.1	0.043 98	0.043 07	0.042 17	0.041 28	0.040 41	0.039 55	0.038 71	0.037 88	0.037 06	0.036 26	2.1
2.2	0.035 47	0.034 70	0.033 94	0.033 19	0.032 46	0.031 74	0.031 03	0.030 34	0.029 65	0.028 98	2.2
2.3	0.028 33	0.027 68	0.027 05	0.026 43	0.025 82	0.025 22	0.024 63	0.024 06	0.023 49	0.022 94	2.3
2.4	0.022 39	0.021 86	0.021 34	0.020 83	0.020 33	0.019 84	0.019 36	0.018 88	0.018 42	0.017 97	2.4
2.5	0.017 53	0.017 09	0.016 67	0.016 25	0.015 85	0.015 45	0.015 06	0.014 68	0.014 31	0.013 94	2.5
2.6	0.013 58	0.013 23	0.012 89	0.012 56	0.012 23	0.011 91	0.011 60	0.011 30	0.011 00	0.010 71	2.6
2.7	0.010 42	0.010 14	$0.0^2 9871$	$0.0^2 9606$	$0.0^2 9347$	$0.0^2 9094$	$0.0^2 8846$	$0.0^2 8605$	$0.0^2 8370$	$0.0^2 8140$	2.7
2.8	$0.0^2 7915$	$0.0^2 7697$	$0.0^2 7483$	$0.0^2 7274$	$0.0^2 7071$	$0.0^2 6873$	$0.0^2 6679$	$0.0^2 6491$	$0.0^2 6307$	$0.0^2 6127$	2.8
2.9	$0.0^2 5953$	$0.0^2 5782$	$0.0^2 5616$	$0.0^2 5454$	$0.0^2 5296$	$0.0^2 5143$	$0.0^2 4993$	$0.0^2 4847$	$0.0^2 4705$	$0.0^2 4567$	2.9
3.0	$0.0^2 4432$	$0.0^2 4301$	$0.0^2 4173$	$0.0^2 4049$	$0.0^2 3928$	$0.0^2 3810$	$0.0^2 3695$	$0.0^2 3584$	$0.0^2 3475$	$0.0^2 3370$	3.0
3.1	$0.0^2 3267$	$0.0^2 3167$	$0.0^2 3070$	$0.0^2 2975$	$0.0^2 2884$	$0.0^2 2794$	$0.0^2 2707$	$0.0^2 2623$	$0.0^2 2541$	$0.0^2 2461$	3.1
3.2	$0.0^2 2384$	$0.0^2 2309$	$0.0^2 2236$	$0.0^2 2165$	$0.0^2 2096$	$0.0^2 2029$	$0.0^2 1964$	$0.0^2 1901$	$0.0^2 1840$	$0.0^2 1780$	3.2
3.3	$0.0^2 1723$	$0.0^2 1667$	$0.0^2 1612$	$0.0^2 1560$	$0.0^2 1508$	$0.0^2 1459$	$0.0^2 1411$	$0.0^2 1364$	$0.0^2 1319$	$0.0^2 1275$	3.3
3.4	$0.0^2 1232$	$0.0^2 1191$	$0.0^2 1151$	$0.0^2 1112$	$0.0^2 1075$	$0.0^2 1038$	$0.0^2 1003$	$0.0^3 9689$	$0.0^3 9358$	$0.0^3 9037$	3.4
3.5	$0.0^3 8727$	$0.0^3 8426$	$0.0^3 8135$	$0.0^3 7853$	$0.0^3 7581$	$0.0^3 7317$	$0.0^3 7061$	$0.0^3 6814$	$0.0^3 6575$	$0.0^3 6343$	3.5
3.6	$0.0^3 6119$	$0.0^3 5902$	$0.0^3 5693$	$0.0^3 5490$	$0.0^3 5294$	$0.0^3 5105$	$0.0^3 4921$	$0.0^3 4744$	$0.0^3 4573$	$0.0^3 4408$	3.6
3.7	$0.0^3 4248$	$0.0^3 4093$	$0.0^3 3944$	$0.0^3 3800$	$0.0^3 3661$	$0.0^3 3526$	$0.0^3 3396$	$0.0^3 3271$	$0.0^3 3149$	$0.0^3 3032$	3.7
3.8	$0.0^3 2919$	$0.0^3 2810$	$0.0^3 2705$	$0.0^3 2604$	$0.0^3 2506$	$0.0^3 2411$	$0.0^3 2320$	$0.0^3 2232$	$0.0^3 2147$	$0.0^3 2065$	3.8
3.9	$0.0^3 1987$	$0.0^3 1910$	$0.0^3 1837$	$0.0^3 1766$	$0.0^3 1698$	$0.0^3 1633$	$0.0^3 1569$	$0.0^3 1508$	$0.0^3 1449$	$0.0^3 1393$	3.9
4.0	$0.0^3 1338$	$0.0^3 1286$	$0.0^3 1235$	$0.0^3 1186$	$0.0^3 1140$	$0.0^3 1094$	$0.0^3 1051$	$0.0^3 1009$	$0.0^4 9687$	$0.0^4 9299$	4.0
4.1	$0.0^4 8926$	$0.0^4 8567$	$0.0^4 8222$	$0.0^4 7890$	$0.0^4 7570$	$0.0^4 7263$	$0.0^4 6967$	$0.0^4 6683$	$0.0^4 6410$	$0.0^4 6147$	4.1

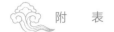

续表

x	0.00	0.01	0.02	0.03	0.04	0.05	0.06	0.07	0.08	0.09	x
4.2	$0.0^4 5894$	$0.0^4 5652$	$0.0^4 5418$	$0.0^4 5194$	$0.0^4 4979$	$0.0^4 4772$	$0.0^4 4573$	$0.0^4 4382$	$0.0^4 4199$	$0.0^4 4023$	4.2
4.3	$0.0^4 3854$	$0.0^4 3691$	$0.0^4 3535$	$0.0^4 3386$	$0.0^4 3242$	$0.0^4 3104$	$0.0^4 2972$	$0.0^4 2845$	$0.0^4 2723$	$0.0^4 2606$	4.3
4.4	$0.0^4 2494$	$0.0^4 2387$	$0.0^4 2284$	$0.0^4 2185$	$0.0^4 2090$	$0.0^4 1999$	$0.0^4 1912$	$0.0^4 1829$	$0.0^4 1749$	$0.0^4 1672$	4.4
4.5	$0.0^4 1598$	$0.0^4 1528$	$0.0^4 1461$	$0.0^4 1396$	$0.0^4 1334$	$0.0^4 1275$	$0.0^4 1218$	$0.0^4 1164$	$0.0^4 1112$	$0.0^4 1062$	4.5
4.6	$0.0^4 1014$	$0.0^5 9684$	$0.0^5 9248$	$0.0^5 8830$	$0.0^5 8430$	$0.0^5 8047$	$0.0^5 7681$	$0.0^5 7331$	$0.0^5 6996$	$0.0^5 6676$	4.6
4.7	$0.0^5 6370$	$0.0^5 6077$	$0.0^5 5797$	$0.0^5 5530$	$0.0^5 5274$	$0.0^5 5030$	$0.0^5 4796$	$0.0^5 4573$	$0.0^5 4360$	$0.0^5 4156$	4.7
4.8	$0.0^5 3961$	$0.0^5 3775$	$0.0^5 3598$	$0.0^5 3428$	$0.0^5 3267$	$0.0^5 3112$	$0.0^5 2965$	$0.0^5 2824$	$0.0^5 2690$	$0.0^5 2561$	4.8
4.9	$0.0^5 2439$	$0.0^5 2322$	$0.0^5 2211$	$0.0^5 2105$	$0.0^5 2003$	$0.0^5 1907$	$0.0^5 1814$	$0.0^5 1727$	$0.0^5 1643$	$0.0^5 1563$	4.9

附表4　标准正态分布函数 $\Phi(x)$ 值表

x	0.00	0.01	0.02	0.03	0.04	0.05	0.06	0.07	0.08	0.09	x
-0.0	0.500 0	0.496 0	0.492 0	0.488 0	0.484 0	0.480 1	0.476 1	0.472 1	0.468 1	0.464 1	-0.0
-0.1	0.460 2	0.456 2	0.452 2	0.448 3	0.444 3	0.440 4	0.436 4	0.432 5	0.428 6	0.424 7	-0.1
-0.2	0.420 7	0.416 8	0.412 9	0.409 0	0.405 2	0.401 3	0.397 4	0.393 6	0.389 7	0.385 9	-0.2
-0.3	0.382 1	0.378 3	0.374 5	0.370 7	0.366 9	0.363 2	0.359 4	0.355 7	0.352 0	0.348 3	-0.3
-0.4	0.344 6	0.340 9	0.337 2	0.333 6	0.330 0	0.326 4	0.322 8	0.319 2	0.315 6	0.312 1	-0.4
-0.5	0.308 5	0.305 0	0.301 5	0.298 1	0.294 6	0.291 2	0.287 7	0.284 3	0.281 0	0.277 6	-0.5
-0.6	0.274 3	0.270 9	0.267 6	0.264 3	0.261 1	0.257 8	0.254 6	0.251 4	0.248 3	0.245 1	-0.6
-0.7	0.242 0	0.238 9	0.235 8	0.232 7	0.229 7	0.226 6	0.223 6	0.220 6	0.217 7	0.214 8	-0.7
-0.8	0.211 9	0.209 0	0.206 1	0.203 3	0.200 5	0.197 7	0.194 9	0.192 2	0.189 4	0.186 7	-0.8
-0.9	0.184 1	0.181 4	0.178 8	0.176 2	0.173 6	0.171 1	0.168 5	0.166 0	0.163 5	0.161 1	-0.9
-1.0	0.158 7	0.156 2	0.153 9	0.151 5	0.149 2	0.146 9	0.144 6	0.142 3	0.140 1	0.137 9	-1.0
-1.1	0.135 7	0.133 5	0.131 4	0.129 2	0.127 1	0.125 1	0.123 0	0.121 0	0.119 0	0.117 0	-1.1
-1.2	0.115 1	0.113 1	0.111 2	0.109 3	0.107 5	0.105 6	0.103 8	0.102 0	0.100 3	0.098 53	-1.2
-1.3	0.096 80	0.095 10	0.093 42	0.091 76	0.090 12	0.088 51	0.086 91	0.085 34	0.083 79	0.082 26	-1.3
-1.4	0.080 76	0.079 27	0.077 80	0.076 36	0.074 93	0.073 53	0.072 15	0.070 78	0.069 44	0.068 11	-1.4
-1.5	0.066 81	0.065 52	0.064 26	0.063 01	0.061 78	0.060 57	0.059 38	0.058 21	0.057 05	0.055 92	-1.5
-1.6	0.054 80	0.053 70	0.052 62	0.051 55	0.050 50	0.049 47	0.048 46	0.047 46	0.046 48	0.045 51	-1.6
-1.7	0.044 57	0.043 63	0.042 72	0.041 82	0.040 93	0.040 06	0.039 20	0.038 36	0.037 54	0.036 73	-1.7
-1.8	0.035 93	0.035 15	0.034 38	0.033 62	0.032 88	0.032 16	0.031 44	0.030 74	0.030 05	0.029 38	-1.8
-1.9	0.028 72	0.028 07	0.027 43	0.026 80	0.026 19	0.025 59	0.025 00	0.024 42	0.023 85	0.023 30	-1.9
-2.0	0.022 75	0.022 22	0.021 69	0.021 18	0.020 68	0.020 18	0.019 70	0.019 23	0.018 76	0.018 31	-2.0
-2.1	0.017 86	0.017 43	0.017 00	0.016 59	0.016 18	0.015 78	0.015 39	0.015 00	0.014 63	0.014 26	-2.1
-2.2	0.013 90	0.013 55	0.013 21	0.012 87	0.012 55	0.012 22	0.011 91	0.011 60	0.011 30	0.011 01	-2.2
-2.3	0.010 72	0.010 44	0.010 17	$0.0^2 9903$	$0.0^2 9642$	$0.0^2 9387$	$0.0^2 9137$	$0.0^2 8894$	$0.0^2 8656$	$0.0^2 8424$	-2.3
-2.4	$0.0^2 8198$	$0.0^2 7976$	$0.0^2 7760$	$0.0^2 7549$	$0.0^2 7344$	$0.0^2 7143$	$0.0^2 6947$	$0.0^2 6756$	$0.0^2 6569$	$0.0^2 6387$	-2.4
-2.5	$0.0^2 6210$	$0.0^2 6037$	$0.0^2 5868$	$0.0^2 5703$	$0.0^2 5543$	$0.0^2 5386$	$0.0^2 5234$	$0.0^2 5085$	$0.0^2 4940$	$0.0^2 4799$	-2.5

续表

x	0.00	0.01	0.02	0.03	0.04	0.05	0.06	0.07	0.08	0.09	x
−2.6	$0.0^2 4661$	$0.0^2 4527$	$0.0^2 4396$	$0.0^2 4269$	$0.0^2 4145$	$0.0^2 4025$	$0.0^2 3907$	$0.0^2 3793$	$0.0^2 3681$	$0.0^2 3573$	−2.6
−2.7	$0.0^2 3467$	$0.0^2 3364$	$0.0^2 3264$	$0.0^2 3167$	$0.0^2 3072$	$0.0^2 2980$	$0.0^2 2890$	$0.0^2 2803$	$0.0^2 2718$	$0.0^2 2635$	−2.7
−2.8	$0.0^2 2555$	$0.0^2 2477$	$0.0^2 2401$	$0.0^2 2327$	$0.0^2 2256$	$0.0^2 2186$	$0.0^2 2118$	$0.0^2 2052$	$0.0^2 1988$	$0.0^2 1926$	−2.8
−2.9	$0.0^2 1866$	$0.0^2 1807$	$0.0^2 1750$	$0.0^2 1695$	$0.0^2 1641$	$0.0^2 1589$	$0.0^2 1538$	$0.0^2 1489$	$0.0^2 1441$	$0.0^2 1395$	−2.9
−3.0	$0.0^2 1350$	$0.0^2 1306$	$0.0^2 1264$	$0.0^2 1223$	$0.0^2 1183$	$0.0^2 1144$	$0.0^2 1107$	$0.0^2 1070$	$0.0^2 1035$	$0.0^2 1001$	−3.0
−3.1	$0.0^3 9676$	$0.0^3 9354$	$0.0^3 9043$	$0.0^3 8740$	$0.0^3 8447$	$0.0^3 8164$	$0.0^3 7888$	$0.0^3 7622$	$0.0^3 7364$	$0.0^3 7114$	−3.1
−3.2	$0.0^3 6871$	$0.0^3 6637$	$0.0^3 6410$	$0.0^3 6190$	$0.0^3 5976$	$0.0^3 5770$	$0.0^3 5571$	$0.0^3 5377$	$0.0^3 5190$	$0.0^3 5009$	−3.2
−3.3	$0.0^3 4834$	$0.0^3 4665$	$0.0^3 4501$	$0.0^3 4342$	$0.0^3 4189$	$0.0^3 4041$	$0.0^3 3897$	$0.0^3 3758$	$0.0^3 3624$	$0.0^3 3495$	−3.3
−3.4	$0.0^3 3369$	$0.0^3 3248$	$0.0^3 3131$	$0.0^3 3018$	$0.0^3 2909$	$0.0^3 2803$	$0.0^3 2701$	$0.0^3 2602$	$0.0^3 2507$	$0.0^3 2415$	−3.4
−3.5	$0.0^3 2326$	$0.0^3 2241$	$0.0^3 2158$	$0.0^3 2078$	$0.0^3 2001$	$0.0^3 1926$	$0.0^3 1854$	$0.0^3 1785$	$0.0^3 1718$	$0.0^3 1653$	−3.5
−3.6	$0.0^3 1591$	$0.0^3 1531$	$0.0^3 1473$	$0.0^3 1417$	$0.0^3 1363$	$0.0^3 1311$	$0.0^3 1261$	$0.0^3 1213$	$0.0^3 1166$	$0.0^3 1121$	−3.6
−3.7	$0.0^3 1078$	$0.0^3 1036$	$0.0^4 9961$	$0.0^4 9574$	$0.0^4 9201$	$0.0^4 8842$	$0.0^4 8496$	$0.0^4 8162$	$0.0^4 7841$	$0.0^4 7532$	−3.7
−3.8	$0.0^4 7235$	$0.0^4 6948$	$0.0^4 6673$	$0.0^4 6407$	$0.0^4 6152$	$0.0^4 5906$	$0.0^4 5669$	$0.0^4 5442$	$0.0^4 5223$	$0.0^4 5012$	−3.8
−3.9	$0.0^4 4810$	$0.0^4 4615$	$0.0^4 4427$	$0.0^4 4247$	$0.0^4 4074$	$0.0^4 3908$	$0.0^4 3747$	$0.0^4 3594$	$0.0^4 3446$	$0.0^4 3304$	−3.9
−4.0	$0.0^4 3167$	$0.0^4 3036$	$0.0^4 2910$	$0.0^4 2789$	$0.0^4 2673$	$0.0^4 2561$	$0.0^4 2454$	$0.0^4 2351$	$0.0^4 2252$	$0.0^4 2157$	−4.0
−4.1	$0.0^4 2066$	$0.0^4 1978$	$0.0^4 1894$	$0.0^4 1814$	$0.0^4 1737$	$0.0^4 1662$	$0.0^4 1591$	$0.0^4 1523$	$0.0^4 1458$	$0.0^4 1395$	−4.1
−4.2	$0.0^4 1335$	$0.0^4 1277$	$0.0^4 1222$	$0.0^4 1168$	$0.0^4 1118$	$0.0^4 1069$	$0.0^4 1022$	$0.0^5 9774$	$0.0^5 9345$	$0.0^5 8934$	−4.2
−4.3	$0.0^5 8540$	$0.0^5 8163$	$0.0^5 7801$	$0.0^5 7455$	$0.0^5 7124$	$0.0^5 6807$	$0.0^5 6503$	$0.0^5 6212$	$0.0^5 5934$	$0.0^5 5668$	−4.3
−4.4	$0.0^5 5413$	$0.0^5 5169$	$0.0^5 4935$	$0.0^5 4712$	$0.0^5 4498$	$0.0^5 4294$	$0.0^5 4098$	$0.0^5 3911$	$0.0^5 3732$	$0.0^5 3561$	−4.4
−4.5	$0.0^5 3398$	$0.0^5 3241$	$0.0^5 3092$	$0.0^5 2949$	$0.0^5 2813$	$0.0^5 2682$	$0.0^5 2558$	$0.0^5 2439$	$0.0^5 2325$	$0.0^5 2216$	−4.5
−4.6	$0.0^5 2112$	$0.0^5 2013$	$0.0^5 1919$	$0.0^5 1828$	$0.0^5 1742$	$0.0^5 1660$	$0.0^5 1581$	$0.0^5 1506$	$0.0^5 1434$	$0.0^5 1366$	−4.6
−4.7	$0.0^5 1301$	$0.0^5 1239$	$0.0^5 1179$	$0.0^5 1123$	$0.0^5 1069$	$0.0^5 1017$	$0.0^6 9680$	$0.0^6 9211$	$0.0^6 8765$	$0.0^6 8339$	−4.7
−4.8	$0.0^6 7933$	$0.0^6 7547$	$0.0^6 7178$	$0.0^6 6827$	$0.0^6 6492$	$0.0^6 6173$	$0.0^6 5869$	$0.0^6 5580$	$0.0^6 5304$	$0.0^6 5042$	−4.8
−4.9	$0.0^6 4792$	$0.0^6 4554$	$0.0^6 4327$	$0.0^6 4111$	$0.0^6 3906$	$0.0^6 3711$	$0.0^6 3525$	$0.0^6 3348$	$0.0^6 3179$	$0.0^6 3019$	−4.9
0.0	0.500 0	0.504 0	0.508 0	0.512 0	0.516 0	0.519 9	0.523 9	0.527 9	0.531 9	0.535 9	0.0
0.1	0.539 8	0.543 8	0.547 8	0.551 7	0.555 7	0.559 6	0.563 6	0.567 5	0.571 4	0.575 3	0.1
0.2	0.579 3	0.583 2	0.587 1	0.591 0	0.594 8	0.598 7	0.602 6	0.606 4	0.610 3	0.614 1	0.2
0.3	0.617 9	0.621 7	0.625 5	0.629 3	0.633 1	0.636 8	0.640 6	0.644 3	0.648 0	0.651 7	0.3
0.4	0.655 4	0.659 1	0.662 8	0.666 4	0.670 0	0.673 6	0.677 2	0.680 8	0.684 4	0.687 9	0.4
0.5	0.691 5	0.695 0	0.698 5	0.701 9	0.705 4	0.708 8	0.712 3	0.715 7	0.719 0	0.722 4	0.5
0.6	0.725 7	0.729 1	0.732 4	0.735 7	0.738 9	0.742 2	0.745 4	0.748 6	0.751 7	0.754 9	0.6
0.7	0.758 0	0.761 1	0.764 2	0.767 3	0.770 3	0.773 4	0.776 4	0.779 4	0.782 3	0.785 2	0.7
0.8	0.788 1	0.791 0	0.793 9	0.796 7	0.799 5	0.802 3	0.805 1	0.807 8	0.810 6	0.813 3	0.8
0.9	0.815 9	0.818 6	0.821 2	0.823 8	0.826 4	0.828 9	0.831 5	0.834 0	0.836 5	0.838 9	0.9
1.0	0.841 3	0.843 8	0.846 1	0.848 5	0.850 8	0.853 1	0.855 4	0.857 7	0.859 9	0.862 1	1.0
1.1	0.864 3	0.866 5	0.868 6	0.870 8	0.872 9	0.874 9	0.877 0	0.879 0	0.881 0	0.883 0	1.1
1.2	0.884 9	0.886 9	0.888 8	0.890 7	0.892 5	0.894 4	0.896 2	0.898 0	0.899 7	0.901 47	1.2
1.3	0.903 20	0.904 90	0.906 58	0.908 24	0.909 88	0.911 49	0.913 09	0.914 66	0.916 21	0.917 74	1.3

续表

x	0.00	0.01	0.02	0.03	0.04	0.05	0.06	0.07	0.08	0.09	x
1.4	0.919 24	0.920 73	0.922 20	0.923 64	0.925 07	0.926 47	0.927 85	0.929 22	0.930 56	0.931 89	1.4
1.5	0.933 19	0.934 48	0.935 74	0.936 99	0.938 22	0.939 43	0.940 62	0.941 79	0.942 95	0.944 08	1.5
1.6	0.945 20	0.946 30	0.947 38	0.948 45	0.949 50	0.950 53	0.951 54	0.952 54	0.953 52	0.954 49	1.6
1.7	0.955 43	0.956 37	0.957 28	0.958 18	0.959 07	0.959 94	0.960 80	0.961 64	0.962 46	0.963 27	1.7
1.8	0.964 07	0.964 85	0.965 62	0.966 38	0.967 12	0.967 84	0.968 56	0.969 26	0.969 95	0.970 62	1.8
1.9	0.971 28	0.971 93	0.972 57	0.973 20	0.973 81	0.974 41	0.975 00	0.975 58	0.976 15	0.976 70	1.9
2.0	0.977 25	0.977 78	0.978 31	0.978 82	0.979 32	0.979 82	0.980 30	0.980 77	0.981 24	0.981 69	2.0
2.1	0.982 14	0.982 57	0.983 00	0.983 41	0.983 82	0.984 22	0.984 61	0.985 00	0.985 37	0.985 74	2.1
2.2	0.986 10	0.986 45	0.986 79	0.987 13	0.987 45	0.987 78	0.988 09	0.988 40	0.988 70	0.988 99	2.2
2.3	0.989 28	0.989 56	0.989 83	$0.9^{2}0097$	$0.9^{2}0358$	$0.9^{2}0613$	$0.9^{2}0863$	$0.9^{2}1106$	$0.9^{2}1344$	$0.9^{2}1576$	2.3
2.4	$0.9^{2}1802$	$0.9^{2}2024$	$0.9^{2}2240$	$0.9^{2}2451$	$0.9^{2}2656$	$0.9^{2}2857$	$0.9^{2}3053$	$0.9^{2}3244$	$0.9^{2}3431$	$0.9^{2}3613$	2.4
2.5	$0.9^{2}3790$	$0.9^{2}3963$	$0.9^{2}4132$	$0.9^{2}4297$	$0.9^{2}4457$	$0.9^{2}4614$	$0.9^{2}4766$	$0.9^{2}4915$	$0.9^{2}5060$	$0.9^{2}5201$	2.5
2.6	$0.9^{2}5339$	$0.9^{2}5473$	$0.9^{2}5604$	$0.9^{2}5731$	$0.9^{2}5855$	$0.9^{2}5975$	$0.9^{2}6093$	$0.9^{2}6207$	$0.9^{2}6319$	$0.9^{2}6427$	2.6
2.7	$0.9^{2}6533$	$0.9^{2}6636$	$0.9^{2}6736$	$0.9^{2}6833$	$0.9^{2}6928$	$0.9^{2}7020$	$0.9^{2}7110$	$0.9^{2}7197$	$0.9^{2}7282$	$0.9^{2}7365$	2.7
2.8	$0.9^{2}7445$	$0.9^{2}7523$	$0.9^{2}7599$	$0.9^{2}7673$	$0.9^{2}7744$	$0.9^{2}7814$	$0.9^{2}7882$	$0.9^{2}7948$	$0.9^{2}8012$	$0.9^{2}8074$	2.8
2.9	$0.9^{2}8134$	$0.9^{2}8193$	$0.9^{2}8250$	$0.9^{2}8305$	$0.9^{2}8359$	$0.9^{2}8411$	$0.9^{2}8462$	$0.9^{2}8511$	$0.9^{2}8559$	$0.9^{2}8605$	2.9
3.0	$0.9^{2}8650$	$0.9^{2}8694$	$0.9^{2}8736$	$0.9^{2}8777$	$0.9^{2}8817$	$0.9^{2}8856$	$0.9^{2}8893$	$0.9^{2}8930$	$0.9^{2}8965$	$0.9^{2}8999$	3.0
3.1	$0.9^{3}0324$	$0.9^{3}0646$	$0.9^{3}0957$	$0.9^{3}1260$	$0.9^{3}1553$	$0.9^{3}1836$	$0.9^{3}2112$	$0.9^{3}2378$	$0.9^{3}2636$	$0.9^{3}2886$	3.1
3.2	$0.9^{3}3129$	$0.9^{3}3363$	$0.9^{3}3590$	$0.9^{3}3810$	$0.9^{3}4024$	$0.9^{3}4230$	$0.9^{3}4429$	$0.9^{3}4623$	$0.9^{3}4810$	$0.9^{3}4991$	3.2
3.3	$0.9^{3}5166$	$0.9^{3}5335$	$0.9^{3}5499$	$0.9^{3}5658$	$0.9^{3}5811$	$0.9^{3}5959$	$0.9^{3}6103$	$0.9^{3}6242$	$0.9^{3}6376$	$0.9^{3}6505$	3.3
3.4	$0.9^{3}6631$	$0.9^{3}6752$	$0.9^{3}6869$	$0.9^{3}6982$	$0.9^{3}7091$	$0.9^{3}7197$	$0.9^{3}7299$	$0.9^{3}7398$	$0.9^{3}7493$	$0.9^{3}7585$	3.4
3.5	$0.9^{3}7674$	$0.9^{3}7759$	$0.9^{3}7842$	$0.9^{3}7922$	$0.9^{3}7999$	$0.9^{3}8074$	$0.9^{3}8146$	$0.9^{3}8215$	$0.9^{3}8282$	$0.9^{3}8347$	3.5
3.6	$0.9^{3}8409$	$0.9^{3}8469$	$0.9^{3}8527$	$0.9^{3}8583$	$0.9^{3}8637$	$0.9^{3}8689$	$0.9^{3}8739$	$0.9^{3}8787$	$0.9^{3}8834$	$0.9^{3}8879$	3.6
3.7	$0.9^{3}8922$	$0.9^{3}8964$	$0.9^{4}0039$	$0.9^{4}0426$	$0.9^{4}0799$	$0.9^{4}1158$	$0.9^{4}1504$	$0.9^{4}1838$	$0.9^{4}2159$	$0.9^{4}2468$	3.7
3.8	$0.9^{4}2765$	$0.9^{4}3052$	$0.9^{4}3327$	$0.9^{4}3593$	$0.9^{4}3848$	$0.9^{4}4094$	$0.9^{4}4331$	$0.9^{4}4558$	$0.9^{4}4777$	$0.9^{4}4988$	3.8
3.9	$0.9^{4}5190$	$0.9^{4}5385$	$0.9^{4}5573$	$0.9^{4}5753$	$0.9^{4}5926$	$0.9^{4}6092$	$0.9^{4}6253$	$0.9^{4}6406$	$0.9^{4}6554$	$0.9^{4}6696$	3.9
4.0	$0.9^{4}6833$	$0.9^{4}6964$	$0.9^{4}7090$	$0.9^{4}7211$	$0.9^{4}7327$	$0.9^{4}7439$	$0.9^{4}7546$	$0.9^{4}7649$	$0.9^{4}7748$	$0.9^{4}7843$	4.0
4.1	$0.9^{4}7934$	$0.9^{4}8022$	$0.9^{4}8106$	$0.9^{4}8186$	$0.9^{4}8263$	$0.9^{4}8338$	$0.9^{4}8409$	$0.9^{4}8477$	$0.9^{4}8542$	$0.9^{4}8605$	4.1
4.2	$0.9^{4}8665$	$0.9^{4}8723$	$0.9^{4}8778$	$0.9^{4}8832$	$0.9^{4}8882$	$0.9^{4}8931$	$0.9^{4}8978$	$0.9^{5}0226$	$0.9^{5}0655$	$0.9^{5}1066$	4.2
4.3	$0.9^{5}1460$	$0.9^{5}1837$	$0.9^{5}2199$	$0.9^{5}2545$	$0.9^{5}2876$	$0.9^{5}3193$	$0.9^{5}3497$	$0.9^{5}3788$	$0.9^{5}4066$	$0.9^{5}4332$	4.3
4.4	$0.9^{5}4587$	$0.9^{5}4831$	$0.9^{5}5065$	$0.9^{5}5288$	$0.9^{5}5502$	$0.9^{5}5706$	$0.9^{5}5902$	$0.9^{5}6089$	$0.9^{5}6268$	$0.9^{5}6439$	4.4
4.5	$0.9^{5}6602$	$0.9^{5}6759$	$0.9^{5}6908$	$0.9^{5}7051$	$0.9^{5}7187$	$0.9^{5}7318$	$0.9^{5}7442$	$0.9^{5}7561$	$0.9^{5}7675$	$0.9^{5}7784$	4.5
4.6	$0.9^{5}7888$	$0.9^{5}7987$	$0.9^{5}8081$	$0.9^{5}8172$	$0.9^{5}8258$	$0.9^{5}8340$	$0.9^{5}8419$	$0.9^{5}8494$	$0.9^{5}8566$	$0.9^{5}8634$	4.6
4.7	$0.9^{5}8699$	$0.9^{5}8761$	$0.9^{5}8821$	$0.9^{5}8877$	$0.9^{5}8931$	$0.9^{5}8983$	$0.9^{6}0320$	$0.9^{6}0789$	$0.9^{6}1235$	$0.9^{6}1661$	4.7
4.8	$0.9^{6}2067$	$0.9^{6}2453$	$0.9^{6}2822$	$0.9^{6}3173$	$0.9^{6}3508$	$0.9^{6}3827$	$0.9^{6}4131$	$0.9^{6}4420$	$0.9^{6}4696$	$0.9^{6}4958$	4.8
4.9	$0.9^{6}5208$	$0.9^{6}5446$	$0.9^{6}5673$	$0.9^{6}5889$	$0.9^{6}6094$	$0.9^{6}6289$	$0.9^{6}6475$	$0.9^{6}6652$	$0.9^{6}6821$	$0.9^{6}6981$	4.9

附表 5　标准正态分布的临界值表

$$P\ (|u| > u_{\frac{\alpha}{2}}) = \alpha$$

α	0.00	0.01	0.02	0.03	0.04	0.05	0.06	0.07	0.08	0.09	α
0.0	∞	2.575 829	2.326 348	2.170 090	2.053 749	1.959 964	1.880 794	1.811 911	1.750 686	1.695 398	0.0
0.1	1.644 854	1.598 193	1.554 774	1.514 102	1.475 791	1.439 531	1.405 072	1.372 204	1.340 755	1.310 579	0.1
0.2	1.281 552	1.253 565	1.226 528	1.200 359	1.174 987	1.150 349	1.126 391	1.103 063	1.080 319	1.058 122	0.2
0.3	1.036 433	1.015 222	0.994 458	0.974 114	0.954 165	0.934 589	0.915 365	0.896 473	0.877 896	0.859 617	0.3
0.4	0.841 621	0.823 894	0.806 421	0.789 192	0.772 193	0.755 415	0.738 847	0.722 479	0.706 303	0.690 309	0.4
0.5	0.674 490	0.658 838	0.643 345	0.628 006	0.612 813	0.597 760	0.582 841	0.568 051	0.553 385	0.538 836	0.5
0.6	0.524 401	0.510 073	0.495 850	0.481 727	0.467 699	0.453 762	0.439 913	0.426 148	0.412 463	0.398 855	0.6
0.7	0.385 320	0.371 856	0.358 459	0.345 125	0.331 853	0.318 639	0.305 481	0.292 375	0.279 319	0.266 311	0.7
0.8	0.253 347	0.240 426	0.227 545	0.214 702	0.201 893	0.189 118	0.176 374	0.163 658	0.150 969	0.138 304	0.8
0.9	0.125 661	0.113 039	0.100 434	0.087 845	0.075 270	0.062 707	0.050 154	0.037 608	0.025 069	0.012 533	0.9

α	0.001	0.000 1	0.000 01	0.000 001	0.000 000 1	0.000 000 01	α
$u_{\alpha/2}$	3.290 53	3.890 59	4.417 17	4.891 64	5.326 72	5.730 73	$u_{\alpha/2}$

附表 6　χ^2 分布的临界值表

$$P(\chi^2 > \chi^2_\alpha(f)) = \alpha$$

f ＼ α	0.995	0.99	0.975	0.95	0.9	0.75
1	—	—	0.001	0.004	0.016	0.102
2	0.010	0.020	0.051	0.103	0.211	0.575
3	0.072	0.115	0.216	0.352	0.584	1.213
4	0.207	0.297	0.484	0.711	1.064	1.923
5	0.412	0.554	0.831	1.145	1.610	2.675
6	0.676	0.872	1.237	1.635	2.204	3.455
7	0.989	1.239	1.690	2.167	2.833	4.255
8	1.344	1.646	2.180	2.733	3.490	5.071
9	1.735	2.088	2.700	3.325	4.168	5.899
10	2.156	2.558	3.247	3.940	4.865	6.737
11	2.603	3.053	3.816	4.575	5.578	7.584
12	3.074	3.571	4.404	5.226	6.304	8.438
13	3.565	4.107	5.009	5.892	7.042	9.299
14	4.075	4.660	5.629	6.571	7.790	10.165
15	4.601	5.229	6.262	7.261	8.547	11.037
16	5.142	5.812	6.908	7.962	9.312	11.912

f \ α	0.995	0.99	0.975	0.95	0.9	0.75
17	5.697	6.408	7.564	8.672	10.085	12.792
18	6.265	7.015	8.231	9.390	10.865	13.675
19	6.844	7.633	8.907	10.117	11.651	14.562
20	7.434	8.260	9.591	10.851	12.443	15.452
21	8.034	8.897	10.283	11.591	13.240	16.344
22	8.643	9.542	10.982	12.338	14.042	17.240
23	9.260	10.196	11.689	13.091	14.848	18.137
24	9.886	10.856	12.401	13.848	15.659	19.037
25	10.520	11.524	13.120	14.611	16.473	19.939
26	11.160	12.198	13.844	15.379	17.292	20.843
27	11.808	12.879	14.573	16.151	18.114	21.749
28	12.461	13.565	15.308	16.928	18.939	22.657
29	13.121	14.257	16.047	17.708	19.768	23.567
30	13.787	14.954	16.791	18.493	20.599	24.478
31	14.458	15.655	17.539	19.281	21.434	25.390
32	15.134	16.362	18.291	20.072	22.271	26.304
33	15.815	17.074	19.047	20.867	23.110	27.219
34	16.501	17.789	19.806	21.664	23.952	28.136
35	17.192	18.509	20.569	22.465	24.797	29.054
36	17.887	19.233	21.336	23.269	25.643	29.973
37	18.586	19.960	22.106	24.075	26.492	30.893
38	19.289	20.691	22.878	24.884	27.343	31.815
39	19.996	21.426	23.654	25.695	28.196	32.737
40	20.707	22.164	24.433	26.509	29.051	33.660
41	21.421	22.906	25.215	27.326	29.907	34.585
42	22.138	23.650	25.999	28.144	30.765	35.510
43	22.859	24.398	26.785	28.965	31.625	36.436
44	23.584	25.148	27.575	29.787	32.487	37.363
45	24.311	25.901	28.366	30.612	33.350	38.291

f＼α	0.25	0.10	0.05	0.025	0.01	0.005
1	1.323	2.706	3.841	5.024	6.635	7.879
2	2.773	4.605	5.991	7.378	9.210	10.597
3	4.108	6.251	7.815	9.348	11.345	12.838
4	5.385	7.779	9.488	11.143	13.277	14.860
5	6.626	9.236	11.071	12.833	15.086	16.750
6	7.841	10.645	12.592	14.449	16.812	18.548
7	9.037	12.017	14.067	16.013	18.475	20.278
8	10.219	13.362	15.507	17.535	20.090	21.955
9	11.389	14.684	16.919	19.023	21.666	23.589
10	12.549	15.987	18.307	20.483	23.209	25.188
11	13.701	17.275	19.675	21.920	24.725	26.757
12	14.845	18.549	21.026	23.337	26.217	28.299
13	15.984	19.812	22.362	24.736	27.688	29.819
14	17.117	21.064	23.685	26.119	29.141	31.319
15	18.245	22.307	24.996	27.488	30.578	32.801
16	19.369	23.542	26.296	28.845	32.000	34.267
17	20.489	24.769	27.587	30.191	33.409	35.718
18	21.605	25.989	28.869	31.526	34.805	37.156
19	22.718	27.204	30.144	32.852	36.191	38.582
20	23.828	28.412	31.410	34.170	37.566	39.997
21	24.935	29.615	32.671	35.479	38.932	41.401
22	26.039	30.813	33.924	36.781	40.289	42.796
23	27.141	32.007	35.172	38.076	41.638	44.181
24	28.241	33.196	36.415	39.364	42.980	45.559
25	29.339	34.382	37.652	40.646	44.314	46.928
26	30.435	35.563	38.885	41.923	45.642	48.290
27	31.528	36.741	40.113	43.194	46.963	49.645
28	32.620	37.916	41.337	44.461	48.278	50.993
29	33.711	39.087	42.557	45.722	49.588	52.336
30	34.800	40.256	43.773	46.979	50.892	53.672
31	35.887	41.422	44.985	48.232	52.191	55.003
32	36.973	42.585	46.194	49.480	53.486	56.328
33	38.058	43.745	47.400	50.725	54.776	57.648
34	39.141	44.903	48.602	51.966	56.061	58.964
35	40.223	46.059	49.802	53.203	57.342	60.275
36	41.304	47.212	50.998	54.437	58.619	61.581
37	42.383	48.363	52.192	55.668	59.892	62.883
38	43.462	49.513	53.384	56.896	61.162	64.181
39	44.539	50.660	54.572	58.120	62.428	65.476
40	45.616	51.805	55.758	59.342	63.691	66.766
41	46.692	52.949	56.942	60.561	64.950	68.053
42	47.766	54.090	58.124	61.777	66.206	69.336
43	48.840	55.230	59.304	62.990	67.459	70.616
44	49.913	56.369	60.481	64.201	68.710	71.893
45	50.985	57.505	61.656	65.410	69.957	73.166

附表7　t 分布的临界值表

$$P(\,|t|>t_{\frac{\alpha}{2}}\,)=\alpha$$

α / f	0.9	0.8	0.7	0.6	0.5	0.4	0.3	0.2	0.1	0.05	0.02	0.01	0.001	f
1	0.158	0.325	0.510	0.727	1.000	1.376	1.963	3.078	6.314	12.706	31.821	63.657	636.619	1
2	0.142	0.289	0.445	0.617	0.816	1.061	1.386	1.886	2.920	4.303	6.965	9.925	31.598	2
3	0.137	0.277	0.424	0.584	0.765	0.978	1.250	1.638	2.353	3.182	4.541	5.841	12.924	3
4	0.134	0.271	0.414	0.569	0.741	0.941	1.190	1.533	2.132	2.776	3.747	4.604	8.610	4
5	0.132	0.267	0.408	0.559	0.727	0.920	1.156	1.476	2.015	2.571	3.365	4.032	6.859	5
6	0.131	0.265	0.404	0.553	0.718	0.906	1.134	1.440	1.943	2.447	3.143	3.707	5.959	6
7	0.130	0.263	0.402	0.549	0.711	0.896	1.119	1.415	1.895	2.365	2.998	3.499	5.405	7
8	0.130	0.262	0.399	0.546	0.706	0.889	1.108	1.397	1.860	2.306	2.896	3.355	5.041	8
9	0.129	0.261	0.398	0.543	0.703	0.883	1.100	1.383	1.833	2.262	2.821	3.250	4.781	9
10	0.129	0.260	0.397	0.542	0.700	0.879	1.093	1.372	1.812	2.228	2.764	3.169	4.587	10
11	0.129	0.260	0.396	0.540	0.697	0.876	1.088	1.363	1.796	2.201	2.718	3.106	4.437	11
12	0.128	0.259	0.395	0.539	0.695	0.873	1.083	1.356	1.782	2.179	2.681	3.055	4.318	12
13	0.128	0.259	0.394	0.538	0.694	0.870	1.079	1.350	1.771	2.160	2.650	3.012	4.221	13
14	0.128	0.258	0.393	0.537	0.692	0.868	1.076	1.345	1.761	2.145	2.624	2.977	4.140	14
15	0.128	0.258	0.393	0.536	0.691	0.866	1.074	1.341	1.753	2.131	2.602	2.947	4.073	15
16	0.128	0.258	0.392	0.535	0.690	0.865	1.071	1.337	1.746	2.120	2.583	2.921	4.015	16
17	0.128	0.257	0.392	0.534	0.689	0.863	1.069	1.333	1.740	2.110	2.567	2.898	3.965	17
18	0.127	0.257	0.392	0.534	0.688	0.862	1.067	1.330	1.734	2.101	2.552	2.878	3.922	18
19	0.127	0.257	0.391	0.533	0.688	0.861	1.066	1.328	1.729	2.093	2.539	2.861	3.883	19
20	0.127	0.257	0.391	0.533	0.687	0.860	1.064	1.325	1.725	2.086	2.528	2.845	3.850	20
21	0.127	0.257	0.391	0.532	0.686	0.859	1.063	1.323	1.721	2.080	2.518	2.831	3.819	21
22	0.127	0.256	0.390	0.532	0.686	0.858	1.061	1.321	1.717	2.074	2.508	2.819	3.792	22
23	0.127	0.256	0.390	0.532	0.685	0.858	1.060	1.319	1.714	2.069	2.500	2.807	3.767	23
24	0.127	0.256	0.390	0.531	0.685	0.857	1.059	1.318	1.711	2.064	2.492	2.797	3.745	24
25	0.127	0.256	0.390	0.531	0.684	0.856	1.058	1.316	1.708	2.060	2.485	2.787	3.725	25
26	0.127	0.256	0.390	0.531	0.684	0.856	1.058	1.315	1.706	2.056	2.479	2.779	3.707	26
27	0.127	0.256	0.389	0.531	0.684	0.855	1.057	1.314	1.703	2.052	2.473	2.771	3.690	27
28	0.127	0.256	0.389	0.530	0.683	0.855	1.056	1.313	1.701	2.048	2.467	2.763	3.674	28
29	0.127	0.256	0.389	0.530	0.683	0.854	1.055	1.311	1.699	2.045	2.462	2.756	3.659	29
30	0.127	0.256	0.389	0.530	0.683	0.854	1.055	1.310	1.697	2.042	2.457	2.750	3.646	30
40	0.126	0.255	0.388	0.529	0.681	0.851	1.050	1.303	1.684	2.021	2.423	2.704	3.551	40
60	0.126	0.254	0.387	0.527	0.679	0.848	1.045	1.296	1.671	2.000	2.390	2.660	3.460	60
120	0.126	0.254	0.386	0.526	0.677	0.845	1.041	1.289	1.658	1.980	2.358	2.617	3.373	120
∞	0.126	0.253	0.385	0.524	0.674	0.842	1.036	1.282	1.645	1.960	2.326	2.576	3.291	∞
f / α	0.45	0.40	0.35	0.30	0.25	0.20	0.15	0.10	0.05	0.025	0.01	0.005	0.0005	f / α

注:第一行为双侧检验的 α 值,最末一行为单侧检验的 α 值。

附表 8　F 分布的临界值表

$$P\{F>F_\alpha(f_1,f_2)\}=\alpha$$

$\alpha=0.10$

f_2 \\ f_1	1	2	3	4	5	6	7	8	9	10	12	15	20	24	30	40	60	120	∞
1	39.86	49.50	53.59	55.83	57.24	58.20	58.91	59.44	59.86	60.19	60.71	61.22	61.74	62.00	62.26	62.53	62.79	63.06	63.33
2	8.53	9.00	9.16	9.24	9.29	9.33	9.35	9.37	9.38	9.39	9.41	9.42	9.44	9.45	9.46	9.47	9.47	9.48	9.49
3	5.54	5.46	5.39	5.34	5.31	5.28	5.27	5.25	5.24	5.23	5.22	5.20	5.18	5.18	5.17	5.16	5.15	5.14	5.13
4	4.54	4.32	4.19	4.11	4.05	4.01	3.98	3.95	3.94	3.92	3.90	3.87	3.84	3.83	3.82	3.80	3.79	3.78	3.76
5	4.06	3.78	3.62	3.52	3.45	3.40	3.37	3.34	3.32	3.30	3.27	3.24	3.21	3.19	3.17	3.16	3.14	3.12	3.10
6	3.78	3.46	3.29	3.18	3.11	3.05	3.01	2.98	2.96	2.94	2.90	2.87	2.84	2.82	2.80	2.78	2.76	2.74	2.72
7	3.59	3.26	3.07	2.96	2.88	2.83	2.78	2.75	2.72	2.70	2.67	2.63	2.59	2.58	2.56	2.54	2.51	2.49	2.47
8	3.46	3.11	2.92	2.81	2.73	2.67	2.62	2.59	2.56	2.54	2.50	2.46	2.42	2.40	2.38	2.36	2.34	2.32	2.29
9	3.36	3.01	2.81	2.69	2.61	2.55	2.51	2.47	2.44	2.42	2.38	2.34	2.30	2.28	2.25	2.23	2.21	2.18	2.16
10	3.29	2.92	2.73	2.61	2.52	2.46	2.41	2.38	2.35	2.32	2.28	2.24	2.20	2.18	2.16	2.13	2.11	2.08	2.06
11	3.23	2.86	2.66	2.54	2.45	2.39	2.34	2.30	2.27	2.25	2.21	2.17	2.12	2.10	2.08	2.05	2.03	2.00	1.97
12	3.18	2.81	2.61	2.48	2.39	2.33	2.28	2.24	2.21	2.19	2.15	2.10	2.06	2.04	2.01	1.99	1.96	1.93	1.90
13	3.14	2.76	2.56	2.43	2.35	2.28	2.23	2.20	2.16	2.14	2.10	2.05	2.01	1.98	1.96	1.93	1.90	1.88	1.85
14	3.10	2.73	2.52	2.39	2.31	2.24	2.19	2.15	2.12	2.10	2.05	2.01	1.96	1.94	1.91	1.89	1.86	1.83	1.80
15	3.07	2.70	2.49	2.36	2.27	2.21	2.16	2.12	2.09	2.06	2.02	1.97	1.92	1.90	1.87	1.85	1.82	1.79	1.76
16	3.05	2.67	2.46	2.33	2.24	2.18	2.13	2.09	2.06	2.03	1.99	1.94	1.89	1.87	1.84	1.81	1.78	1.75	1.72

续表

f_1 \ f_2	1	2	3	4	5	6	7	8	9	10	12	15	20	24	30	40	60	120	∞
17	3.03	2.64	2.44	2.31	2.22	2.15	2.10	2.06	2.03	2.00	1.96	1.91	1.86	1.84	1.81	1.78	1.75	1.72	1.69
18	3.01	2.62	2.42	2.29	2.20	2.13	2.08	2.04	2.00	1.98	1.93	1.89	1.84	1.81	1.78	1.75	1.72	1.69	1.66
19	2.99	2.61	2.40	2.27	2.18	2.11	2.06	2.02	1.98	1.96	1.91	1.86	1.81	1.79	1.76	1.73	1.70	1.67	1.63
20	2.97	2.59	2.38	2.25	2.16	2.09	2.04	2.00	1.96	1.94	1.89	1.84	1.79	1.77	1.74	1.71	1.68	1.64	1.61
21	2.96	2.57	2.36	2.23	2.14	2.08	2.02	1.98	1.95	1.92	1.87	1.83	1.78	1.75	1.72	1.69	1.66	1.62	1.59
22	2.95	2.56	2.35	2.22	2.13	2.06	2.01	1.97	1.93	1.90	1.86	1.81	1.76	1.73	1.70	1.67	1.64	1.60	1.57
23	2.94	2.55	2.34	2.21	2.11	2.05	1.99	1.95	1.92	1.89	1.84	1.80	1.74	1.72	1.69	1.66	1.62	1.59	1.55
24	2.93	2.54	2.33	2.19	2.10	2.04	1.98	1.94	1.91	1.88	1.83	1.78	1.73	1.70	1.67	1.64	1.61	1.57	1.53
25	2.92	2.53	2.32	2.18	2.09	2.02	1.97	1.93	1.89	1.87	1.82	1.77	1.72	1.69	1.66	1.63	1.59	1.56	1.52
26	2.91	2.52	2.31	2.17	2.08	2.01	1.96	1.92	1.88	1.86	1.81	1.76	1.71	1.68	1.65	1.61	1.58	1.54	1.50
27	2.90	2.51	2.30	2.17	2.07	2.00	1.95	1.91	1.87	1.85	1.80	1.75	1.70	1.67	1.64	1.60	1.57	1.53	1.49
28	2.89	2.50	2.29	2.16	2.06	2.00	1.94	1.90	1.87	1.84	1.79	1.74	1.69	1.66	1.63	1.59	1.56	1.52	1.48
29	2.89	2.50	2.28	2.15	2.06	1.99	1.93	1.89	1.86	1.83	1.78	1.73	1.68	1.65	1.62	1.58	1.55	1.51	1.47
30	2.88	2.49	2.28	2.14	2.05	1.98	1.93	1.88	1.85	1.82	1.77	1.72	1.67	1.64	1.61	1.57	1.54	1.50	1.46
40	2.84	2.44	2.23	2.09	2.00	1.93	1.87	1.83	1.79	1.76	1.71	1.66	1.61	1.57	1.54	1.51	1.47	1.42	1.38
60	2.79	2.39	2.18	2.04	1.95	1.87	1.82	1.77	1.74	1.71	1.66	1.60	1.54	1.51	1.48	1.44	1.40	1.35	1.29
120	2.75	2.35	2.13	1.99	1.90	1.82	1.77	1.72	1.68	1.65	1.60	1.55	1.48	1.45	1.41	1.37	1.32	1.26	1.19
∞	2.71	2.30	2.08	1.94	1.85	1.77	1.72	1.67	1.63	1.60	1.55	1.49	1.42	1.38	1.34	1.30	1.24	1.17	1.00

续表

α = 0.05

f_2 \ f_1	1	2	3	4	5	6	7	8	9	10	12	15	20	24	30	40	60	120	∞
1	161.4	199.5	215.7	224.6	230.2	234.0	236.8	238.9	240.5	241.9	243.9	245.9	248.0	249.1	250.1	251.1	252.2	253.3	254.3
2	18.51	19.00	19.16	19.25	19.30	19.33	19.35	19.37	19.38	19.40	19.41	19.43	19.45	19.45	19.46	19.47	19.48	19.49	19.50
3	10.13	9.55	9.28	9.12	9.01	8.94	8.89	8.85	8.81	8.79	8.74	8.70	8.66	8.64	8.62	8.59	8.57	8.55	8.53
4	7.71	6.94	6.59	6.39	6.26	6.16	6.09	6.04	6.00	5.96	5.91	5.86	5.80	5.77	5.75	5.72	5.69	5.66	5.63
5	6.61	5.79	5.41	5.19	5.05	4.95	4.88	4.82	4.77	4.74	4.68	4.62	4.56	4.53	4.50	4.46	4.43	4.40	4.36
6	5.99	5.14	4.76	4.53	4.39	4.28	4.21	4.15	4.10	4.06	4.00	3.94	3.87	3.84	3.81	3.77	3.74	3.70	3.67
7	5.59	4.74	4.35	4.12	3.97	3.87	3.79	3.73	3.68	3.64	3.57	3.51	3.44	3.41	3.38	3.34	3.30	3.27	3.23
8	5.32	4.46	4.07	3.84	3.69	3.58	3.50	3.44	3.39	3.35	3.28	3.22	3.15	3.12	3.08	3.04	3.01	2.97	2.93
9	5.12	4.26	3.86	3.63	3.48	3.37	3.29	3.23	3.18	3.14	3.07	3.01	2.94	2.90	2.86	2.83	2.79	2.75	2.71
10	4.96	4.10	3.71	3.48	3.33	3.22	3.14	3.07	3.02	2.98	2.91	2.85	2.77	2.74	2.70	2.66	2.62	2.58	2.54
11	4.84	3.98	3.59	3.36	3.20	3.09	3.01	2.95	2.90	2.85	2.79	2.72	2.65	2.61	2.57	2.53	2.49	2.45	2.40
12	4.75	3.89	3.49	3.26	3.11	3.00	2.91	2.85	2.80	2.75	2.69	2.62	2.54	2.51	2.47	2.43	2.38	2.34	2.30
13	4.67	3.81	3.41	3.18	3.03	2.92	2.83	2.77	2.71	2.67	2.60	2.53	2.46	2.42	2.38	2.34	2.30	2.25	2.21
14	4.60	3.74	3.34	3.11	2.96	2.85	2.76	2.70	2.65	2.60	2.53	2.46	2.39	2.35	2.31	2.27	2.22	2.18	2.13
15	4.54	3.68	3.29	3.06	2.90	2.79	2.71	2.64	2.59	2.54	2.48	2.40	2.33	2.29	2.25	2.20	2.16	2.11	2.07
16	4.49	3.63	3.24	3.01	2.85	2.74	2.66	2.59	2.54	2.49	2.42	2.35	2.28	2.24	2.19	2.15	2.11	2.06	2.01
17	4.45	3.59	3.20	2.96	2.81	2.70	2.61	2.55	2.49	2.45	2.38	2.31	2.23	2.19	2.15	2.10	2.06	2.01	1.96

续表

f_1 / f_2	1	2	3	4	5	6	7	8	9	10	12	15	20	24	30	40	60	120	∞
18	4.41	3.55	3.16	2.93	2.77	2.66	2.58	2.51	2.46	2.41	2.34	2.27	2.19	2.15	2.11	2.06	2.02	1.97	1.92
19	4.38	3.52	3.13	2.90	2.74	2.63	2.54	2.48	2.42	2.38	2.31	2.23	2.16	2.11	2.07	2.03	1.98	1.93	1.88
20	4.35	3.49	3.10	2.87	2.71	2.60	2.51	2.45	2.39	2.35	2.28	2.20	2.12	2.08	2.04	1.99	1.95	1.90	1.84
21	4.32	3.47	3.07	2.84	2.68	2.57	2.49	2.42	2.37	2.32	2.25	2.18	2.10	2.05	2.01	1.96	1.92	1.87	1.81
22	4.30	3.44	3.05	2.82	2.66	2.55	2.46	2.40	2.34	2.30	2.23	2.15	2.07	2.03	1.98	1.94	1.89	1.84	1.78
23	4.28	3.42	3.03	2.80	2.64	2.53	2.44	2.37	2.32	2.27	2.20	2.13	2.05	2.01	1.96	1.91	1.86	1.81	1.76
24	4.26	3.40	3.01	2.78	2.62	2.51	2.42	2.36	2.30	2.25	2.18	2.11	2.03	1.98	1.94	1.89	1.84	1.79	1.73
25	4.24	3.39	2.99	2.76	2.60	2.49	2.40	2.34	2.28	2.24	2.16	2.09	2.01	1.96	1.92	1.87	1.82	1.77	1.71
26	4.23	3.37	2.98	2.74	2.59	2.47	2.39	2.32	2.27	2.22	2.15	2.07	1.99	1.95	1.90	1.85	1.80	1.75	1.69
27	4.21	3.35	2.96	2.73	2.57	2.46	2.37	2.31	2.25	2.20	2.13	2.06	1.97	1.93	1.88	1.84	1.79	1.73	1.67
28	4.20	3.34	2.95	2.71	2.56	2.45	2.36	2.29	2.24	2.19	2.12	2.04	1.96	1.91	1.87	1.82	1.77	1.71	1.65
29	4.18	3.33	2.93	2.70	2.55	2.43	2.35	2.28	2.22	2.18	2.10	2.03	1.94	1.90	1.85	1.81	1.75	1.70	1.64
30	4.17	3.32	2.92	2.69	2.53	2.42	2.33	2.27	2.21	2.16	2.09	2.01	1.93	1.89	1.84	1.79	1.74	1.68	1.62
40	4.08	3.23	2.84	2.61	2.45	2.34	2.25	2.18	2.12	2.08	2.00	1.92	1.84	1.79	1.74	1.69	1.64	1.58	1.51
60	4.00	3.15	2.76	2.53	2.37	2.25	2.17	2.10	2.04	1.99	1.92	1.84	1.75	1.70	1.65	1.59	1.53	1.47	1.39
120	3.92	3.07	2.68	2.45	2.29	2.18	2.09	2.02	1.96	1.91	1.83	1.75	1.66	1.61	1.55	1.50	1.43	1.35	1.25
∞	3.84	3.00	2.60	2.37	2.21	2.10	2.01	1.94	1.88	1.83	1.75	1.67	1.57	1.52	1.46	1.39	1.32	1.22	1.00

续表

$\alpha = 0.01$

f_2 \ f_1	1	2	3	4	5	6	7	8	9	10	12	15	20	24	30	40	60	120	∞
1	4 052	4 999.5	5 403	5 625	5 764	5 859	5 928	5 981	6 022	6 056	6 106	6 157	6 209	6 235	6 261	6 287	6 313	6 339	6 366
2	98.50	99.00	99.17	99.25	99.30	99.33	99.36	99.37	99.39	99.40	99.42	99.43	99.45	99.46	99.47	99.47	99.48	99.49	99.50
3	34.12	30.82	29.46	28.71	28.24	27.91	27.67	27.49	27.35	27.23	27.05	26.87	26.69	26.60	26.50	26.41	26.32	26.22	26.13
4	21.20	18.00	16.69	15.98	15.52	15.21	14.98	14.80	14.66	14.55	14.37	14.20	14.02	13.93	13.84	13.75	13.65	13.56	13.46
5	16.26	13.27	12.06	11.39	10.97	10.67	10.46	10.29	10.16	10.05	9.89	9.72	9.55	9.47	9.38	9.29	9.20	9.11	9.02
6	13.75	10.92	9.78	9.15	8.75	8.47	8.26	8.10	7.98	7.87	7.72	7.56	7.40	7.31	7.23	7.14	706	6.97	6.88
7	12.25	9.55	8.45	7.85	7.46	7.19	6.99	6.84	6.72	6.62	6.47	6.31	6.16	6.07	5.99	5.91	5.82	5.74	5.65
8	11.26	8.65	7.59	7.01	6.63	6.37	6.18	6.03	5.91	5.81	5.67	5.52	5.36	5.28	5.20	5.12	5.03	4.95	4.86
9	10.56	8.02	6.99	6.42	6.06	5.80	5.61	5.47	5.35	5.26	5.11	4.96	4.81	4.73	4.65	4.57	4.48	4.40	4.31
10	10.04	7.56	6.55	5.99	5.64	5.39	5.20	5.06	4.94	4.85	4.71	4.56	4.41	4.33	4.25	4.17	4.08	4.00	3.91
11	9.65	7.21	6.22	5.67	5.32	5.07	4.89	4.74	4.63	4.54	4.40	4.25	4.10	4.02	3.94	3.86	3.78	3.69	3.60
12	9.33	6.93	5.95	5.41	5.06	4.82	4.64	4.50	4.39	4.30	4.16	4.01	3.86	3.78	3.70	3.62	3.54	3.45	3.36
13	9.07	6.70	5.74	5.21	4.86	4.62	4.44	4.30	4.19	4.10	3.96	3.82	3.66	3.59	3.51	3.43	3.34	3.25	3.17
14	8.86	6.51	5.56	5.04	4.69	4.46	4.28	4.14	4.03	3.94	3.80	3.66	3.51	3.43	3.35	3.27	3.18	3.09	3.00
15	8.68	6.36	5.42	4.89	4.56	4.32	4.14	4.00	3.89	3.80	3.67	3.52	3.37	3.29	3.21	3.13	3.05	2.96	2.87
16	8.53	6.23	5.29	4.77	4.44	4.20	4.03	3.89	3.78	3.69	3.55	3.41	3.26	3.18	3.10	3.02	2.93	2.84	2.75
17	8.40	6.11	5.18	4.67	4.34	4.10	3.93	3.79	3.68	3.59	3.46	3.31	3.16	3.08	3.00	2.92	2.83	2.75	2.65

续表

f_2 \ f_1	1	2	3	4	5	6	7	8	9	10	12	15	20	24	30	40	60	120	∞
18	8.29	6.01	5.09	4.58	4.25	4.01	3.84	3.71	3.60	3.51	3.37	3.23	3.08	3.00	2.92	2.84	2.75	2.66	2.57
19	8.18	5.93	5.01	4.50	4.17	3.94	3.77	3.63	3.52	3.43	3.30	3.15	3.00	2.92	2.84	2.76	2.67	2.58	2.49
20	8.10	5.85	4.94	4.43	4.10	3.87	3.70	3.56	3.46	3.37	3.23	3.09	2.94	2.86	2.78	2.69	2.61	2.52	2.42
21	8.02	5.78	4.87	4.37	4.04	3.81	3.64	3.51	3.40	3.31	3.17	3.03	2.88	2.80	2.72	2.64	2.55	2.46	2.36
22	7.95	5.72	4.82	4.31	3.99	3.76	3.59	3.45	3.35	3.26	3.12	2.98	2.83	2.75	2.67	2.58	2.50	2.40	2.31
23	7.88	5.66	4.76	4.26	3.94	3.71	3.54	3.41	3.30	3.21	3.07	2.93	2.78	2.70	2.62	2.54	2.45	2.35	2.26
24	7.82	5.61	4.72	4.22	3.90	3.67	3.50	3.36	3.26	3.17	3.03	2.89	2.74	2.66	2.58	2.49	2.40	2.31	2.21
25	7.77	5.57	4.68	4.18	3.85	3.63	3.46	3.32	3.22	3.13	2.99	2.85	2.70	2.62	2.54	2.45	2.36	2.27	2.17
26	7.72	5.53	4.64	4.14	3.82	3.59	3.42	3.29	3.18	3.09	2.96	2.81	2.66	2.58	2.50	2.42	2.33	2.23	2.13
27	7.68	5.49	4.60	4.11	3.78	3.56	3.39	3.26	3.15	3.06	2.93	2.78	2.63	2.55	2.47	2.38	2.29	2.20	2.10
28	7.64	5.45	4.57	4.07	3.75	3.53	3.36	3.23	3.12	3.03	2.90	2.75	2.60	2.52	2.44	2.35	2.26	2.17	2.06
29	7.60	5.42	4.54	4.04	3.73	3.50	3.33	3.20	3.09	3.00	2.87	2.73	2.57	2.49	2.41	2.33	2.23	2.14	2.03
30	7.56	5.39	4.51	4.02	3.70	3.47	3.30	3.17	3.07	2.98	2.84	2.70	2.55	2.47	2.39	2.30	2.21	2.11	2.01
40	7.31	5.18	4.31	3.83	3.51	3.29	3.12	2.99	2.89	2.80	2.66	2.52	2.37	2.29	2.20	2.11	2.02	1.92	1.80
60	7.08	4.98	4.13	3.65	3.34	3.12	2.95	2.82	2.72	2.63	2.50	2.35	2.20	2.12	2.03	1.94	1.84	1.73	1.60
120	6.85	4.79	3.95	3.48	3.17	2.96	2.79	2.66	2.56	2.47	2.34	2.19	2.03	1.95	1.86	1.76	1.66	1.53	1.38
∞	6.63	4.61	3.78	3.32	3.02	2.80	2.64	2.51	2.41	2.32	2.18	2.04	1.88	1.79	1.70	1.59	1.47	1.32	1.00

续表

$\alpha=0.025$

f_1 \ f_2	1	2	3	4	5	6	7	8	9	10	12	15	20	24	30	40	60	120	∞
1	647.8	799.5	864.2	899.6	921.8	937.1	948.2	956.7	963.3	968.6	976.7	984.9	993.1	997.2	1 001	1 006	1 010	1 014	1 018
2	38.51	39.00	39.17	39.25	39.30	39.33	39.36	39.37	39.39	39.40	39.41	39.43	39.45	39.46	39.46	39.47	39.48	39.49	39.50
3	17.44	16.04	15.44	15.10	14.88	14.73	14.26	14.54	14.47	14.42	14.34	14.25	14.17	14.12	14.08	14.04	13.99	13.95	13.90
4	12.22	10.65	9.98	9.60	9.36	9.20	9.07	8.98	8.90	8.84	8.75	8.66	8.56	8.51	8.46	8.41	8.36	8.31	8.26
5	10.01	8.43	7.76	7.39	7.15	6.98	6.85	6.76	6.68	6.62	6.52	6.43	6.33	6.28	6.23	6.18	6.12	6.07	6.02
6	8.81	7.26	6.60	6.23	5.99	5.82	5.70	5.60	5.52	5.46	5.37	5.27	5.17	5.12	5.07	5.01	4.96	4.90	4.85
7	8.07	6.54	5.89	5.52	5.29	5.12	4.99	4.90	4.82	4.76	4.67	4.57	4.47	4.42	4.36	4.31	4.25	4.20	4.14
8	7.57	6.06	5.42	5.05	4.82	4.65	5.53	4.43	4.36	4.30	4.20	4.10	4.00	3.95	3.89	3.84	3.78	3.73	3.67
9	7.21	5.71	5.08	4.72	4.48	4.32	4.20	4.10	4.03	3.96	3.87	3.77	3.67	3.61	3.56	3.51	3.45	3.39	3.33
10	6.94	5.46	4.83	4.47	4.24	4.07	3.95	3.85	3.78	3.72	3.62	3.52	3.42	3.37	3.31	3.26	3.20	3.14	3.08
11	6.72	5.26	4.63	4.28	4.04	3.88	3.76	3.66	3.59	3.53	3.43	3.33	3.23	3.17	3.12	3.06	3.00	2.94	2.88
12	6.55	5.10	4.47	4.12	3.89	3.73	3.61	3.51	3.44	3.37	3.28	3.18	3.07	3.02	2.96	2.91	2.85	2.79	2.72
13	6.41	4.97	4.35	4.00	3.77	3.60	3.48	3.39	3.31	3.25	3.15	3.05	2.95	2.89	2.84	2.78	2.72	2.66	2.60
14	6.30	4.86	4.24	3.89	3.66	3.50	3.38	3.29	3.21	3.15	3.05	2.95	2.84	2.79	2.73	2.67	2.61	2.55	2.49
15	6.20	4.77	4.15	3.80	3.58	3.41	3.29	3.20	3.12	3.06	2.96	2.86	2.76	2.70	2.64	2.59	2.52	2.46	2.40
16	6.12	4.69	4.08	3.73	3.50	3.34	3.22	3.12	3.05	2.99	2.89	2.79	2.68	2.63	2.57	2.51	2.45	2.38	2.32
17	6.04	4.62	4.01	3.66	3.44	3.28	3.16	3.06	2.98	2.92	2.82	2.72	2.62	2.56	2.50	2.44	2.38	2.32	2.25

续表

f_1 / f_2	1	2	3	4	5	6	7	8	9	10	12	15	20	24	30	40	60	120	∞
18	5.98	4.56	3.95	3.61	3.38	3.22	3.10	3.01	2.93	2.87	2.77	2.67	2.56	2.50	2.44	2.38	2.32	2.26	2.19
19	5.92	4.51	3.90	3.56	3.33	3.17	3.05	2.96	2.88	2.82	2.72	2.62	2.51	2.45	2.39	2.33	2.27	2.20	2.13
20	5.87	4.46	3.86	3.51	3.29	3.13	3.01	2.91	2.84	2.77	2.68	2.57	2.46	2.41	2.35	2.29	2.22	2.16	2.09
21	5.83	4.42	3.82	3.48	3.25	3.09	2.97	2.87	2.80	2.73	2.64	2.53	2.42	2.37	2.31	2.25	2.18	2.11	2.04
22	5.79	4.38	3.78	3.44	3.22	3.05	2.93	2.84	2.76	2.70	2.60	2.50	2.39	2.33	2.27	2.21	2.14	2.08	2.00
23	5.75	4.35	3.75	3.41	3.18	3.02	2.90	2.81	2.73	2.67	2.57	2.47	2.36	2.30	2.24	2.18	2.11	2.04	1.97
24	5.72	4.32	3.72	3.38	3.15	2.99	2.87	2.78	2.70	2.64	2.54	2.44	2.33	2.27	2.21	2.15	2.08	2.01	1.94
25	5.69	4.29	3.69	3.35	3.13	2.97	2.85	2.75	2.68	2.61	2.51	2.41	2.30	2.24	2.18	2.12	2.05	1.98	1.91
26	5.66	4.27	3.67	3.33	3.10	2.94	2.82	2.73	2.65	2.59	2.49	2.39	2.28	2.22	2.16	2.09	2.03	1.95	1.88
27	5.63	4.24	3.65	3.31	3.08	2.92	2.80	2.71	2.63	2.57	2.47	2.36	2.25	2.19	2.13	2.07	2.00	1.93	1.85
28	5.61	4.22	3.63	3.29	3.06	2.90	2.78	2.69	2.61	2.55	2.45	2.34	2.23	2.17	2.11	2.05	1.98	1.91	1.83
29	5.59	4.20	3.61	3.27	3.04	2.88	2.76	2.67	2.59	2.53	2.43	2.32	2.21	2.15	2.09	2.03	1.96	1.89	1.81
30	5.57	4.18	3.59	3.25	3.03	2.87	2.75	2.65	2.57	2.51	2.41	2.31	2.20	2.14	2.07	2.01	1.94	1.87	1.79
40	5.42	4.05	3.46	3.13	2.90	2.74	2.62	2.53	2.45	2.39	2.29	2.18	2.07	2.01	1.94	1.88	1.80	1.72	1.64
60	5.29	3.93	3.34	3.01	2.79	2.63	2.51	2.41	2.33	2.27	2.17	2.06	1.94	1.88	1.82	1.74	1.67	1.58	1.48
120	5.15	3.80	3.23	2.89	2.67	2.52	2.39	2.30	2.22	2.16	2.05	1.94	1.82	1.76	1.69	1.61	1.53	1.43	1.31
∞	5.02	3.69	3.12	2.79	2.57	2.41	2.29	2.19	2.11	2.05	1.94	1.83	1.71	1.64	1.57	1.48	1.39	1.27	1.00

续表

α = 0.005

f_2 \ f_1	1	2	3	4	5	6	7	8	9	10	12	15	20	24	30	40	60	120	∞
1	16 211	20 000	21 615	22 500	23 056	23 437	23 715	23 925	24 091	24 224	24 426	24 630	24 836	24 940	250 44	25 148	25 253	25 359	25 464
2	198.5	199.0	199.2	199.2	199.3	199.3	199.4	199.4	199.4	199.4	199.4	199.4	199.4	199.5	199.5	199.5	199.5	199.5	199.5
3	55.55	49.80	47.47	46.19	45.39	44.84	44.43	44.13	43.88	43.69	43.39	43.08	42.78	42.62	42.47	42.31	42.15	41.99	41.83
4	31.33	26.28	24.26	23.15	22.46	21.97	21.62	21.35	21.14	20.97	20.70	20.44	20.17	20.03	19.89	19.75	19.61	19.47	19.32
5	22.78	18.31	16.53	15.56	14.94	14.51	14.20	13.96	13.77	13.62	13.38	13.15	12.90	12.78	12.66	12.53	12.40	12.27	12.14
6	18.63	14.54	12.92	12.03	11.46	11.07	10.79	10.57	10.39	10.25	10.03	9.81	9.59	9.47	9.36	9.24	9.12	9.00	8.88
7	16.24	12.40	10.88	10.05	9.52	9.16	8.89	8.68	8.51	8.38	8.18	7.97	7.75	7.64	7.53	7.42	.31	7.19	7.08
8	14.69	11.04	9.60	8.81	8.30	7.95	7.69	7.50	7.34	7.21	7.01	6.81	6.61	6.50	6.40	6.29	6.18	6.06	5.95
9	13.61	10.11	8.72	7.96	7.47	7.13	6.88	6.69	6.54	6.42	6.23	6.03	5.83	5.73	5.62	5.52	5.41	5.30	5.19
10	12.83	9.43	8.08	7.34	6.87	6.54	6.30	6.12	5.97	5.85	5.66	5.47	5.27	5.17	5.07	4.97	4.86	4.75	4.64
11	12.23	8.91	7.60	6.88	6.42	6.10	5.86	5.68	5.54	5.42	5.24	5.05	4.86	4.76	4.65	4.55	4.45	4.34	4.23
12	11.75	8.51	7.23	6.52	6.07	5.76	5.52	5.35	5.20	5.09	4.91	4.72	4.53	4.43	4.33	4.23	4.12	4.01	3.90
13	11.37	8.19	6.93	6.23	5.79	5.48	5.25	5.08	4.94	4.82	4.64	4.46	4.27	4.17	4.07	3.97	3.87	3.76	3.65
14	11.06	7.92	6.68	6.00	5.56	5.26	5.03	4.86	4.72	4.60	4.43	4.25	4.06	3.96	3.86	3.76	3.66	3.55	3.44
15	10.80	7.70	6.48	5.80	5.37	5.07	4.85	4.67	4.54	4.42	4.25	4.07	3.88	3.79	3.69	3.58	3.48	3.37	3.26
16	10.58	7.51	6.30	5.64	5.21	4.91	4.69	4.52	4.38	4.27	4.10	3.92	3.73	3.64	3.54	3.44	3.33	3.22	3.11
17	10.38	7.35	6.16	5.50	5.07	4.78	4.56	4.39	4.25	4.14	3.97	3.79	3.61	3.51	3.41	3.31	3.21	3.10	2.98

续表

f_2 \ f_1	1	2	3	4	5	6	7	8	9	10	12	15	20	24	30	40	60	120	∞
18	10.22	7.21	6.03	5.37	4.96	4.66	4.44	4.28	4.14	4.03	3.86	3.68	3.50	3.40	3.30	3.20	3.10	2.99	2.87
19	10.07	7.09	5.92	5.27	4.85	4.56	4.34	4.18	4.04	3.93	3.76	3.59	3.40	3.31	3.21	3.11	3.00	2.89	2.78
20	9.94	6.99	5.82	5.17	4.76	4.47	4.26	4.09	3.96	3.85	3.68	3.50	3.32	3.22	3.12	3.02	2.92	2.81	2.69
21	9.83	6.89	5.73	5.09	4.68	4.39	4.18	4.01	3.88	3.77	3.60	3.43	3.24	3.15	3.05	2.95	2.84	2.73	2.61
22	9.73	6.81	5.65	5.02	4.61	4.32	4.11	3.94	3.81	3.70	3.54	3.36	3.18	3.08	2.98	2.88	2.77	2.66	2.55
23	9.63	6.73	5.58	4.95	4.54	4.26	4.05	3.88	3.75	3.64	3.47	3.30	3.12	3.02	2.92	2.82	2.71	2.60	2.48
24	9.55	6.66	5.52	4.89	4.49	4.20	3.99	3.83	3.69	3.59	3.42	3.25	3.06	2.97	2.87	2.77	2.66	2.55	2.43
25	9.48	6.60	5.46	4.84	4.43	4.15	3.94	3.78	3.64	3.54	3.37	3.20	3.01	2.92	2.82	2.72	2.61	2.50	2.38
26	9.41	6.54	5.41	4.79	4.38	4.10	3.89	3.73	3.60	3.49	3.33	3.15	2.97	2.87	2.77	2.67	2.56	2.45	2.33
27	9.34	6.49	5.36	4.74	4.34	4.06	3.85	3.69	3.56	3.45	3.28	3.11	2.93	2.83	2.73	2.63	2.52	2.41	2.29
28	9.28	6.44	5.32	4.70	4.30	4.02	3.81	3.65	3.52	3.41	3.25	3.07	2.89	2.79	2.69	2.59	2.48	2.37	2.25
29	9.23	6.40	5.28	4.66	4.26	3.98	3.77	3.61	3.48	3.38	3.21	3.04	2.86	2.76	2.66	2.56	2.45	2.33	2.21
30	9.18	6.35	5.24	4.62	4.23	3.95	3.74	3.58	3.45	3.34	3.18	3.01	2.82	2.73	2.63	2.52	2.42	2.30	2.18
40	8.83	6.07	4.98	4.37	3.99	3.71	3.51	3.35	3.22	3.12	2.95	2.78	2.60	2.50	2.40	2.30	2.18	2.06	1.93
60	8.49	5.79	4.73	4.14	3.76	3.49	3.29	3.13	3.01	2.90	2.74	2.57	2.39	2.29	2.19	2.08	1.96	1.83	1.69
120	8.18	5.54	4.50	3.92	3.55	3.28	3.09	2.93	2.81	2.71	2.54	2.37	2.19	2.09	1.98	1.87	1.75	1.61	1.43
∞	7.88	5.30	4.28	3.72	3.35	3.09	2.90	2.74	2.62	2.52	2.36	2.19	2.00	1.90	1.79	1.67	1.53	1.36	1.00

附表 9　多重比较中的 q 界值表

$\alpha = 0.10$

f_e \\ k	2	3	4	5	6	7	8	9	10	11	12	13	14	15	16	17	18	19	20
1	8.93	13.44	16.36	18.49	20.15	21.51	22.64	23.62	24.48	25.24	25.92	26.54	27.10	27.62	28.10	28.54	28.96	29.35	29.71
2	4.13	5.73	6.77	7.54	8.14	8.63	9.05	9.41	9.72	10.01	10.26	10.49	10.70	10.89	11.07	11.24	11.39	11.54	11.68
3	3.33	4.47	5.20	5.74	6.16	6.51	6.81	7.06	7.29	7.49	7.67	7.83	7.98	8.12	8.25	8.37	8.48	8.58	8.68
4	3.01	3.98	4.59	5.03	5.39	5.68	5.93	6.14	6.33	6.49	6.65	6.78	6.91	7.02	7.13	7.23	7.33	7.41	7.50
5	2.85	3.72	4.26	4.66	4.98	5.24	5.46	5.65	5.82	5.97	6.10	6.22	6.34	6.44	6.54	6.63	6.71	6.79	6.86
6	2.75	3.56	4.07	4.44	4.73	4.97	5.17	5.34	5.50	5.64	5.76	5.87	5.98	6.07	6.16	6.25	6.32	6.40	6.47
7	2.68	3.45	3.93	4.28	4.55	4.78	4.97	5.14	5.28	5.41	5.53	5.64	5.74	5.83	5.91	5.99	6.06	6.13	6.19
8	2.63	3.37	3.83	4.17	4.43	4.65	4.83	4.99	5.13	5.25	5.36	5.46	5.56	5.64	5.72	5.80	5.87	5.93	6.00
9	2.59	3.32	3.76	4.08	4.34	4.54	4.72	4.87	5.01	5.13	5.23	5.33	5.42	5.51	5.58	5.66	5.72	5.79	5.85
10	2.56	3.27	3.70	4.02	4.26	4.47	4.64	4.78	4.91	5.03	5.13	5.23	5.32	5.40	5.47	5.54	5.61	5.67	5.73
11	2.54	3.23	3.66	3.96	4.20	4.40	4.57	4.71	4.84	4.95	5.05	5.15	5.23	5.31	5.38	5.45	5.51	5.57	5.63
12	2.52	3.20	3.62	3.92	4.16	4.35	4.51	4.65	4.78	4.89	4.99	5.08	5.16	5.24	5.31	5.37	5.44	5.49	5.55
13	2.50	3.18	3.59	3.88	4.12	4.30	4.46	4.60	4.72	4.83	4.93	5.02	5.10	5.18	5.25	5.31	5.37	5.43	5.48
14	2.49	3.16	3.56	3.85	4.08	4.27	4.42	4.56	4.68	4.79	4.88	4.97	5.05	5.12	5.19	5.26	5.32	5.37	5.43
15	2.48	3.14	3.54	3.83	4.05	4.23	4.39	4.52	4.64	4.75	4.84	4.93	5.01	5.08	5.15	5.21	5.27	5.32	5.38
16	2.47	3.12	3.52	3.80	4.03	4.21	4.36	4.49	4.61	4.71	4.81	4.89	4.97	5.04	5.11	5.17	5.23	5.28	5.33
17	2.46	3.11	3.50	3.78	4.00	4.18	4.33	4.46	4.58	4.68	4.77	4.86	4.93	5.01	5.07	5.13	5.19	5.24	5.30
18	2.45	3.10	3.49	3.77	3.98	4.16	4.31	4.44	4.55	4.65	4.75	4.83	4.90	4.98	5.04	5.10	5.16	5.21	5.26
19	2.45	3.09	3.47	3.75	3.97	4.14	4.29	4.42	4.53	4.63	4.72	4.80	4.88	4.95	5.01	5.07	5.13	5.18	5.23
20	2.44	3.08	3.46	3.74	3.95	4.12	4.27	4.40	4.51	4.61	4.70	4.78	4.85	4.92	4.99	5.05	5.10	5.16	5.20
24	2.42	3.05	3.42	3.69	3.90	4.07	4.21	4.34	4.44	4.54	4.63	4.71	4.78	4.85	4.91	4.97	5.02	5.07	5.12
30	2.40	3.02	3.39	3.65	3.85	4.02	4.16	4.28	4.38	4.47	4.56	4.64	4.71	4.77	4.83	4.89	4.94	4.99	5.03
40	2.38	2.99	3.35	3.60	3.80	3.96	4.10	4.21	4.32	4.41	4.49	4.56	4.63	4.69	4.75	4.81	4.86	4.90	4.95
60	2.36	2.96	3.31	3.56	3.75	3.91	4.04	4.16	4.25	4.34	4.42	4.49	4.56	4.62	4.67	4.73	4.78	4.82	4.86
120	2.34	2.93	3.28	3.52	3.71	3.86	3.99	4.10	4.19	4.28	4.35	4.42	4.48	4.54	4.60	4.65	4.69	4.74	4.78
∞	2.33	2.90	3.24	3.48	3.66	3.81	3.93	4.04	4.13	4.21	4.28	4.35	4.41	4.47	4.52	4.57	4.61	4.65	4.69

续表

$\alpha = 0.05$

f_e \ k	2	3	4	5	6	7	8	9	10	11	12	13	14	15	16	17	18	19	20
1	18.00	27.00	32.80	37.10	40.40	43.10	45.40	47.40	49.10	50.60	52.00	53.20	54.30	55.40	56.30	57.20	58.00	58.80	59.60
2	6.09	8.30	9.80	10.90	11.70	12.40	13.00	13.50	14.00	14.40	14.70	15.10	15.40	15.70	15.90	16.10	16.40	16.60	16.80
3	4.50	5.91	6.82	7.50	8.04	8.48	8.85	9.18	9.46	9.72	9.95	10.15	10.35	10.52	10.69	10.84	10.98	11.11	11.24
4	3.93	5.04	5.76	6.29	6.71	7.05	7.35	7.60	7.83	8.03	8.21	8.37	8.52	8.66	8.79	8.91	9.03	9.13	9.23
5	3.64	4.60	5.22	5.67	6.03	6.33	6.58	6.80	6.99	7.17	7.32	7.47	7.60	7.72	7.83	7.93	8.03	8.12	8.21
6	3.46	4.34	4.90	5.31	5.63	5.89	6.12	6.32	6.49	6.65	6.79	6.92	7.03	7.14	7.24	7.34	7.43	7.51	7.59
7	3.34	4.16	4.68	5.06	5.36	5.61	5.82	6.00	6.16	6.30	6.43	6.55	6.66	6.76	6.85	6.94	7.02	7.09	7.17
8	3.26	4.04	4.53	4.89	5.17	5.40	5.60	5.77	5.92	6.05	6.18	6.29	6.39	6.48	6.57	6.65	6.73	6.80	6.87
9	3.20	3.95	4.42	4.76	5.02	5.24	5.43	5.60	5.74	5.87	5.98	6.09	6.19	6.28	6.36	6.44	6.51	6.58	6.64
10	3.15	3.88	4.33	4.65	4.91	5.12	5.30	5.46	5.60	5.72	5.83	5.93	6.03	6.11	6.20	6.27	6.34	6.40	6.47
11	3.11	3.82	4.26	4.57	4.82	5.03	5.20	5.35	5.49	5.61	5.71	5.81	5.90	5.99	6.06	6.14	6.20	6.26	6.33
12	3.08	3.77	4.20	4.51	4.75	4.95	5.12	5.27	5.40	5.51	5.62	5.71	5.80	5.88	5.95	6.03	6.09	6.15	6.21
13	3.06	3.73	4.15	4.45	4.69	4.88	5.05	5.19	5.32	5.43	5.53	5.63	5.71	5.79	5.86	5.93	6.00	6.05	6.11
14	3.03	3.70	4.11	4.41	4.64	4.83	4.99	5.13	5.25	5.36	5.46	5.55	5.64	5.72	5.79	5.85	5.92	5.97	6.03
15	3.01	3.67	4.08	4.37	4.60	4.78	4.94	5.08	5.20	5.31	5.40	5.49	5.58	5.65	5.72	5.79	5.85	5.90	5.96
16	3.00	3.65	4.05	4.33	4.56	4.74	4.90	5.03	5.15	5.26	5.35	5.44	5.52	5.59	5.66	5.72	5.79	5.84	5.90
17	2.98	3.63	4.02	4.30	4.52	4.71	4.86	4.99	5.11	5.21	5.31	5.39	5.47	5.55	5.61	5.68	5.74	5.79	5.84
18	2.97	3.61	4.00	4.28	4.49	4.67	4.82	4.96	5.07	5.17	5.27	5.35	5.43	5.50	5.57	5.63	5.69	5.74	5.79
19	2.96	3.59	3.98	4.25	4.47	4.65	4.79	4.92	5.04	5.14	5.23	5.32	5.39	5.46	5.53	5.59	5.65	5.70	5.75
20	2.95	3.58	3.96	4.23	4.45	4.62	4.77	4.90	5.01	5.11	5.20	5.28	5.36	5.43	5.49	5.55	5.61	5.66	5.71
24	2.92	3.53	3.90	4.17	4.37	4.54	4.68	4.81	4.92	5.01	5.10	5.18	5.25	5.32	5.38	5.44	5.50	5.54	5.59
30	2.89	3.49	3.84	4.10	4.30	4.46	4.62	4.72	4.83	4.92	5.00	5.08	5.15	5.21	5.27	5.33	5.38	5.43	5.48
40	2.86	3.44	3.79	4.04	4.23	4.39	4.52	4.63	4.74	4.82	4.91	4.98	5.05	5.11	5.16	5.22	5.27	5.31	5.36
60	2.83	3.40	3.74	3.98	4.16	4.31	4.44	4.55	4.65	4.73	4.81	4.88	4.94	5.00	5.06	5.11	5.16	5.20	5.24
120	2.80	3.36	3.69	3.92	4.10	4.24	4.36	4.48	4.56	4.64	4.72	4.78	4.84	4.90	4.95	5.00	5.05	5.09	5.13
∞	2.77	3.31	3.63	3.86	4.03	4.17	4.29	4.39	4.47	4.55	4.62	4.68	4.74	4.80	4.85	4.89	4.93	4.97	5.01

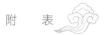

续表

α=0.01

f_e \ k	2	3	4	5	6	7	8	9	10	11	12	13	14	15	16	17	18	19	20
1	90.00	135.00	164.00	186.00	202.00	216.00	227.00	237.00	246.00	253.00	260.00	266.00	272.00	277.00	282.00	286.00	290.00	294.00	298.00
2	14.00	19.00	22.30	24.70	26.60	28.20	29.50	30.70	31.70	32.60	33.40	34.10	34.80	35.40	36.00	36.50	37.00	37.50	37.90
3	8.26	10.60	12.20	13.30	14.20	15.00	15.60	16.20	16.70	17.10	17.50	17.90	18.20	18.50	18.80	19.10	19.30	19.50	19.80
4	6.51	8.12	9.17	9.96	10.60	11.10	11.50	11.90	12.30	12.60	12.80	13.10	13.30	13.50	13.70	13.90	14.10	14.20	14.40
5	5.70	6.97	7.80	8.42	8.91	9.32	9.67	9.97	10.24	10.48	10.70	10.89	11.08	11.24	11.40	11.55	11.68	11.81	11.93
6	5.24	6.33	7.03	7.56	7.97	8.32	8.61	8.87	9.10	9.30	9.49	9.65	9.81	9.95	10.08	10.21	10.32	10.43	10.54
7	4.95	5.92	6.54	7.01	7.37	7.68	7.94	8.17	8.37	8.55	8.71	8.86	9.00	9.12	9.24	9.35	9.46	9.55	9.65
8	4.74	5.63	6.20	6.63	6.96	7.24	7.47	7.68	7.87	8.03	8.18	8.31	8.44	8.55	8.66	8.76	8.85	8.94	9.03
9	4.60	5.43	5.96	6.35	6.66	6.91	7.13	7.32	7.49	7.65	7.78	7.91	8.03	8.13	8.23	8.32	8.41	8.49	8.57
10	4.48	5.27	5.77	6.14	6.43	6.67	6.87	7.05	7.21	7.36	7.48	7.60	7.71	7.81	7.91	7.99	8.07	8.15	8.22
11	4.39	5.14	5.62	5.97	6.25	6.48	6.67	6.84	6.99	7.13	7.25	7.36	7.46	7.56	7.65	7.73	7.81	7.88	7.95
12	4.32	5.04	5.50	5.84	6.10	6.32	6.51	6.67	6.81	6.94	7.06	7.17	7.26	7.36	7.44	7.52	7.59	7.66	7.73
13	4.26	4.96	5.40	5.73	5.98	6.19	6.37	6.53	6.67	6.79	6.90	7.01	7.10	7.19	7.27	7.34	7.42	7.48	7.55
14	4.21	4.89	5.32	5.63	5.88	6.08	6.26	6.41	6.54	6.66	6.77	6.87	6.96	7.05	7.12	7.20	7.27	7.33	7.39
15	4.17	4.83	5.25	5.56	5.80	5.99	6.16	6.31	6.44	6.55	6.66	6.76	6.84	6.93	7.00	7.07	7.14	7.20	7.26
16	4.13	4.78	5.19	5.49	5.72	5.92	6.08	6.22	6.35	6.46	6.56	6.66	6.74	6.82	6.90	6.97	7.03	7.09	7.15
17	4.10	4.74	5.14	5.43	5.66	5.85	6.01	6.15	6.27	6.38	6.48	6.57	6.66	6.73	6.80	6.87	6.94	7.00	7.05
18	4.07	4.70	5.09	5.38	5.60	5.79	5.94	6.08	6.20	6.31	6.41	6.50	6.58	6.65	6.72	6.79	6.85	6.91	6.96
19	4.05	4.67	5.05	5.33	5.55	5.73	5.89	6.02	6.14	6.25	6.34	6.43	6.51	6.58	6.65	6.72	6.78	6.84	6.89
20	4.02	4.64	5.02	5.29	5.51	5.69	5.84	5.97	6.09	6.19	6.29	6.37	6.45	6.52	6.59	6.65	6.71	6.76	6.82
24	3.96	4.54	4.91	5.17	5.37	5.54	5.69	5.81	5.92	6.02	6.11	6.19	6.26	6.33	6.39	6.45	6.51	6.56	6.61
30	3.89	4.45	4.80	5.05	5.24	5.40	5.54	5.65	5.76	5.85	5.93	6.01	6.08	6.14	6.20	6.26	6.31	6.36	6.41
40	3.82	4.37	4.70	4.93	5.11	5.27	5.39	5.50	5.60	5.69	5.77	5.84	5.90	5.96	6.02	6.07	6.12	6.17	6.21
60	3.76	4.28	7.60	4.82	4.99	5.13	5.25	5.36	5.45	5.53	5.60	5.67	5.73	5.79	5.84	5.89	5.93	5.98	6.02
120	3.70	4.20	4.50	4.71	4.87	5.01	5.12	5.21	5.30	5.38	5.44	5.51	5.56	5.61	5.66	5.71	5.75	5.79	5.83
∞	3.64	4.12	4.40	4.60	4.76	4.88	4.99	5.08	5.16	5.23	5.29	5.35	5.40	5.45	5.49	5.54	5.57	5.61	5.65

附表 10　多重比较中的 S 表

$$S_\alpha(k-1,f)=\sqrt{(k-1)F_\alpha(k-1,f)}$$

α = 0.05

f \ $k-1$	2	3	4	5	6	7	8	9	10	12	15	20	24	30
1	19.97	25.44	29.97	33.92	37.47	40.71	43.72	46.53	49.18	54.10	60.74	70.43	77.31	86.62
2	6.16	7.58	8.77	9.82	10.77	11.64	12.45	13.21	13.93	15.26	17.07	19.72	21.61	24.16
3	4.37	5.28	6.04	6.71	7.32	7.89	8.41	8.91	9.37	10.24	11.47	13.16	14.40	16.08
4	3.73	4.45	5.06	5.59	6.08	6.53	6.95	7.35	7.72	8.42	9.37	10.77	11.77	13.13
5	3.40	4.03	4.56	5.03	5.45	5.84	6.21	6.55	6.88	7.49	8.32	9.55	10.43	11.61
6	3.21	3.78	4.26	4.68	5.07	5.43	5.76	6.07	6.37	6.93	7.69	8.80	9.60	10.69
7	3.08	3.61	4.06	4.46	4.82	5.15	5.46	5.75	6.03	6.55	7.26	8.30	9.05	10.06
8	2.99	3.49	3.92	4.29	4.64	4.95	5.24	5.52	5.79	6.28	6.95	7.94	8.65	9.61
9	2.92	3.40	3.81	4.17	4.50	4.80	5.08	5.35	5.60	6.07	6.72	7.66	8.34	9.27
10	2.86	3.34	3.73	4.08	4.39	4.68	4.96	5.21	5.46	5.91	6.53	7.45	8.10	9.00
11	2.82	3.28	3.66	4.00	4.31	4.59	4.86	5.11	5.34	5.78	6.39	7.28	7.91	8.78
12	2.79	3.24	3.61	3.94	4.24	4.52	4.77	5.02	5.25	5.68	6.27	7.13	7.75	8.60
13	2.76	3.20	3.57	3.89	4.18	4.45	4.70	4.94	5.17	5.59	6.16	7.01	7.62	8.45
14	2.73	3.17	3.53	3.85	4.13	4.40	4.65	4.88	5.10	5.51	6.08	6.91	7.51	8.32
15	2.71	3.14	3.50	3.81	4.09	4.35	4.60	4.83	5.04	5.45	6.00	6.82	7.41	8.21
16	2.70	3.12	3.47	3.76	4.06	4.31	4.55	4.78	4.99	5.39	5.94	6.75	7.33	8.11
17	2.68	3.10	3.44	3.75	4.02	4.28	4.51	4.74	4.95	5.34	5.88	6.68	7.25	8.03
18	2.67	3.08	3.42	3.72	4.00	4.25	4.48	4.70	4.91	5.30	5.83	6.62	7.18	7.95
19	2.65	3.06	3.40	3.70	3.97	4.22	4.45	4.67	4.88	5.26	5.79	6.57	7.12	7.88
20	2.64	3.05	3.39	3.68	3.95	4.20	4.42	4.64	4.85	5.23	5.75	6.52	7.07	7.82
24	2.61	3.00	3.33	3.62	3.88	4.12	4.34	4.55	4.75	5.12	5.62	6.37	6.90	7.63
30	2.58	2.96	3.28	3.56	3.81	4.04	4.26	4.46	4.65	5.01	5.50	6.22	6.73	7.43
40	2.54	2.92	3.23	3.50	3.74	3.97	4.18	4.37	4.56	4.90	5.37	6.06	6.56	7.23
60	2.51	2.88	3.18	3.44	3.68	3.89	4.10	4.28	4.46	4.80	5.25	5.91	6.39	7.03
120	2.48	2.84	3.13	3.38	3.61	3.82	4.02	4.20	4.37	4.69	5.12	5.76	6.21	6.83
∞	2.45	2.80	3.08	3.33	3.55	3.75	3.94	4.11	4.28	4.59	5.00	5.60	6.04	6.62

$\alpha = 0.01$

f \\ $k-1$	2	3	4	5	6	7	8	9	10	12	15	20	24	30
1	100.00	127.30	150.00	169.80	187.50	203.70	218.80	232.80	246.10	270.70	303.90	352.40	386.80	433.40
2	14.07	17.25	19.92	22.28	24.41	26.37	28.20	29.91	31.53	34.54	38.62	44.66	48.86	54.63
3	7.85	9.40	10.72	11.88	12.94	13.92	14.83	15.69	16.50	18.02	20.08	23.10	25.27	28.20
4	6.00	7.08	7.99	8.81	9.55	10.24	10.88	11.49	12.06	13.13	14.59	16.74	18.28	20.37
5	5.15	6.02	6.75	7.41	8.00	8.56	9.07	9.56	10.03	10.89	12.08	13.82	15.07	16.77
6	4.67	5.42	6.05	6.61	7.13	7.60	8.05	8.47	8.87	9.62	10.65	12.16	13.25	14.73
7	4.37	5.04	5.60	6.11	6.57	7.00	7.40	7.78	8.14	8.81	9.73	11.10	12.08	13.41
8	4.16	4.77	5.29	5.76	6.18	6.58	6.94	7.29	7.63	8.25	9.10	10.35	11.26	12.49
9	4.01	4.58	5.07	5.50	5.90	6.27	6.61	6.94	7.25	7.83	8.63	9.81	10.65	11.81
10	3.89	4.43	4.90	5.31	5.68	6.03	6.36	6.67	6.96	7.51	8.27	9.39	10.19	11.29
11	3.80	4.32	4.76	5.16	5.52	5.85	6.16	6.46	6.74	7.26	7.99	9.05	9.82	10.87
12	3.72	4.23	4.65	5.03	5.38	5.70	6.00	6.28	6.55	7.06	7.76	8.78	9.53	10.54
13	3.66	4.15	4.56	4.93	5.27	5.58	5.87	6.14	6.40	6.89	7.57	8.56	9.28	10.26
14	3.61	4.09	4.49	4.85	5.17	5.47	5.76	6.02	6.28	6.75	7.41	8.37	9.07	10.02
15	3.57	4.03	4.42	4.77	5.09	5.38	5.66	5.92	6.17	6.63	7.27	8.21	8.89	9.82
16	3.53	3.98	4.37	4.71	5.02	5.31	5.58	5.83	6.08	6.53	7.15	8.07	8.74	9.64
17	3.50	3.94	4.32	4.66	4.96	5.24	5.51	5.76	5.99	6.44	7.05	7.95	8.60	9.49
18	3.47	3.91	4.28	4.61	4.91	5.18	5.44	5.69	5.92	6.36	6.96	7.84	8.48	9.36
19	3.44	3.88	4.24	4.57	4.86	5.13	5.39	5.63	5.86	6.29	6.88	7.75	8.37	9.24
20	3.42	3.85	4.21	4.53	4.82	5.09	5.34	5.58	5.80	6.23	6.81	7.67	8.28	9.13
24	3.35	3.76	4.11	4.41	4.69	4.95	5.19	5.41	5.63	6.03	6.58	7.40	7.99	8.79
30	3.28	3.68	4.01	4.30	4.57	4.81	5.04	5.25	5.46	5.84	6.36	7.14	7.70	8.46
40	3.22	3.60	3.91	4.19	4.44	4.68	4.89	5.10	5.29	5.65	6.15	6.88	7.41	8.13
60	3.16	3.52	3.82	4.09	4.33	4.55	4.75	4.95	5.13	5.47	5.94	6.63	7.13	7.80
120	3.09	3.44	3.73	3.98	4.21	4.42	4.62	4.80	4.97	5.29	5.73	6.38	6.84	7.47
∞	3.03	3.37	3.64	3.88	4.10	4.30	4.48	4.65	4.82	5.12	5.53	6.13	6.56	7.13

附表 11　二项分布参数 p 的置信区间表

$1-\alpha=0.95$

k \ $n-k$	1	2	3	4	5	6	7	8	9	10	12	14	16	$n-k$ \ k
0	0.975	0.842	0.708	0.602	0.522	0.459	0.410	0.369	0.336	0.308	0.265	0.232	0.206	0
	0.000	0.000	0.000	0.000	0.000	0.000	0.000	0.000	0.000	0.000	0.000	0.000	0.000	
1	0.987	0.906	0.806	0.716	0.641	0.579	0.527	0.483	0.445	0.413	0.360	0.319	0.287	1
	0.013	0.008	0.006	0.005	0.004	0.004	0.003	0.003	0.003	0.002	0.002	0.002	0.001	
2	0.992	0.932	0.853	0.777	0.710	0.651	0.600	0.556	0.518	0.484	0.428	0.383	0.347	2
	0.094	0.068	0.053	0.043	0.037	0.032	0.028	0.025	0.023	0.021	0.018	0.016	0.014	
3	0.994	0.947	0.882	0.816	0.755	0.701	0.652	0.610	0.572	0.538	0.481	0.434	0.396	3
	0.194	0.147	0.118	0.099	0.085	0.075	0.067	0.060	0.055	0.050	0.043	0.038	0.034	
4	0.995	0.957	0.901	0.843	0.788	0.738	0.692	0.651	0.614	0.581	0.524	0.476	0.437	4
	0.284	0.223	0.184	0.157	0.137	0.122	0.109	0.099	0.091	0.084	0.073	0.064	0.057	
5	0.996	0.963	0.915	0.863	0.813	0.766	0.723	0.684	0.649	0.616	0.560	0.512	0.471	5
	0.359	0.290	0.245	0.212	0.187	0.167	0.151	0.139	0.128	0.118	0.103	0.091	0.082	
6	0.996	0.968	0.925	0.878	0.833	0.789	0.749	0.711	0.677	0.646	0.590	0.543	0.502	6
	0.421	0.349	0.299	0.262	0.234	0.211	0.192	0.177	0.163	0.152	0.133	0.119	0.107	
7	0.997	0.972	0.933	0.891	0.849	0.808	0.770	0.734	0.701	0.671	0.616	0.570	0.529	7
	0.473	0.400	0.348	0.308	0.277	0.251	0.230	0.213	0.198	0.184	0.163	0.146	0.132	
8	0.997	0.975	0.940	0.901	0.861	0.823	0.787	0.753	0.722	0.692	0.639	0.593	0.553	8
	0.517	0.444	0.390	0.349	0.316	0.289	0.266	0.247	0.230	0.215	0.191	0.172	0.156	
9	0.997	0.977	0.945	0.909	0.872	0.837	0.802	0.770	0.740	0.711	0.660	0.615	0.575	9
	0.555	0.482	0.428	0.386	0.351	0.323	0.299	0.278	0.260	0.244	0.218	0.197	0.180	
10	0.998	0.979	0.950	0.916	0.882	0.848	0.816	0.785	0.756	0.728	0.678	0.634	0.595	10
	0.587	0.516	0.462	0.419	0.384	0.354	0.329	0.308	0.289	0.272	0.244	0.221	0.202	
12	0.998	0.982	0.957	0.927	0.897	0.867	0.837	0.809	0.782	0.756	0.709	0.666	0.628	12
	0.640	0.572	0.519	0.476	0.440	0.410	0.384	0.361	0.340	0.322	0.291	0.266	0.245	
14	0.998	0.984	0.962	0.936	0.909	0.881	0.854	0.828	0.803	0.779	0.734	0.694	0.657	14
	0.681	0.617	0.566	0.524	0.488	0.457	0.430	0.407	0.385	0.366	0.334	0.306	0.283	
16	0.999	0.986	0.966	0.943	0.918	0.893	0.868	0.844	0.820	0.798	0.755	0.717	0.681	16
	0.713	0.653	0.604	0.563	0.529	0.498	0.471	0.447	0.425	0.405	0.372	0.343	0.319	
18	0.999	0.988	0.970	0.948	0.925	0.902	0.879	0.857	0.835	0.814	0.773	0.736	0.702	18
	0.740	0.683	0.637	0.597	0.564	0.533	0.506	0.482	0.460	0.440	0.406	0.376	0.351	
20	0.999	0.989	0.972	0.953	0.932	0.910	0.889	0.868	0.847	0.827	0.789	0.753	0.720	20
	0.762	0.708	0.664	0.626	0.593	0.564	0.537	0.513	0.492	0.472	0.437	0.407	0.381	
22	0.999	0.990	0.975	0.956	0.937	0.917	0.897	0.877	0.858	0.839	0.803	0.768	0.737	22
	0.781	0.730	0.688	0.651	0.619	0.590	0.565	0.541	0.519	0.500	0.465	0.434	0.408	
24	0.999	0.991	0.976	0.960	0.942	0.923	0.904	0.885	0.867	0.849	0.814	0.782	0.751	24
	0.797	0.749	0.708	0.673	0.642	0.614	0.589	0.566	0.545	0.525	0.490	0.460	0.433	
26	0.999	0.991	0.978	0.962	0.945	0.928	0.910	0.893	0.875	0.858	0.825	0.794	0.764	26
	0.810	0.765	0.726	0.693	0.663	0.636	0.611	0.588	0.567	0.548	0.513	0.483	0.456	
28	0.999	0.992	0.980	0.965	0.949	0.932	0.916	0.899	0.882	0.866	0.834	0.804	0.776	28
	0.822	0.779	0.743	0.710	0.681	0.655	0.631	0.609	0.588	0.569	0.535	0.504	0.478	
30	0.999	0.992	0.981	0.967	0.952	0.936	0.620	0.904	0.889	0.873	0.843	0.814	0.786	30
	0.833	0.792	0.757	0.725	0.697	0.672	0.649	0.672	0.607	0.588	0.554	0.524	0.498	
40	0.999	0.994	0.985	0.975	0.963	0.951	0.938	0.925	0.912	0.900	0.875	0.850	0.827	40
	0.871	0.838	0.809	0.783	0.759	0.737	0.717	0.698	0.679	0.662	0.631	0.602	0.578	
60	1.000	0.996	0.990	0.983	0.975	0.966	0.957	0.948	0.939	0.929	0.911	0.893	0.874	60
	0.912	0.888	0.867	0.848	0.830	0.813	0.797	0.782	0.767	0.752	0.727	0.703	0.681	
100	1.000	0.998	0.994	0.989	0.984	0.979	0.973	0.967	0.962	0.955	0.943	0.931	0.919	100
	0.946	0.931	0.917	0.904	0.892	0.881	0.870	0.859	0.849	0.838	0.820	0.802	0.786	
200	1.000	0.998	0.997	0.995	0.992	0.989	0.986	0.983	0.980	0.977	0.970	0.964	0.957	200
	0.973	0.965	0.957	0.951	0.944	0.938	0.932	0.926	0.920	0.914	0.903	0.893	0.883	
500	1.000	1.000	0.999	0.998	0.997	0.996	0.995	0.993	0.992	0.991	0.988	0.985	0.928	500
	0.989	0.986	0.983	0.980	0.977	0.974	0.972	0.969	0.967	0.964	0.960	0.955	0.950	

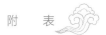

$1-\alpha=0.95$　　　　　　　　　　　　　　　　　　　　　　　　　　　　　　　　　　　续表

n-k／k	18	20	22	24	26	28	30	40	60	100	200	500	n-k／k
0	0.185	0.168	0.154	0.142	0.132	0.123	0.116	0.088	0.060	0.036	0.018	0.007	0
	0.000	0.000	0.000	0.000	0.000	0.000	0.000	0.000	0.000	0.000	0.000	0.000	
1	0.260	0.238	0.219	0.203	0.190	0.178	0.167	0.129	0.088	0.054	0.027	0.011	1
	0.001	0.001	0.001	0.001	0.001	0.001	0.001	0.001	0.000	0.000	0.000	0.000	
2	0.317	0.292	0.270	0.251	0.235	0.221	0.208	0.162	0.112	0.069	0.035	0.014	2
	0.012	0.011	0.010	0.009	0.009	0.008	0.008	0.006	0.004	0.002	0.001	0.000	
3	0.363	0.336	0.312	0.292	0.274	0.257	0.243	0.191	0.133	0.083	0.043	0.017	3
	0.030	0.028	0.025	0.024	0.022	0.020	0.019	0.015	0.010	0.006	0.003	0.001	
4	0.403	0.374	0.349	0.327	0.307	0.290	0.275	0.217	0.152	0.096	0.049	0.020	4
	0.052	0.047	0.044	0.040	0.038	0.035	0.033	0.025	0.017	0.011	0.005	0.002	
5	0.436	0.407	0.381	0.358	0.337	0.319	0.303	0.241	0.170	0.108	0.056	0.023	5
	0.075	0.068	0.063	0.058	0.055	0.051	0.048	0.037	0.025	0.016	0.008	0.003	
6	0.467	0.436	0.410	0.386	0.364	0.345	0.328	0.263	0.187	0.119	0.062	0.026	6
	0.098	0.090	0.083	0.077	0.072	0.068	0.064	0.049	0.034	0.021	0.011	0.004	
7	0.494	0.463	0.435	0.411	0.389	0.369	0.351	0.283	0.203	0.130	0.068	0.028	7
	0.121	0.111	0.103	0.096	0.090	0.084	0.080	0.062	0.043	0.027	0.014	0.005	
8	0.518	0.487	0.459	0.434	0.412	0.391	0.373	0.302	0.218	0.141	0.074	0.031	8
	0.143	0.132	0.123	0.115	0.107	0.101	0.096	0.075	0.052	0.033	0.017	0.007	
9	0.540	0.508	0.481	0.455	0.433	0.412	0.393	0.321	0.233	0.151	0.080	0.033	9
	0.165	0.153	0.142	0.133	0.125	0.118	0.111	0.088	0.061	0.038	0.020	0.008	
10	0.560	0.528	0.500	0.475	0.452	0.431	0.412	0.338	0.248	0.162	0.086	0.036	10
	0.186	0.173	0.161	0.151	0.142	0.134	0.127	0.100	0.071	0.045	0.023	0.009	
12	0.594	0.563	0.535	0.510	0.487	0.465	0.446	0.369	0.273	0.180	0.097	0.040	12
	0.227	0.211	0.197	0.186	0.175	0.166	0.157	0.125	0.089	0.057	0.030	0.012	
14	0.624	0.593	0.566	0.540	0.517	0.496	0.476	0.398	0.297	0.198	0.107	0.045	14
	0.264	0.247	0.232	0.218	0.206	0.196	0.186	0.150	0.107	0.069	0.036	0.015	
16	0.649	0.619	0.592	0.567	0.544	0.522	0.502	0.422	0.319	0.214	0.117	0.050	16
	0.298	0.280	0.263	0.249	0.236	0.224	0.214	0.173	0.126	0.081	0.043	0.018	
18	0.671	0.642	0.615	0.590	0.568	0.547	0.527	0.445	0.340	0.230	0.127	0.054	18
	0.329	0.310	0.293	0.277	0.264	0.251	0.240	0.196	0.143	0.093	0.050	0.021	
20	0.690	0.662	0.636	0.612	0.589	0.568	0.548	0.467	0.359	0.245	0.137	0.059	20
	0.358	0.338	0.320	0.304	0.289	0.276	0.264	0.217	0.160	0.105	0.057	0.024	
22	0.707	0.680	0.654	0.631	0.608	0.588	0.568	0.487	0.378	0.260	0.146	0.063	22
	0.385	0.364	0.346	0.329	0.314	0.300	0.287	0.237	0.177	0.117	0.063	0.027	
24	0.723	0.696	0.671	0.648	0.626	0.605	0.586	0.505	0.395	0.274	0.155	0.067	24
	0.410	0.388	0.369	0.352	0.337	0.322	0.309	0.257	0.193	0.128	0.070	0.030	
26	0.736	0.711	0.686	0.663	0.642	0.622	0.603	0.522	0.411	0.287	0.164	0.072	26
	0.432	0.411	0.392	0.374	0.358	0.343	0.330	0.276	0.208	0.140	0.077	0.033	
28	0.749	0.724	0.700	0.678	0.657	0.637	0.618	0.538	0.426	0.300	0.172	0.076	28
	0.453	0.432	0.412	0.395	0.378	0.363	0.349	0.294	0.223	0.153	0.083	0.036	
30	0.760	0.736	0.713	0.691	0.670	0.651	0.632	0.552	0.441	0.313	0.181	0.080	30
	0.473	0.452	0.432	0.414	0.397	0.382	0.368	0.311	0.237	0.162	0.090	0.039	
40	0.804	0.783	0.763	0.743	0.724	0.706	0.689	0.614	0.503	0.368	0.220	0.099	40
	0.555	0.533	0.513	0.495	0.478	0.462	0.448	0.386	0.303	0.213	0.122	0.053	
60	0.857	0.840	0.823	0.807	0.792	0.777	0.763	0.697	0.593	0.455	0.287	0.136	60
	0.660	0.641	0.622	0.605	0.589	0.574	0.559	0.497	0.407	0.300	0.181	0.083	
100	0.907	0.895	0.883	0.872	0.860	0.847	0.838	0.787	0.700	0.571	0.395	0.199	100
	0.770	0.755	0.740	0.726	0.713	0.700	0.687	0.632	0.545	0.429	0.280	0.138	
200	0.950	0.943	0.937	0.930	0.923	0.917	0.910	0.878	0.819	0.720	0.550	0.319	200
	0.873	0.863	0.854	0.845	0.836	0.828	0.819	0.780	0.713	0.605	0.450	0.253	
500	0.979	0.976	0.973	0.970	0.967	0.964	0.961	0.947	0.917	0.862	0.747	0.531	500
	0.946	0.941	0.937	0.933	0.928	0.924	0.920	0.901	0.864	0.801	0.681	0.469	

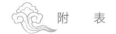

1−α＝0.99　　　　　　　　　　　　　　　　　　　　　　　　　　　　续表

n−k / k	1	2	3	4	5	6	7	8	9	10	12	14	16	n−k / k
0	0.995	0.929	0.829	0.734	0.653	0.586	0.531	0.484	0.445	0.411	0.357	0.315	0.282	0
	0.000	0.000	0.000	0.000	0.000	0.000	0.000	0.000	0.000	0.000	0.000	0.000	0.000	
1	0.997	0.959	0.889	0.815	0.746	0.685	0.632	0.585	0.544	0.509	0.449	0.402	0.363	1
	0.003	0.002	0.001	0.001	0.001	0.001	0.001	0.001	0.001	0.000	0.000	0.000	0.000	
2	0.998	0.971	0.917	0.856	0.797	0.742	0.693	0.648	0.608	0.573	0.512	0.463	0.422	2
	0.041	0.029	0.023	0.019	0.016	0.014	0.012	0.011	0.010	0.009	0.008	0.007	0.006	
3	0.999	0.977	0.934	0.882	0.830	0.781	0.735	0.693	0.655	0.621	0.561	0.510	0.468	3
	0.111	0.083	0.066	0.005	0.047	0.042	0.037	0.033	0.030	0.028	0.024	0.021	0.019	
4	0.999	0.981	0.945	0.900	0.854	0.809	0.767	0.728	0.691	0.658	0.599	0.549	0.507	4
	0.185	0.144	0.118	0.100	0.087	0.077	0.069	0.062	0.057	0.053	0.045	0.040	0.036	
5	0.999	0.984	0.953	0.913	0.872	0.831	0.791	0.755	0.720	0.688	0.631	0.582	0.539	5
	0.254	0.203	0.170	0.146	0.128	0.114	0.103	0.094	0.087	0.080	0.070	0.062	0.055	
6	0.999	0.986	0.958	0.923	0.886	0.848	0.811	0.777	0.744	0.714	0.658	0.610	0.567	6
	0.315	0.258	0.219	0.191	0.169	0.152	0.138	0.127	0.117	0.109	0.095	0.085	0.076	
7	0.999	0.988	0.963	0.931	0.897	0.862	0.828	0.795	0.764	0.735	0.681	0.634	0.592	7
	0.368	0.307	0.265	0.233	0.209	0.189	0.172	0.159	0.147	0.137	0.121	0.108	0.097	
8	0.999	0.989	0.967	0.938	0.906	0.873	0.841	0.811	0.781	0.753	0.701	0.655	0.614	8
	0.415	0.352	0.307	0.272	0.245	0.223	0.205	0.189	0.176	0.165	0.146	0.131	0.119	
9	0.999	0.990	0.970	0.943	0.913	0.883	0.853	0.824	0.795	0.768	0.718	0.674	0.634	9
	0.456	0.392	0.345	0.309	0.280	0.256	0.236	0.219	0.205	0.192	0.171	0.154	0.140	
10	1.000	0.991	0.972	0.947	0.920	0.891	0.863	0.835	0.808	0.782	0.734	0.690	0.651	10
	0.491	0.427	0.379	0.342	0.312	0.286	0.265	0.247	0.232	0.218	0.195	0.176	0.161	
12	1.000	0.992	0.976	0.955	0.930	0.905	0.879	0.854	0.829	0.805	0.760	0.719	0.682	12
	0.551	0.488	0.439	0.401	0.369	0.342	0.319	0.299	0.282	0.266	0.240	0.218	0.200	
14	1.000	0.993	0.979	0.960	0.938	0.915	0.892	0.869	0.846	0.824	0.782	0.743	0.707	14
	0.598	0.537	0.490	0.451	0.418	0.390	0.366	0.345	0.326	0.310	0.281	0.257	0.237	
16	1.000	0.994	0.981	0.964	0.945	0.924	0.903	0.881	0.860	0.839	0.800	0.763	0.728	16
	0.637	0.578	0.532	0.493	0.461	0.433	0.408	0.386	0.366	0.349	0.318	0.293	0.272	
18	1.000	0.995	0.983	0.968	0.950	0.931	0.911	0.891	0.872	0.852	0.815	0.780	0.747	18
	0.669	0.613	0.568	0.530	0.498	0.469	0.445	0.422	0.402	0.384	0.353	0.326	0.304	
20	1.000	0.995	0.985	0.971	0.954	0.936	0.918	0.900	0.881	0.863	0.828	0.794	0.763	20
	0.696	0.642	0.599	0.562	0.530	0.502	0.478	0.455	0.435	0.417	0.384	0.357	0.334	
22	1.000	0.996	0.986	0.973	0.958	0.941	0.924	0.907	0.890	0.873	0.839	0.807	0.777	22
	0.719	0.668	0.626	0.590	0.559	0.531	0.507	0.484	0.464	0.445	0.413	0.385	0.361	
24	1.000	0.996	0.987	0.975	0.961	0.946	0.930	0.913	0.897	0.881	0.849	0.819	0.789	24
	0.738	0.690	0.649	0.615	0.584	0.557	0.533	0.511	0.490	0.471	0.439	0.410	0.386	
26	0.000	0.996	0.988	0.977	0.963	0.949	0.934	0.919	0.903	0.888	0.858	0.829	0.800	26
	0.755	0.709	0.670	0.637	0.607	0.580	0.557	0.535	0.515	0.496	0.463	0.434	0.410	
28	1.000	0.996	0.989	0.978	0.966	0.952	0.938	0.924	0.909	0.894	0.866	0.838	0.811	28
	0.770	0.726	0.689	0.656	0.627	0.602	0.578	0.557	0.537	0.518	0.485	0.457	0.432	
30	1.000	0.997	0.989	0.980	0.968	0.955	0.942	0.928	0.914	0.900	0.873	0.846	0.820	30
	0.784	0.741	0.705	0.674	0.646	0.621	0.958	0.577	0.557	0.539	0.506	0.478	0.452	
40	1.000	0.998	0.992	0.984	0.975	0.965	0.955	0.944	0.933	0.921	0.899	0.876	0.854	40
	0.832	0.797	0.767	0.740	0.716	0.694	0.673	0.654	0.636	0.619	0.588	0.560	0.536	
60	1.000	0.998	0.995	0.989	0.983	0.976	0.969	0.961	0.953	0.945	0.928	0.912	0.895	60
	0.884	0.859	0.836	0.816	0.797	0.780	0.763	0.748	0.733	0.719	0.693	0.668	0.646	
100	1.000	0.999	0.997	0.993	0.990	0.985	0.981	0.976	0.971	0.965	0.955	0.943	0.932	100
	0.929	0.912	0.897	0.884	0.871	0.858	0.847	0.836	0.825	0.815	0.795	0.777	0.761	
200	1.000	0.999	0.998	0.997	0.995	0.992	0.990	0.988	0.985	0.982	0.976	0.970	0.964	200
	0.964	0.955	0.947	0.939	0.932	0.925	0.919	0.913	0.907	0.901	0.890	0.878	0.868	
500	1.000	1.000	0.999	0.999	0.998	0.997	0.996	0.995	0.994	0.993	0.900	0.988	0.985	500
	0.985	0.982	0.978	0.975	0.972	0.969	0.967	0.964	0.961	0.959	0.953	0.949	0.944	

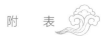

$1-\alpha = 0.99$　　　　　　　　　　　　　　　　　　　　　　　　　　　　　　　　　　　　续表

$\dfrac{n-k}{k}$	18	20	22	24	26	28	30	40	60	100	200	500	$\dfrac{n-k}{k}$
0	0.255	0.233	0.214	0.198	0.184	0.172	0.162	0.124	0.085	0.052	0.026	0.011	0
	0.000	0.000	0.000	0.000	0.000	0.000	0.000	0.000	0.000	0.000	0.000	0.000	
1	0.331	0.304	0.281	0.262	0.245	0.230	0.216	0.168	0.116	0.071	0.036	0.015	1
	0.000	0.000	0.000	0.000	0.000	0.000	0.000	0.000	0.000	0.000	0.000	0.000	
2	0.387	0.358	0.332	0.310	0.291	0.274	0.259	0.203	0.141	0.088	0.045	0.018	2
	0.005	0.005	0.004	0.004	0.004	0.004	0.003	0.002	0.002	0.001	0.001	0.000	
3	0.432	0.401	0.374	0.351	0.330	0.311	0.295	0.233	0.164	0.103	0.053	0.022	3
	0.017	0.015	0.014	0.013	0.012	0.011	0.011	0.008	0.005	0.003	0.002	0.001	
4	0.470	0.438	0.410	0.385	0.363	0.344	0.326	0.260	0.184	0.116	0.061	0.025	4
	0.032	0.029	0.027	0.025	0.023	0.022	0.020	0.016	0.011	0.007	0.003	0.001	
5	0.502	0.470	0.441	0.416	0.393	0.373	0.354	0.284	0.203	0.129	0.068	0.028	5
	0.050	0.046	0.042	0.039	0.037	0.034	0.032	0.025	0.017	0.010	0.005	0.002	
6	0.531	0.498	0.469	0.443	0.420	0.398	0.379	0.306	0.220	0.142	0.075	0.031	6
	0.069	0.064	0.059	0.054	0.051	0.048	0.045	0.035	0.024	0.015	0.008	0.003	
7	0.555	0.522	0.493	0.467	0.443	0.422	0.402	0.327	0.237	0.153	0.081	0.033	7
	0.089	0.082	0.076	0.070	0.066	0.062	0.058	0.045	0.031	0.019	0.010	0.004	
8	0.578	0.545	0.516	0.489	0.465	0.443	0.423	0.346	0.252	0.164	0.087	0.036	8
	0.109	0.100	0.093	0.087	0.081	0.076	0.072	0.056	0.039	0.024	0.012	0.005	
9	0.598	0.565	0.536	0.510	0.485	0.463	0.443	0.364	0.267	0.175	0.093	0.039	9
	0.128	0.119	0.110	0.103	0.097	0.091	0.086	0.067	0.047	0.029	0.015	0.006	
10	0.616	0.583	0.555	0.529	0.504	0.482	0.461	0.381	0.281	0.185	0.099	0.041	10
	0.148	0.137	0.127	0.119	0.112	0.106	0.100	0.079	0.055	0.035	0.018	0.007	
12	0.647	0.616	0.587	0.561	0.537	0.515	0.494	0.412	0.307	0.205	0.110	0.047	12
	0.185	0.172	0.161	0.151	0.142	0.134	0.127	0.101	0.072	0.045	0.024	0.010	
14	0.674	0.643	0.615	0.590	0.566	0.543	0.522	0.440	0.332	0.223	0.122	0.051	14
	0.220	0.206	0.193	0.181	0.171	0.162	0.154	0.124	0.088	0.057	0.030	0.012	
16	0.696	0.666	0.639	0.614	0.590	0.568	0.548	0.464	0.354	0.239	0.132	0.056	16
	0.253	0.237	0.223	0.211	0.200	0.189	0.180	0.146	0.105	0.068	0.036	0.015	
18	0.716	0.687	0.661	0.636	0.612	0.591	0.570	0.486	0.374	0.255	0.142	0.061	18
	0.284	0.267	0.252	0.238	0.226	0.215	0.205	0.167	0.122	0.079	0.042	0.018	
20	0.733	0.705	0.679	0.655	0.632	0.611	0.591	0.507	0.394	0.271	0.152	0.066	20
	0.313	0.295	0.279	0.264	0.251	0.239	0.229	0.187	0.137	0.090	0.048	0.020	
22	0.748	0.721	0.696	0.673	0.650	0.629	0.609	0.526	0.411	0.286	0.162	0.070	22
	0.339	0.321	0.304	0.289	0.274	0.263	0.251	0.207	0.153	0.101	0.054	0.023	
24	0.762	0.736	0.711	0.688	0.666	0.646	0.626	0.543	0.428	0.300	0.171	0.075	24
	0.364	0.345	0.327	0.312	0.298	0.285	0.273	0.226	0.168	0.112	0.061	0.026	
26	0.774	0.749	0.726	0.702	0.681	0.661	0.642	0.560	0.444	0.313	0.180	0.079	26
	0.388	0.368	0.350	0.334	0.319	0.306	0.293	0.244	0.183	0.122	0.067	0.029	
28	0.785	0.761	0.737	0.715	0.694	0.675	0.656	0.575	0.459	0.326	0.189	0.083	28
	0.409	0.389	0.371	0.354	0.339	0.325	0.312	0.262	0.198	0.133	0.073	0.031	
30	0.795	0.771	0.749	0.727	0.707	0.688	0.669	0.589	0.473	0.339	0.197	0.088	30
	0.430	0.409	0.391	0.374	0.358	0.344	0.331	0.278	0.212	0.143	0.079	0.034	
40	0.833	0.813	0.793	0.774	0.756	0.738	0.722	0.646	0.534	0.394	0.237	0.108	40
	0.514	0.493	0.474	0.457	0.440	0.425	0.411	0.354	0.276	0.193	0.110	0.048	
60	0.878	0.863	0.847	0.832	0.817	0.802	0.788	0.724	0.620	0.479	0.305	0.145	60
	0.625	0.606	0.589	0.572	0.556	0.541	0.527	0.466	0.380	0.278	0.167	0.076	
100	0.921	0.910	0.899	0.888	0.878	0.867	0.857	0.807	0.722	0.593	0.407	0.209	100
	0.745	0.729	0.714	0.700	0.687	0.674	0.661	0.606	0.521	0.407	0.265	0.129	
200	0.958	0.952	0.946	0.939	0.933	0.927	0.921	0.890	0.833	0.735	0.565	0.332	200
	0.858	0.848	0.838	0.829	0.820	0.811	0.803	0.763	0.695	0.593	0.435	0.243	
500	0.982	0.980	0.977	0.974	0.971	0.969	0.966	0.952	0.924	0.871	0.757	0.541	500
	0.939	0.934	0.930	0.925	0.921	0.917	0.912	0.892	0.855	0.791	0.668	0.459	

附表 12　泊松分布参数的置信区间表

1−α c	0.99		0.98		0.95		0.90		−α c
0	0.000 0	5.300 0	0.000 0	4.610 0	0.000 0	3.690 0	0.000 0	3.000 0	0
1	0.005 0	7.430 0	0.010 1	6.640 0	0.025 3	5.570 0	0.051 3	4.740 0	1
2	0.103 0	9.270 0	0.149 0	8.410 0	0.242 0	7.220 0	0.355 0	6.300 0	2
3	0.338 0	10.980 0	0.436 0	10.050 0	0.619 0	8.770 0	0.818 0	7.750 0	3
4	0.672 0	12.590 0	0.823 0	11.600 0	1.090 0	10.240 0	1.370 0	9.150 0	4
5	1.08	14.15	1.28	13.11	1.62	11.67	1.97	10.51	5
6	1.54	15.66	1.79	14.57	2.20	13.06	2.61	11.84	6
7	2.04	17.13	2.33	16.00	2.81	14.42	3.29	13.15	7
8	2.57	18.58	2.91	17.40	3.45	15.76	3.98	14.43	8
9	3.13	20.00	3.51	18.78	4.12	17.08	4.70	15.71	9
10	3.72	21.40	4.13	20.14	4.80	18.39	5.43	16.96	10
11	4.32	22.78	4.77	21.49	5.49	19.68	6.17	18.21	11
12	4.94	24.14	5.43	22.82	6.20	20.96	6.92	19.44	12
13	5.58	25.50	6.10	24.14	6.92	22.23	7.69	20.67	13
14	6.23	26.84	6.78	25.45	7.65	23.49	8.46	21.89	14
15	6.89	28.16	7.48	26.74	8.40	24.74	9.25	23.10	15
16	7.57	29.48	8.18	28.03	9.15	25.98	10.04	24.30	16
17	8.25	30.79	8.89	29.31	9.90	27.22	10.83	25.50	17
18	8.94	32.09	9.62	30.58	10.67	28.45	11.63	26.69	18
19	9.64	33.38	10.35	31.85	11.44	29.67	12.44	27.88	18
20	10.35	34.67	11.08	33.10	12.22	30.89	13.25	29.06	20
21	11.07	35.95	11.82	34.36	13.00	32.10	14.07	30.24	21
22	11.79	37.22	12.57	35.60	13.79	33.31	14.89	31.42	22
23	12.52	38.48	13.33	36.84	14.58	34.51	15.72	32.59	23
24	13.25	39.74	14.09	38.08	15.38	35.71	16.55	33.75	24
25	14.00	41.00	14.85	39.31	16.18	36.90	17.38	34.92	25
26	14.74	42.25	15.62	40.53	16.98	38.10	18.22	36.08	26
27	15.49	43.50	16.40	41.76	17.79	39.28	19.06	37.23	27
28	16.24	44.74	17.17	42.98	18.61	40.47	19.90	38.39	28
29	17.00	45.98	17.96	44.19	19.42	41.65	20.75	39.54	29
30	17.77	47.21	18.74	45.40	20.24	42.83	21.59	40.69	30
35	21.64	53.32	22.72	51.41	24.38	48.68	25.87	46.40	35
40	25.59	59.36	26.77	57.35	28.58	54.47	30.20	52.07	40
45	29.60	65.34	30.88	63.23	32.82	60.21	34.56	57.69	45
50	33.66	71.27	35.03	69.07	37.11	65.92	38.96	63.29	50

附表 13　相关系数临界值表

$n-2$	5%	1%	$n-2$	5%	1%	$n-2$	5%	1%
1	0.997	1.000	16	0.468	0.590	35	0.325	0.418
2	0.950	0.990	17	0.456	0.575	40	0.304	0.393
3	0.878	0.959	18	0.444	0.561	45	0.288	0.372
4	0.811	0.917	19	0.433	0.549	50	0.273	0.354
5	0.754	0.874	20	0.423	0.537	60	0.250	0.325
6	0.707	0.834	21	0.413	0.526	70	0.232	0.302
7	0.666	0.798	22	0.404	0.515	80	0.217	0.283
8	0.632	0.765	23	0.396	0.505	90	0.205	0.267
9	0.602	0.735	24	0.388	0.496	100	0.195	0.254
10	0.576	0.708	25	0.381	0.487	125	0.174	0.228
11	0.553	0.684	26	0.374	0.478	150	0.159	0.208
12	0.532	0.661	27	0.367	0.470	200	0.138	0.181
13	0.514	0.641	28	0.361	0.463	300	0.113	0.148
14	0.497	0.623	29	0.355	0.456	400	0.098	0.128
15	0.482	0.606	30	0.349	0.449	1 000	0.062	0.081

附表 14　百分率与概率单位换算表

%	0.0	0.1	0.2	0.3	0.4	0.5	0.6	0.7	0.8	0.9
0	--	1.999 8	2.121 8	2.252 2	2.347 9	2.424 2	2.487 9	2.542 7	2.591 1	2.634 4
1	2.673 7	2.709 6	2.742 9	2.773 8	2.802 7	2.829 9	2.855 6	2.879 9	2.903 1	2.925 1
2	2.946 3	2.966 5	2.985 9	3.004 6	3.022 6	3.040 0	3.056 9	3.073 2	3.089 0	3.104 3
3	3.119 2	3.133 7	3.147 8	3.161 6	3.175 0	3.188 1	3.200 9	3.213 4	3.225 6	3.237 6
4	3.249 3	3.260 8	3.272 1	3.283 1	3.294 0	3.304 6	3.315 1	3.325 3	3.335 4	3.345 4
5	3.355 1	3.364 8	3.374 2	3.383 6	3.392 8	3.401 8	3.410 7	3.419 5	3.428 2	3.436 8
6	3.445 2	3.453 6	3.461 8	3.469 9	3.478 0	3.485 9	3.493 7	3.501 5	3.509 1	3.516 7
7	3.524 2	3.531 6	3.538 9	3.546 2	3.553 4	3.560 5	3.567 5	3.574 5	3.581 3	3.588 2
8	3.594 9	3.601 6	3.608 3	3.614 8	3.621 3	3.627 8	3.634 2	3.640 5	3.646 8	3.653 1
9	3.659 2	3.665 4	3.671 5	3.677 5	3.683 5	3.689 4	3.695 3	3.701 2	3.707 0	3.712 7
10	3.718 4	3.724 1	3.729 8	3.735 4	3.740 9	3.746 4	3.751 9	3.757 4	3.762 8	3.768 1
11	3.773 5	3.777 8	3.784 0	3.789 3	3.704 5	3.799 6	3.804 8	3.809 9	3.815 0	3.820 0
12	3.825 0	3.830 0	3.835 0	3.839 9	3.844 8	3.849 7	3.854 5	3.859 3	3.864 1	3.868 9
13	3.873 6	3.878 3	3.883 0	3.887 4	3.892 3	3.896 9	3.901 5	3.906 1	3.910 7	3.915 2
14	3.919 7	3.924 2	3.928 8	3.933 1	3.937 5	3.941 9	3.946 3	3.950 6	3.955 0	3.959 3
15	3.963 6	3.967 8	3.972 1	3.976 3	3.980 6	3.984 8	3.989 0	3.993 1	3.997 3	4.001 4

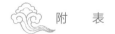
%	0.0	0.1	0.2	0.3	0.4	0.5	0.6	0.7	0.8	0.9
16	4.005 5	4.009 6	4.013 7	4.017 8	4.021 8	4.025 9	4.029 9	4.033 9	4.037 9	4.041 9
17	4.045 8	4.049 8	4.053 7	4.057 6	4.061 5	4.065 4	4.069 3	4.073 1	4.077 0	4.080 8
18	4.084 6	4.088 4	4.092 2	4.096 0	4.099 8	4.103 5	4.107 3	4.111 0	4.114 7	4.118 4
19	4.122 1	4.125 8	4.129 5	4.133 1	4.136 7	4.140 4	4.144 0	4.147 6	4.151 2	4.154 8
20	4.158 4	4.161 9	4.165 5	4.169 0	4.172 6	4.176 1	4.179 6	4.183 1	4.186 6	4.190 1
21	4.193 6	4.197 0	4.200 5	4.203 9	4.207 4	4.210 8	4.214 2	4.217 6	4.221 0	4.224 4
22	4.227 8	4.231 2	4.234 5	4.237 9	4.241 2	4.244 6	4.247 9	4.251 2	4.254 6	4.257 9
23	4.261 2	4.204 4	4.267 7	4.271 9	4.274 3	4.277 5	4.280 8	4.284 0	4.287 2	4.290 5
24	4.293 7	4.296 9	4.300 1	4.303 3	4.306 5	4.309 7	4.312 9	4.316 0	4.319 2	4.322 4
25	4.325 5	4.328 7	4.331 8	4.334 9	4.338 0	4.341 2	4.344 3	4.347 4	4.350 5	4.353 6
26	4.356 7	4.359 7	4.362 8	4.365 9	4.368 9	4.372 0	4.375 0	4.378 1	4.380 1	4.384 2
27	4.387 2	4.390 2	4.393 2	4.396 2	4.399 2	4.402 2	4.405 2	4.408 2	4.411 2	4.414 2
28	4.417 2	4.420 1	4.423 1	4.426 0	4.429 0	4.431 9	4.434 9	4.437 8	4.440 8	4.443 7
29	4.446 6	4.449 5	4.452 4	4.455 4	4.458 3	4.461 2	4.464 1	4.467 0	4.469 8	4.472 7
30	4.475 6	4.478 5	4.481 3	4.484 2	4.487 1	4.489 9	4.492 8	4.495 6	4.498 5	4.501 3
31	4.504 1	4.567 0	4.509 8	4.512 6	4.515 5	4.518 3	4.521 1	4.523 9	4.526 7	4.529 5
32	4.532 3	4.535 1	4.537 9	4.540 7	4.543 5	4.546 2	4.549 0	4.551 8	4.554 6	4.557 3
33	4.560 1	4.562 8	4.565 6	4.568 4	4.571 1	4.573 9	4.576 6	4.579 3	4.582 1	4.584 8
34	4.587 5	4.590 3	4.593 0	4.595 7	4.598 4	4.601 1	4.603 9	4.606 6	4.609 3	4.612 0
35	4.614 7	4.617 4	4.620 1	4.622 8	4.625 5	4.628 1	4.630 8	4.633 5	4.636 2	4.638 9
36	4.641 5	4.644 2	4.646 9	4.649 5	4.652 2	4.654 9	4.657 5	4.660 2	4.662 8	4.665 5
37	4.668 1	4.670 8	4.673 4	4.676 1	4.678 7	4.681 4	4.684 0	4.686 6	4.689 3	4.691 9
38	4.694 5	4.697 1	4.699 8	4.702 4	4.705 0	4.707 6	4.710 2	4.712 9	4.715 5	4.718 1
39	4.720 7	4.723 5	4.725 9	4.728 5	4.731 1	4.733 7	4.736 3	4.738 9	4.741 5	4.744 1
40	4.746 7	4.749 2	4.751 8	4.754 4	4.757 0	4.759 6	4.762 2	4.764 7	4.767 3	4.769 9
41	4.772 5	4.775 0	4.777 6	4.780 2	4.782 7	4.785 3	4.787 9	4.790 4	4.793 0	4.795 5
42	4.798 1	4.800 7	4.803 2	4.805 8	4.808 3	4.810 9	4.813 4	4.816 0	4.818 5	4.821 1
43	4.823 6	4.826 2	4.823 7	4.831 3	4.833 8	4.836 3	4.838 9	4.841 4	4.844 0	4.846 5
44	4.849 0	4.851 6	4.854 1	4.856 6	4.859 2	4.861 7	4.864 2	4.866 8	4.869 3	4.871 8
45	4.874 3	4.876 9	4.879 4	4.881 9	4.884 4	4.887 0	4.889 5	4.892 0	4.894 5	4.897 0
46	4.899 6	4.902 1	4.904 6	4.907 1	4.909 6	4.912 2	4.914 7	4.917 2	4.919 7	4.922 3
47	4.924 7	4.927 2	4.929 8	4.932 3	4.934 8	4.937 3	4.939 8	4.942 3	4.944 8	4.947 3
48	4.949 8	4.952 4	4.954 9	4.957 4	4.959 9	4.962 4	4.964 9	4.967 4	4.969 9	4.972 4
49	4.974 9	4.977 4	4.979 9	4.982 5	4.985 0	4.987 5	4.990 0	4.992 5	4.995 0	4.997 5

续表

%	0.0	0.1	0.2	0.3	0.4	0.5	0.6	0.7	0.8	0.9
50	5.000 0	5.002 5	5.005 0	5.007 5	5.010 0	5.012 5	5.015 0	5.017 5	5.020 1	5.022 6
51	5.025 1	5.027 6	5.030 1	5.032 6	5.035 1	5.037 6	5.040 1	5.042 6	5.045 1	5.047 6
52	5.050 2	5.052 7	5.055 2	5.057 7	5.060 2	5.062 7	5.065 2	5.067 7	5.070 2	5.072 8
53	5.075 3	5.077 8	5.030 3	5.082 8	5.085 3	5.087 8	5.090 4	5.092 9	5.095 4	5.097 9
54	5.100 4	5.103 0	5.105 5	5.108 0	5.110 5	5.113 0	5.115 6	5.118 1	5.120 6	5.123 1
55	5.125 7	5.128 2	5.130 7	5.133 2	5.135 8	5.138 3	5.140 8	5.143 4	5.145 9	5.148 4
56	5.151 0	5.153 5	5.156 0	5.158 6	5.161 1	5.163 7	5.166 2	5.168 7	5.171 3	5.173 8
57	5.176 4	5.178 9	5.181 5	5.184 0	5.186 6	5.189 1	5.191 7	5.194 2	5.196 8	5.199 3
58	5.201 9	5.204 5	5.207 0	5.209 6	5.212 1	5.214 7	5.217 3	5.219 8	5.222 4	5.225 0
59	5.227 5	5.230 1	5.232 7	5.235 3	5.237 8	5.240 4	5.243 0	5.245 6	5.248 2	5.250 8
60	5.253 3	5.255 9	5.258 5	5.261 1	5.263 7	5.266 3	5.268 9	5.271 5	5.274 1	5.276 7
61	5.279 3	5.281 9	5.284 5	5.287 1	5.289 8	5.292 4	5.295 0	5.297 6	5.300 2	5.302 9
62	5.305 5	5.308 1	5.310 7	5.313 4	5.316 0	5.318 6	5.321 3	5.323 9	5.326 6	5.329 2
63	5.331 9	5.334 5	5.337 2	5.339 8	5.342 5	5.345 1	5.347 8	5.350 5	5.353 1	5.355 8
64	5.358 5	5.361 1	5.363 8	5.366 5	5.369 2	5.371 9	5.374 5	5.377 2	5.379 9	5.382 6
65	5.385 3	5.388 0	5.390 7	5.393 4	5.396 1	5.398 9	5.401 6	5.404 3	5.407 0	5.409 7
66	5.412 5	5.415 2	5.417 9	5.420 7	5.423 4	5.426 1	5.428 9	5.431 6	5.434 4	5.437 2
67	5.439 9	5.442 7	5.445 4	5.448 2	5.451 0	5.453 8	5.456 5	5.459 3	5.462 1	5.464 9
68	5.467 7	5.470 5	5.473 3	5.476 1	5.478 9	5.481 7	5.484 5	5.487 4	5.490 2	5.493 0
69	5.495 9	5.498 7	5.501 5	5.504 4	5.507 2	5.510 1	5.512 9	5.515 8	5.518 7	5.521 5
70	5.524 4	5.527 3	5.530 2	5.533 0	5.535 9	5.538 8	5.541 7	5.544 6	5.547 6	5.550 5
71	5.553 4	5.556 3	5.559 2	5.562 2	5.565 1	5.568 1	5.571 0	5.574 0	5.576 9	5.579 9
72	5.582 8	5.585 8	5.588 8	5.591 8	5.594 8	5.597 8	5.600 8	5.603 8	5.606 8	5.609 8
73	5.612 8	5.615 8	5.618 9	5.621 9	5.625 0	5.628 0	5.631 1	5.634 1	5.637 2	5.640 3
74	5.643 3	5.646 4	5.649 5	5.652 6	5.655 7	5.658 8	5.662 0	5.665 1	5.668 2	5.671 3
75	5.674 5	5.677 6	5.680 8	5.684 0	5.687 1	5.690 3	5.693 5	5.696 7	5.699 9	5.703 1
76	5.706 3	5.709 5	5.712 8	5.716 0	5.719 2	5.722 5	5.725 7	5.729 0	5.732 3	5.735 6
77	5.738 8	5.742 1	5.745 4	5.748 8	5.752 1	5.755 4	5.758 8	5.762 1	5.765 5	5.768 8
78	5.772 2	5.775 6	5.779 0	5.782 4	5.725 8	5.789 2	5.792 6	5.796 1	5.799 5	5.803 0
79	5.806 4	5.809 9	5.813 4	5.816 9	5.820 4	5.823 9	5.827 4	5.831 0	5.834 5	5.838 1
80	5.841 6	5.845 2	5.848 8	5.852 4	5.856 0	5.859 6	5.863 3	5.866 9	5.870 5	5.874 2
81	5.877 9	5.881 6	5.885 3	5.889 0	5.892 7	5.896 5	5.900 2	5.904 0	5.907 8	5.911 6
82	5.915 4	5.919 2	5.923 0	5.926 9	5.930 7	5.934 6	5.938 5	5.942 4	5.946 3	5.950 2
83	5.954 2	5.958 1	5.962 1	5.966 1	5.970 1	5.974 1	5.978 2	5.982 2	5.986 3	5.990 4
84	5.994 5	5.998 6	6.002 7	6.006 9	6.011 0	6.015 2	6.019 4	6.023 7	6.027 9	6.032 2

%	0.0	0.1	0.2	0.3	0.4	0.5	0.6	0.7	0.8	0.9
85	6.036 4	6.040 7	6.045 0	6.049 4	6.053 7	6.058 1	6.062 5	6.066 9	6.071 4	6.075 8
86	6.080 3	6.084 8	6.089 3	6.093 9	6.098 5	6.103 1	6.107 7	6.112 3	6.117 0	6.121 7
87	6.126 4	6.131 1	6.135 9	6.140 7	6.145 5	6.150 3	6.155 2	6.160 1	6.165 0	6.170 0
88	6.175 0	6.180 0	6.185 0	6.190 1	6.195 2	6.200 4	6.205 5	6.210 7	6.216 0	6.221 2
89	6.226 5	6.231 9	6.237 2	6.242 6	6.248 1	6.253 6	6.259 1	6.264 6	6.270 2	6.275 9
90	6.281 6	6.287 3	6.293 0	6.298 8	6.304 7	6.310 6	6.316 5	6.322 5	6.328 5	6.334 6
91	6.340 8	6.346 9	6.353 2	6.359 5	6.365 8	6.372 2	6.378 7	6.385 2	6.391 7	6.398 4
92	6.405 1	6.411 8	6.418 7	6.425 5	6.432 5	6.439 5	6.446 6	6.453 8	6.461 1	6.468 4
93	6.475 8	6.483 3	6.490 9	6.498 5	6.506 3	6.514 1	6.522 0	6.530 1	6.538 2	6.546 4
94	6.554 8	6.563 2	6.571 8	6.580 5	6.589 3	6.598 2	6.607 2	6.616 4	6.625 8	6.635 2
95	6.644 9	6.654 6	6.664 6	6.674 7	6.684 9	6.695 4	6.706 0	6.716 9	6.727 9	6.739 2
96	6.750 7	6.762 4	6.774 4	6.786 6	6.799 1	6.811 9	6.825 0	6.838 4	6.852 2	6.366 3
97	6.880 8	6.895 7	6.911 0	6.926 8	6.943 1	6.960 0	6.977 4	6.995 4	7.014 1	7.033 5
98	7.053 7	7.074 9	7.096 9	7.120 1	7.144 4	7.170 1	7.197 3	7.226 2	7.257 1	7.290 4
99	7.326 3	7.365 6	7.408 9	7.457 3	7.512 1	7.575 8	7.652 1	7.747 8	7.878 2	8.090 2

附表 15　配对比较符号秩和检验用 T 界值表

n	单侧：0.05 双侧：0.10	0.025 0.05	0.01 0.02	0.005 0.010
5	0~15(0.031 2)			
6	2~19(0.046 9)	0~21(0.015 6)		
7	3~25(0.039 1)	0~26(0.023 4)	0~28(0.007 8)	
8	3~25(0.039 1)	3~33(0.019 5)	1~35(0.007 8)	0~36(0.003 9)
9	8~37(0.048 8)	5~40(0.019 5)	3~42(0.009 8)	1~44(0.003 9)
10	10~45(0.042 0)	8~47(0.024 4)	5~50(0.009 8)	3~52(0.004 9)
11	13~53(0.041 5)	10~56(0.021 0)	7~59(0.009 3)	5~61(0.004 9)
12	17~61(0.046 1)	13~65(0.021 2)	9~69(0.008 1)	7~71(0.004 6)
13	21~70(0.047 1)	17~74(0.023 9)	12~79(0.008 5)	9~82(0.004 0)
14	25~80(0.045 3)	21~84(0.024 7)	15~90(0.008 3)	12~93(0.004 3)
15	30~90(0.047 3)	25~95(0.024 0)	19~101(0.009 0)	15~105(0.004 2)
16	35~101(0.046 7)	29~107(0.022 2)	23~113(0.009 1)	19~117(0.004 6)
17	41~112(0.049 2)	34~119(0.022 4)	27~126(0.008 7)	23~130(0.004 7)
18	47~124(0.049 4)	40~131(0.024 1)	32~139(0.009 1)	27~144(0.004 5)
19	53~137(0.047 8)	46~144(0.024 7)	37~153(0.009 0)	32~158(0.004 7)
20	60~150(0.048 7)	52~158(0.024 2)	43~167(0.009 6)	37~173(0.004 7)
21	67~164(0.047 9)	58~173(0.023 0)	49~182(0.009 7)	42~189(0.004 5)
22	75~178(0.049 2)	65~188(0.023 1)	55~198(0.009 5)	48~205(0.004 6)
23	88~193(0.049 0)	73~203(0.024 2)	62~214(0.009 8)	54~222(0.004 6)
24	91~209(0.047 5)	81~219(0.024 5)	69~231(0.009 7)	61~239(0.004 8)
25	100~225(0.047 9)	89~236(0.024 1)	76~249(0.009 4)	68~257(0.004 8)

注：( )内为单侧确切概率。

附表 16　两样本比较秩和检验用 T 界值表

	单侧	双侧
1 行	$P=0.05$	$P=0.10$
2 行	$P=0.025$	$P=0.05$
3 行	$P=0.01$	$P=0.02$
4 行	$P=0.005$	$P=0.01$

n_1 (较小 n)	n_1-n_2										
	0	1	2	3	4	5	6	7	8	9	10
2				3~13	3~15	3~17	4~18	4~20	4~22	4~24	5~25
							3~19	3~21	3~23	3~25	4~26
3	6~15	6~18	7~20	8~22	8~25	9~27	10~29	10~32	11~34	11~37	12~39
		6~21	7~23	7~26	8~28	8~31	9~33	9~36	10~38	10~41	
				6~27	6~30	7~32	7~35	7~38	8~40	8~43	
						6~33	6~36	6~39	7~41	7~44	
4	11~25	12~28	13~31	14~34	15~37	16~40	17~43	18~46	19~49	20~52	21~55
	10~26	11~29	12~32	13~35	14~38	14~42	15~45	16~48	17~51	18~54	19~57
		10~30	11~33	11~37	12~40	13~43	13~47	14~50	15~53	15~57	16~60
			10~34	10~38	11~41	11~45	12~48	12~52	13~55	13~59	14~62
5	19~36	20~40	21~44	23~47	24~51	26~54	27~58	28~62	30~65	31~69	33~72
	17~38	18~42	20~45	21~49	22~53	23~56	24~61	26~64	27~68	28~72	29~76
	16~39	17~43	18~47	19~51	20~55	21~59	22~63	23~67	24~71	25~75	26~79
	15~40	16~44	16~49	17~53	18~57	19~61	20~65	21~69	22~73	22~78	23~82
6	28~50	29~55	31~59	33~63	35~67	37~71	38~76	40~80	42~84	44~88	46~92
	26~52	27~57	29~61	31~65	32~70	34~74	35~79	37~83	38~88	40~92	42~96
	24~54	25~59	27~63	28~68	29~73	30~78	32~82	33~87	34~92	36~96	37~101
	23~55	24~60	25~65	26~70	27~75	28~80	30~84	31~89	32~94	33~99	34~104
7	39~66	41~71	43~76	45~81	47~86	49~91	52~95	54~100	56~105	58~110	61~114
	36~69	38~74	40~79	42~84	44~89	46~94	48~99	50~104	52~109	54~114	56~119
	34~71	35~77	37~82	39~87	40~93	42~98	44~103	45~109	47~114	49~119	51~124
	32~73	34~78	35~84	37~89	38~95	40~100	41~106	43~111	44~117	45~122	47~128
8	51~85	54~90	56~96	59~101	62~106	64~112	67~117	69~123	72~128	75~133	77~139
	49~87	51~93	53~99	55~105	58~110	60~116	62~122	65~127	67~133	70~138	72~144
	45~91	47~97	49~103	51~109	53~115	56~120	58~126	60~132	62~138	64~144	66~150
	43~93	45~99	47~105	49~111	51~117	53~123	54~130	56~136	58~142	60~148	62~154
9	66~105	69~111	72~117	75~123	78~129	81~135	84~141	87~147	90~153	93~159	96~165
	62~109	65~115	68~121	71~127	73~134	76~140	79~146	82~152	84~159	87~165	90~171
	59~112	61~119	63~126	66~132	68~139	71~145	73~152	76~158	78~165	81~171	83~178
	56~115	58~122	61~128	63~135	65~142	67~149	69~156	72~162	74~169	76~176	78~183
10	82~128	86~134	89~141	92~148	96~154	99~161	103~167	106~174	110~180	113~187	117~193
	78~132	81~139	84~146	88~152	91~159	94~166	97~173	100~180	103~187	107~193	110~200
	74~136	77~143	79~151	82~158	85~165	88~172	91~179	93~187	96~194	99~201	102~208
	71~139	73~147	76~154	79~161	81~169	84~176	86~184	89~191	92~198	94~206	97~213

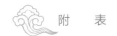

附表 17　H 界值表（三样本比较秩和检验用界值表）

N	n_1	n_2	n_3	P	
				0.05	0.01
7	3	2	2	4.71	
	3	3	1	5.14	
8	3	3	2	5.36	
	4	2	2	5.33	
	4	3	1	5.21	
	5	2	1	5.00	
9	3	3	3	5.60	7.20
	4	3	2	5.44	6.44
	4	4	1	4.97	6.67
	5	2	2	5.16	6.53
	5	3	1	4.96	
10	4	3	3	5.73	6.75
	4	4	2	5.45	7.04
	5	3	2	5.25	6.82
	5	4	1	4.99	6.95
11	4	4	3	5.60	7.14
	5	3	3	5.65	7.08
	5	4	2	5.27	7.12
	5	5	1	5.13	7.31
12	4	4	4	5.69	7.65
	5	4	3	5.63	7.44
	5	5	2	5.34	7.27
13	5	4	4	5.62	7.76
	5	5	3	5.71	7.54
14	5	5	4	5.64	7.79
15	5	5	5	5.78	7.98

附表 18　配伍组试验秩和检验用 M 界值表（P=0.05）

配伍组数 b	处理组数 k													
	2	3	4	5	6	7	8	9	10	11	12	13	14	15
2	—	—	20	38	64	96	138	192	258	336	429	538	664	808
3	—	18	37	64	104	158	225	311	416	542	691	865	1 063	1 292
4	—	26	52	89	144	217	311	429	574	747	950	1 189	1 460	1 770
5	—	32	65	113	183	277	396	547	731	950	1 210	1 512	1 859	2 254
6	18	42	76	137	222	336	482	664	887	1 155	1 469	1 831	2 253	2 738
7	24.5	50	92	167	272	412	591	815	1 086	1 410	1 791	2 233	2 740	3 316
8	32	50	105	190	310	471	676	931	1 241	1 612	2 047	2 552	3 131	3 790
9	24.5	56	118	214	349	529	760	1 047	1 396	1 813	2 302	2 871	3 523	4 264
10	32	62	131	238	388	588	845	1 164	1 551	2 014	2 558	3 189	3 914	4 737
11	40.5	66	144	261	427	647	929	1 280	1 706	2 216	2 814	3 508	4 305	5 211
12	32	72	157	285	465	706	1 013	1 396	1 862	2 417	3 070	3 827	4 697	5 685
13	40.5	78	170	309	504	764	1 098	1 512	2 017	2 618	3 326	4 146	5 088	6 150
14	50	84	183	333	543	823	1 182	1 629	2 172	2 820	3 581	4 465	5 479	6 632
15	40.5	90	196	356	582	882	1 267	1 745	2 327	3 021	3 837	4 784	5 871	7 106

附表 19　常用正交表

（1）二水平表

$L_4(2^3)$

列号 试验号	1	2	3
1	1	1	1
2	1	2	2
3	2	1	2
4	2	2	1

注:任意二列间的交互作用出现于另一列。

$L_8(2^7)$

列号 试验号	1	2	3	4	5	6	7
1	1	1	1	1	1	1	1
2	1	1	1	2	2	2	2
3	1	2	2	1	1	2	2
4	1	2	2	2	2	1	1
5	2	1	2	1	2	1	2
6	2	1	2	2	1	2	1
7	2	2	1	1	2	2	1
8	2	2	1	2	1	1	2

$L_8(2^7)$:二列间的相互作用表

列号 列号	1	2	3	4	5	6	7
	(1)	3	2	5	4	7	6
		(2)	1	6	7	4	5
			(3)	7	6	5	4
				(4)	1	2	3
					(5)	3	2
						(6)	1

（2）三水平表

$L_9(3^4)$

列号 试验号	1	2	3	4
1	1	1	1	1
2	1	2	2	2
3	1	3	3	3
4	2	1	2	3
5	2	2	3	1
6	2	3	1	2
7	3	1	3	2
8	3	2	1	3
9	3	3	2	1

注:任意二列间的交互作用出现于另二列。

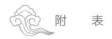

$$L_{18}(3^7)$$

试验号 \ 列号	1	2	3	4	5	6	7
1	1	1	1	1	1	1	1
2	1	2	2	2	2	2	2
3	1	3	3	3	3	3	3
4	2	1	1	2	2	3	3
5	2	2	2	3	3	1	1
6	2	3	3	1	1	2	2
7	3	1	2	1	3	2	3
8	3	2	3	2	1	3	1
9	3	3	1	3	2	1	2
10	1	1	3	3	2	2	1
11	1	2	1	1	3	3	2
12	1	3	2	2	1	1	3
13	2	1	2	3	1	3	2
14	2	2	3	1	2	1	3
15	2	3	1	2	3	2	1
16	3	1	3	2	3	1	2
17	3	2	1	3	1	2	3
18	3	3	2	1	2	3	1

$$L_{12}(2^{11})$$

试验号 \ 列号	1	2	3	4	5	6	7	8	9	10	11
1	1	1	1	1	1	1	1	1	1	1	1
2	1	1	1	1	1	2	2	2	2	2	2
3	1	1	2	2	2	1	1	1	2	2	2
4	1	2	1	2	2	1	2	2	1	1	2
5	1	2	2	1	2	2	1	2	1	2	1
6	1	2	2	1	2	2	2	1	2	1	1
7	2	1	2	2	1	1	2	2	1	2	1
8	2	1	2	1	2	2	2	1	1	1	2
9	2	1	1	2	2	2	1	2	2	1	1
10	2	2	2	1	1	1	1	2	2	1	2
11	2	2	1	2	1	2	1	1	1	2	2
12	2	2	1	1	2	1	2	1	2	2	1

$$L_{16}(2^{15})$$

试验号 \ 列号	1	2	3	4	5	6	7	8	9	10	11	12	13	14	15
1	1	1	1	1	1	1	1	1	1	1	1	1	1	1	1
2	1	1	1	1	1	1	1	2	2	2	2	2	2	2	2
3	1	1	1	2	2	2	2	1	1	1	1	2	2	2	2
4	1	1	1	2	2	2	2	2	2	2	2	1	1	1	1
5	1	2	2	1	1	2	2	1	1	2	2	1	1	2	2
6	1	2	2	1	1	2	2	2	2	1	1	2	2	1	1
7	1	2	2	2	2	1	1	1	1	2	2	2	2	1	1
8	1	2	2	2	2	1	1	2	2	1	1	1	1	2	2
9	2	1	2	1	2	1	2	1	2	1	2	1	2	1	2
10	2	1	2	1	2	1	2	2	1	2	1	2	1	2	1
11	2	1	2	2	1	2	1	1	2	1	2	2	1	2	1
12	2	1	2	2	1	2	1	2	1	2	1	1	2	1	2
13	2	2	1	1	2	2	1	1	2	2	1	1	2	2	1
14	2	2	1	1	2	2	1	2	1	1	2	2	1	1	2
15	2	2	1	2	1	1	2	1	2	2	1	2	1	1	2
16	2	2	1	2	1	1	2	2	1	1	2	1	2	2	1

$L_{16}(2^{15})$：二列间的交互作用表

列号＼列号	1	2	3	4	5	6	7	8	9	10	11	12	13	14	15
	(1)	3	2	5	4	7	6	9	8	11	10	13	12	15	14
		(2)	1	6	7	4	5	10	11	8	9	14	15	12	13
			(3)	7	6	5	4	11	10	9	8	15	14	13	12
				(4)	1	2	3	12	13	14	15	8	9	10	11
					(5)	3	2	13	12	15	14	9	8	11	10
						(6)	1	14	15	12	13	10	11	8	9
							(7)	15	14	13	12	11	10	9	8
								(8)	1	2	3	4	5	6	7
									(9)	3	2	5	4	7	6
										(10)	1	6	7	4	5
											(11)	7	6	5	4
												(12)	1	2	3
													(13)	3	2
														(14)	1

$L_{27}(3^{13})$

列号＼试验号	1	2	3	4	5	6	7	8	9	10	11	12	13
1	1	1	1	1	1	1	1	1	1	1	1	1	1
2	1	1	1	1	2	2	2	2	2	2	2	2	2
3	1	1	1	1	3	3	3	3	3	3	3	3	3
4	1	2	2	2	1	1	1	2	2	2	3	3	3
5	1	2	2	2	2	2	2	3	3	3	1	1	1
6	1	2	2	2	3	3	3	1	1	1	2	2	2
7	1	3	3	3	1	1	1	3	3	3	2	2	2
8	1	3	3	3	2	2	2	1	1	1	3	3	3
9	1	3	3	3	3	3	3	2	2	2	1	1	1
10	2	1	2	3	1	2	3	1	2	3	1	2	3
11	2	1	2	3	2	3	1	2	3	1	2	3	1
12	2	1	2	3	3	1	2	3	1	2	3	1	2
13	2	2	3	1	1	2	3	2	3	1	3	1	2
14	2	2	3	1	2	3	1	3	1	2	1	2	3
15	2	2	3	1	3	1	2	1	2	3	2	3	1
16	2	3	1	2	1	2	3	3	1	2	2	3	1
17	2	3	1	2	2	3	1	1	2	3	3	1	2
18	2	3	1	2	3	1	2	2	3	1	1	2	3
19	3	1	3	2	1	3	2	1	3	2	1	3	2
20	3	1	3	2	2	1	3	2	1	3	2	1	3
21	3	1	3	2	3	2	1	3	2	1	3	2	1
22	3	2	1	3	1	3	2	2	1	3	3	2	1
23	3	2	1	3	2	1	3	3	2	1	1	3	2
24	3	2	1	3	3	2	1	1	3	2	2	1	3
25	3	3	2	1	1	3	2	3	2	1	2	1	3
26	3	3	2	1	2	1	3	1	3	2	3	2	1
27	3	3	2	1	3	2	1	2	1	3	1	3	2

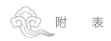

$$L_{27}(3^{13}):二列间的交互作用表$$

列号	1	2	3	4	5	6	7	8	9	10	11	12	13
(1)		3	2	2	6	5	5	9	8	8	12	11	11
		4	4	3	7	7	6	10	10	9	13	13	12
(2)			1	1	8	9	10	5	6	7	5	6	7
			4	3	11	12	13	11	12	13	8	9	10
(3)				1	9	10	8	7	5	6	6	7	5
				2	13	11	12	12	13	11	10	8	9
(4)					10	8	9	6	7	5	7	5	6
					12	13	11	13	11	12	9	10	8
(5)						1	1	2	3	4	2	4	3
						7	6	11	13	12	8	10	9
(6)							1	4	2	3	3	2	4
							5	13	12	11	10	9	8
(7)								3	4	2	4	3	2
								12	11	13	9	8	10
(8)									1	1	2	3	4
									10	9	5	7	6
(9)										1	4	2	3
										8	7	6	5
(10)											3	4	2
											6	5	7
(11)												1	1
												13	12
(12)													1
													11

（3）四水平表 $L_{16}(4^5)$

试验号 \ 列号	1	2	3	4	5
1	1	1	1	1	1
2	1	2	2	2	2
3	1	3	3	3	3
4	1	4	4	4	4
5	2	1	2	3	4
6	2	2	1	4	3
7	2	3	4	1	2
8	2	4	3	2	1
9	3	1	3	4	2
10	3	2	4	3	1
11	3	3	1	2	4
12	3	4	2	1	3
13	4	1	4	2	3
14	4	2	3	1	4
15	4	3	2	4	1
16	4	4	1	3	2

注：任意二列间的交互作用出现于其他三列。

$$L_{32}(4^9)$$

列号 试验号	1	2	3	4	5	6	7	8	9
1	1	1	1	1	1	1	1	1	1
2	1	2	2	2	2	2	2	2	2
3	1	3	3	3	3	3	3	3	3
4	1	4	4	4	4	4	4	4	4
5	2	1	1	2	2	3	3	4	4
6	2	2	2	1	1	4	4	3	3
7	2	3	3	4	4	1	1	2	2
8	2	4	4	3	3	2	2	1	1
9	3	1	2	3	4	1	2	3	4
10	3	2	1	4	3	2	1	4	3
11	3	3	4	1	2	3	4	1	2
12	3	4	3	2	1	4	3	2	1
13	4	1	2	4	3	3	4	2	1
14	4	2	1	3	4	4	3	1	2
15	4	3	4	2	1	1	2	4	3
16	4	4	3	1	2	2	1	3	4
17	1	1	4	1	4	2	3	2	3
18	1	2	3	2	3	1	4	1	4
19	1	3	2	3	2	4	1	4	1
20	1	4	1	4	1	3	2	3	2
21	2	1	4	2	3	4	1	3	2
22	2	2	3	1	4	3	2	4	1
23	2	3	2	4	1	2	3	1	4
24	2	4	1	3	2	1	4	2	3
25	3	1	3	3	1	2	4	4	2
26	3	2	4	4	2	1	3	3	1
27	3	3	1	1	3	4	2	2	4
28	3	4	2	2	4	3	1	1	3
29	4	1	3	4	2	4	2	1	3
30	4	2	4	3	1	3	1	2	4
31	4	3	1	2	4	2	4	3	1
32	4	4	2	1	3	1	3	4	2

（4）五水平表

$$L_{25}(5^6)$$

列号 试验号	1	2	3	4	5	6
1	1	1	1	1	1	1
2	1	2	2	2	2	2
3	1	3	3	3	3	3
4	1	4	4	4	4	4
5	1	5	5	5	5	5
6	2	1	2	3	4	5

续表

试验号\列号	1	2	3	4	5	6
7	2	2	3	4	5	1
8	2	3	4	5	1	2
9	2	4	5	1	2	3
10	2	5	1	2	3	4
11	3	1	3	5	2	4
12	3	2	4	1	3	5
13	3	3	5	2	4	1
14	3	4	1	3	5	2
15	3	5	2	4	1	3
16	4	1	4	2	5	3
17	4	2	5	3	1	4
18	4	3	1	4	2	5
19	4	4	2	5	3	1
20	4	5	3	1	4	2
21	5	1	5	4	3	2
22	5	2	1	5	4	3
23	5	3	2	1	5	4
24	5	4	3	2	1	5
25	5	5	4	3	2	1

注:任意二列间的交互作用出现于其他四列。

(5)混合水平表 $L_8(4\times2^4)$

试验号\列号	1	2	3	4	5
1	1	1	1	1	1
2	1	2	2	2	2
3	2	1	1	2	2
4	2	2	2	1	1
5	3	1	2	1	2
6	3	2	1	2	1
7	4	1	2	2	1
8	4	2	1	1	2

$L_{12}(3\times2^4)$

列号 试验号	1	2	3	4	5
1	1	1	1	1	1
2	1	1	1	2	2
3	1	2	2	1	2
4	1	2	2	2	1
5	2	1	2	1	1
6	2	1	2	2	2
7	2	2	1	1	1
8	2	2	1	2	2
9	3	1	2	1	2
10	3	1	1	2	1
11	3	2	1	1	2
12	3	2	2	2	1

$L_{16}(4\times2^{12})$

列号 试验号	1 (1、2、3	2 4	3 5	4 6	5 7	6 8	7 9	8 10	9 11	10 12	11 13	12 14	13 15)*
1	1	1	1	1	1	1	1	1	1	1	1	1	1
2	1	1	1	1	1	2	2	2	2	2	2	2	2
3	1	2	2	2	2	1	1	1	1	2	2	2	2
4	1	2	2	2	2	2	2	2	2	1	1	1	1
5	2	1	1	2	2	1	1	2	2	1	1	2	2
6	2	1	1	2	2	2	2	1	1	2	2	1	1
7	2	2	2	1	1	1	1	2	2	2	2	1	1
8	2	2	2	1	1	2	2	1	1	1	1	2	2
9	3	1	2	1	2	1	2	1	2	1	2	1	2
10	3	1	2	1	2	2	1	2	1	2	1	2	1
11	3	2	1	2	1	1	2	1	2	2	1	2	1
12	3	2	1	2	1	2	1	2	1	1	2	1	2
13	4	1	2	2	1	1	2	2	1	1	2	2	1
14	4	1	2	2	1	2	1	1	2	2	1	1	2
15	4	2	1	1	2	1	2	2	1	2	1	1	2
16	4	2	1	1	2	2	1	1	2	1	2	2	1

$$L_{16}(4^2\times2^9)$$

列号 试验号	1 (1、2、3	2 4、8、12	3 5	4 6	5 7	6 9	7 10	8 11	9 13	10 14	11 15)*
1	1	1	1	1	1	1	1	1	1	1	1
2	1	2	1	1	1	2	2	2	2	2	2
3	1	3	2	2	2	1	1	1	2	2	2
4	1	4	2	2	2	2	2	2	1	1	1
5	2	1	1	2	2	1	2	2	1	2	2
6	2	2	1	2	2	2	1	1	2	1	1
7	2	3	2	1	1	1	2	2	2	1	1
8	2	4	2	1	1	2	1	1	1	2	2
9	3	1	2	1	2	2	1	2	2	1	2
10	3	2	2	1	2	1	2	1	1	2	1
11	3	3	1	2	1	2	1	2	2	1	2
12	3	4	1	2	1	1	2	1	2	1	2
13	4	1	2	2	1	2	2	1	2	2	1
14	4	2	2	2	1	1	1	2	1	1	2
15	4	3	1	1	2	2	2	1	1	1	2
16	4	4	1	1	2	1	1	2	2	2	1

$$L_{16}(4^3\times2^6)$$

列号 试验号	1 (1、2、3	2 4、8、12	3 5、10、15	4 6	5 7	6 9	7 11	8 13	9 14)*
1	1	1	1	1	1	1	1	1	1
2	1	2	2	1	1	2	2	2	2
3	1	3	3	2	2	1	1	2	2
4	1	4	4	2	2	2	2	1	1
5	2	1	2	2	2	1	2	1	2
6	2	2	1	2	2	2	1	2	1
7	2	3	4	1	1	1	2	2	1
8	2	4	3	1	1	2	1	1	2
9	3	1	3	1	2	2	2	2	1
10	3	2	4	1	2	1	1	1	2
11	3	3	1	2	1	2	2	1	2
12	3	4	2	2	1	1	1	2	1
13	4	1	4	2	1	2	1	2	2
14	4	2	3	2	1	1	2	1	1
15	4	3	2	1	2	2	1	1	1

$$L_{18}(2\times3^7)$$

列号\试验号	1	2	3	4	5	6	7	8
1	1	1	1	1	1	1	1	1
2	1	1	2	2	2	2	2	2
3	1	1	3	3	3	3	3	3
4	1	2	1	1	2	2	3	3
5	1	2	2	2	3	3	1	1
6	1	2	3	3	1	1	2	2
7	1	3	1	2	1	3	2	3
8	1	3	2	3	2	1	3	1
9	1	3	3	1	3	2	1	2
10	2	1	1	3	3	2	2	1
11	2	1	2	1	1	3	3	2
12	2	1	3	2	2	1	1	3
13	2	2	1	2	3	1	3	2
14	2	2	2	3	1	2	1	3
15	2	2	3	1	2	3	2	1
16	2	3	1	3	2	3	1	2
17	2	3	2	1	3	1	2	3
18	2	3	3	2	1	2	3	1

$$L_{18}(6\times3^6)$$

列号\试验号	1	2	3	4	5	6	7
1	1	1	1	1	1	1	1
2	1	2	2	2	2	2	2
3	1	3	3	3	3	3	3
4	2	1	1	2	2	3	3
5	2	2	2	3	3	1	1
6	2	3	3	1	1	2	2
7	3	1	2	1	3	2	3
8	3	2	3	2	1	3	1
9	3	3	1	3	2	1	2
10	4	1	3	3	2	2	1
11	4	2	1	1	3	3	2
12	4	3	2	2	1	1	3
13	5	1	2	3	1	3	2
14	5	2	3	1	2	1	3
15	5	3	1	2	3	2	1
16	6	1	3	2	3	1	2
17	6	2	1	3	1	2	3
18	6	3	2	1	2	3	1

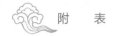

附表 20　常用均匀设计表与使用表

$U_5(5^4)$ 表

试验号	列号			
	1	2	3	4
1	1	2	3	4
2	2	4	1	3
3	3	1	4	2
4	4	3	2	1
5	5	5	5	5

$U_5(5^4)$ 的使用表

因素数	列号
2	1,2
3	1,2,4

$U_6(6^4)$ 表

试验号	列号			
	1	2	3	4
1	1	2	3	6
2	2	4	6	5
3	3	6	2	4
4	4	1	5	3
5	5	3	1	2
6	6	5	4	1

$U_6(6^4)$ 的使用表

因素数	列号
2	1,3
3	1,2,3

$U_7(7^6)$ 表

试验号	列号					
	1	2	3	4	5	6
1	1	2	3	4	5	6
2	2	4	6	1	3	5
3	3	6	2	5	1	4
4	4	1	5	2	6	3
5	5	3	1	6	4	2
6	6	5	4	3	2	1
7	7	7	7	7	7	7

$U_7(7^6)$ 的使用表

因素数	列号
2	1,3
3	1,2,3
4	1,2,3,6

$U_9(9^6)$表

试验号	列号					
	1	2	3	4	5	6
1	1	2	4	5	7	8
2	2	4	8	1	5	7
3	3	6	3	6	3	6
4	4	8	7	2	1	5
5	5	1	2	7	8	4
6	6	3	6	3	6	3
7	7	5	1	8	4	2
8	8	7	5	4	2	1
9	9	9	9	9	9	9

$U_9(9^6)$的使用表

因素数	列号
2	1,3
3	1,2,5
4	1,2,3,5

$U_{11}(11^{10})$表

试验号	列号									
	1	2	3	4	5	6	7	8	9	10
1	1	2	3	4	5	6	7	8	9	10
2	2	4	6	8	10	1	3	5	7	9
3	3	6	9	1	4	7	10	2	5	8
4	4	8	1	5	9	2	6	10	3	7
5	5	10	4	9	3	8	2	7	1	6
6	6	1	7	2	8	3	9	4	10	5
7	7	3	10	6	2	9	5	1	8	4
8	8	5	2	10	7	4	1	9	6	3
9	9	7	5	3	1	10	8	6	4	2
10	10	9	8	7	6	5	4	3	2	1
11	11	11	11	11	11	11	11	11	11	11

$U_{11}(11^{10})$的使用表

因素数	列号					
2	1	7				
3	1	5	7			
4	1	2	5	7		
5	1	2	3	5	7	
6	1	2	3	5	7	10

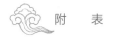

$U_{13}(13^{12})$表

试验号	列号											
	1	2	3	4	5	6	7	8	9	10	11	12
1	1	2	3	4	5	6	7	8	9	10	11	12
2	2	4	6	8	10	12	1	3	5	7	9	11
3	3	6	9	12	2	5	8	11	1	4	7	10
4	4	8	12	3	7	11	2	6	10	1	5	9
5	5	10	2	7	12	4	9	1	6	11	3	8
6	6	12	5	11	4	10	3	9	2	8	1	7
7	7	1	8	2	9	3	10	4	11	5	12	6
8	8	3	11	6	1	9	4	12	7	2	10	5
9	9	5	1	10	6	2	11	7	3	12	8	4
10	10	7	4	1	11	8	5	2	12	9	6	3
11	11	9	7	5	3	1	12	10	8	6	4	2
12	12	11	10	9	8	7	6	5	4	3	2	1
13	13	13	13	13	13	13	13	13	13	13	13	13

$U_{13}(13^{12})$的使用表

因素数	列号					
2	1	5				
3	1	3	4			
4	1	6	8	10		
5	1	6	8	9	10	
6	1	2	6	8	9	10
7	1	2	6	8	9	10	12

$U_{15}(15^{8})$表

试验号	列号							
	1	2	3	4	5	6	7	8
1	1	2	4	7	8	11	13	14
2	2	4	8	14	1	7	11	13
3	3	6	12	6	9	8	9	12
4	4	8	1	13	2	14	7	11
5	5	10	5	5	10	10	5	10
6	6	12	9	12	3	6	3	9
7	7	14	13	4	11	2	1	8
8	8	1	2	11	4	13	14	7
9	9	3	6	3	12	9	12	6
10	10	5	10	10	5	5	10	5
11	11	7	14	2	13	1	8	4
12	12	9	3	9	6	12	6	3
13	13	11	7	1	14	8	4	2
14	14	13	11	8	7	4	2	1
15	15	15	15	15	15	15	15	15

续表

$U_{15}(15^8)$ 的使用表

因素数			列号		
2	1	6			
3	1	3	4		
4	1	3	4	7	
5	1	2	3	4	7

$U_{17}(17^{16})$ 表

试验号	列号															
	1	2	3	4	5	6	7	8	9	10	11	12	13	14	15	16
1	1	2	3	4	5	6	7	8	9	10	11	12	13	14	15	16
2	2	4	6	8	10	12	14	16	1	3	5	7	9	11	13	15
3	3	6	9	12	15	1	4	7	10	13	16	2	5	8	11	14
4	4	8	12	16	3	7	11	15	2	6	10	14	1	5	9	13
5	5	10	15	3	8	13	1	6	11	16	4	9	14	2	7	12
6	6	12	1	7	13	2	8	14	3	9	15	4	10	16	5	11
7	7	14	4	11	1	8	15	5	12	2	9	16	6	13	3	10
8	8	16	8	15	6	14	5	13	4	12	3	11	2	10	1	9
9	9	1	10	2	11	3	12	4	13	5	14	6	15	7	16	8
10	10	3	13	6	16	9	2	12	5	15	8	1	11	4	14	7
11	11	5	16	10	4	15	9	3	14	8	2	13	7	1	12	6
12	12	7	2	14	9	4	16	11	6	1	13	8	3	15	10	5
13	13	9	5	1	14	10	6	2	15	11	7	3	16	12	8	4
14	14	11	8	5	2	16	13	10	7	4	1	15	12	9	6	3
15	15	13	11	9	7	5	3	1	16	14	12	10	8	6	4	2
16	16	15	14	13	12	11	10	9	8	7	6	5	4	3	2	1
17	17	17	17	17	17	17	17	17	17	17	17	17	17	17	17	17

$U_{17}(17^{16})$ 的使用表

因素数				列号					
2	1	10							
3	1	10	15						
4	1	10	14	15					
5	1	4	10	14	15				
6	1	4	6	10	14	15			
7	1	4	6	9	0	14	15		
8	1	4	5	6	9	10	14	15	
9	1	4	5	6	9	10	14	15	16

$U_6(6\times3)$			$U_6(6\times3^2)$				$U_6(6\times3\times2)$				$U_8(8\times4\times2)$			
试验号	列号		试验号	列号			试验号	列号			试验号	列号		
	1	2		1	2	3		1	2	3		1	2	3
	水平			水平				水平				水平		
1	3	3	1	1	1	2	1	1	1	1	1	1	1	1
2	6	2	2	2	2	3	2	2	2	2	2	2	2	2
3	2	1	3	3	3	1	3	3	3	1	3	3	3	3
4	5	3	4	4	1	3	4	4	1	2	4	4	4	4
5	1	2	5	5	2	1	5	5	2	1	5	5	1	1
6	4	1	6	6	3	2	6	6	3	2	6	6	2	1
											7	7	3	1
											8	8	4	1

主要参考书目

1. 祝国强．医药数理统计方法[M]．4 版．北京：高等教育出版社，2021.
2. 高祖新．医药数理统计方法[M]．6 版．北京：人民卫生出版社，2016.
3. 史周华，何雁．中医药统计学与软件应用[M]．新世纪 2 版．北京：中国中医药出版社，2017.
4. 刘仁权．SPSS 统计软件[M]．北京：中国中医药出版社，2016.
5. 何雁．中医药统计学[M]．新世纪 5 版．北京：中国中医药出版社，2021.
6. 徐勇勇，孙振球，颜虹．医学统计学[M]．3 版．北京：高等教育出版社，2016.
7. 李秀昌，邵建华．高等数学[M]．新世纪 5 版．北京：中国中医药出版社，2021.
8. 茆诗松，周纪芗，张日权．概率论与数理统计[M]．4 版．北京：中国统计出版社，2020.

模拟试卷